全国中医药行业高等教育“十四五”创新教材

中医血液病调护学

（供中医学、中西医临床医学及护理学等专业用）

主　审　陈信义
主　编　侯　丽　刘香弟

全国百佳图书出版单位
中国中医药出版社
·北　京·

图书在版编目（CIP）数据

中医血液病调护学 / 侯丽，刘香弟主编 . -- 北京：中国中医药出版社，2024. 12. --（全国中医药行业高等教育“十四五”创新教材）.

ISBN 978-7-5132-8733-3

Ⅰ. R259.52

中国国家版本馆 CIP 数据核字第 2024SZ7768 号

中国中医药出版社出版

北京经济技术开发区科创十三街 31 号院二区 8 号楼

邮政编码　100176

传真　010-64405721

保定市西城胶印有限公司印刷

各地新华书店经销

开本 787×1092　1/16　印张 15.5　字数 349 千字

2024 年 12 月第 1 版　2024 年 12 月第 1 次印刷

书号　ISBN 978－7－5132－8733－3

定价　68.00 元

网址　www.cptcm.com

服务热线　010-64405510

购书热线　010-89535836

维权打假　010-64405753

微信服务号　zgzyycbs

微商城网址　https://kdt.im/LIdUGr

官方微博　http://e.weibo.com/cptcm

天猫旗舰店网址　https://zgzyycbs.tmall.com

如有印装质量问题请与本社出版部联系（010-64405510）

全国中医药行业高等教育“十四五”创新教材

《中医血液病调护学》编委会

主　审　陈信义（北京中医药大学）

主　编　侯　丽（北京中医药大学）

刘香弟（北京中医药大学）

副主编　吴筱莲（浙江中医药大学）

范秋月（北京中医药大学）

张翠莲（北京中医药大学）

何娅娜（湖南中医药大学）

编　委（以姓氏笔画为序）

丁翠平（山东中医药大学）

于天启（广州中医药大学）

马　芸（中国中医科学院）

王　红（陕西中医药大学）

王丽娜（浙江中医药大学）

王荣华（深圳职业技术学院）

王峥犁（南京中医药大学）

王校宇（广州中医药大学）

韦金骛（广西中医药大学）

毛小培（浙江中医药大学）

方珍珍（北京中医药大学）

尹亚南（北京中医药大学）

卢　敏（广州中医药大学）

史敏慧（北京中医药大学）

白　航（云南省第一人民医院）

白一萍（内蒙古自治区国际蒙医医院）

兰梦好（北京中医药大学）

邢彩霞（北京中医药大学）

吕丽媛（北京中医药大学）

赵丽华（北京中医药大学）
胡达古拉（内蒙古自治区国际蒙医医院）
钟佩玲（暨南大学）
袁　欢（海南省中医院）
袁敏华（上海中医药大学）
贾　玫（北京中医药大学）
徐靓萍（上海中医药大学）
黄冉艺（暨南大学）
曹宏丽（甘肃中医药大学）
彭　敏（广州中医药大学）
彭金瑞（广州中医药大学）
韩　丹（绵阳市中医医院）
韩丽珍（北京中医药大学）
程秋琴（浙江中医药大学）
曾丽雪（北京中医药大学）

前 言

中医血液病护理学是中医学、血液病学，以及护理学的重要内容。血液病学是一门专业性较强的学科，中医药治疗血液疾病因其独特的临床优势正蓬勃发展，护理事业的发展必须适应健康服务发展的新趋势、新任务、新要求。如何更好地发展中医护理在血液病预防保健、治疗、康复中的特色优势，解决临床问题，尤其是现代医学难以解决的实际问题，包括血液疾病相关症状、现代医学治疗相关不良反应等，是广大中医血液病护理工作者面临的机遇和挑战。当前高等中医药院校护理主干课程《中医护理学》内容很少涉及血液系统疾病。

随着全国中医药行业高等教育“十三五”创新教材《中医血液病学》的出版，配套编写《中医血液病调护学》教材的任务迫在眉睫。鉴于此，在中医血液病学和中医护理学相关理论指导下，编委会组织全国护理专家撰写《中医血液病调护学》教材，对临床护理工作者进行规范培训，起到指导和提高血液病的中医护理工作的积极作用。

在本教材编写过程中，编委会充分发挥中华中医药学会血液病分会专家团队优势，在筹划论证、内容编写、教材初审、编者修改、综合审定等多环节中，始终坚持“传承、创新、发展”原则，重教材内涵质量，重临床实用性和潜在学术研究的价值。同时，也希望本教材成为血液病中医护理领域的教师、学生、研究者及临床工作者交流的桥梁。

鉴于编者水平及时间紧迫等原因，本教材内容难免存在不足之处，敬请各位读者提出修改和完善的意见或建议，以便重印或再版时予以修正，共同推进教材质量的提升。

《中医血液病调护学》编委会

2024 年 5 月 29 日

编写说明

《中医血液病调护学》作为全国中医药行业高等教育“十四五”创新教材，是在中华中医药学会领导下，中华中医药学会血液病分会具体负责，由北京中医药大学、浙江中医药大学、湖南中医药大学、福建中医药大学、广州中医药大学、上海中医药大学、天津中医药大学、南京中医药大学、黑龙江中医药大学、成都中医药大学、山东中医药大学、广西中医药大学、湖北中医药大学、江西中医药大学、河北医科大学、陕西中医药大学、贵州中医药大学、辽宁中医药大学、甘肃中医药大学、新疆医科大学等高校附属医院血液科临床及护理专家共同协作完成。鉴于本教材为国内首次出版，体例无前例可循，在教材立项过程中，编委会成员深入调研，多次论证，并参考相关教材，最终确定本教材体例与编写内容。在突出中医特色护理的基础上，充分结合现代临床血液病学护理的技术与方法，进行了大胆实践与创新的尝试。

本教材绪论部分系统介绍了中医血液病护理学的发展概况及中医血液病的护理特点和原则。在各章节部分，针对红细胞疾病、白细胞疾病、出血/凝血疾病、骨髓增殖疾病、淋巴与浆细胞疾病等详细阐述了各具体病种的护理技术与方法。各疾病名称均遵照现代血液病学相关内容，中医病证名遵循行业标准，旨在提供系统而规范的护理知识。病因病机参照全国中医药行业高等教育“十三五”创新教材《中医血液病学》，对血液疾病的病因病机进行中医语言的整理，提出具有护理特点和创新性的病因病机理论。结合血液病临床实际临床表现分为一般症状与体征、临床证候两部分，旨在比较全面地反映疾病的临床特征。在疾病调护内容方面，分为调护评估、调护要点、辨证调护、特别调护四个部分，全方位、多角度地展现疾病的护理方法。在特别调护部分重点介绍了血液疾病的非药物治疗及相关注意事项，旨在通过综合调护以提高血液病护理效果。在教材最后，列出了编著者提供的临床典型病例，通过对典型病例的学习，以增强读者对该疾病的感性认识，使其全方位了解疾病护理方法及临床护理进展。

本教材适用于全国高等中医药院校护理本科生的选修学习，同时可作为从事中医血液病护理工作人员的自学教材。

为进一步提高本教材质量，编委会特邀了全国部分知名血液病专家对教材进行了审议，并提出改进意见，在此编委会表示深深的敬意和感谢。

《中医血液病调护学》编委会

2024 年 5 月

目 录

第一章 绪 论

第一节 中医血液病学发展概况

一、中医血液病学的基本概念

中医血液病学是运用中医药基本理论阐述血液系统及其相关疾病病因、病机与诊治规律的一门学科，也是结合现代血液学科与应用技术发展而形成的知识体系。中医血液病学是一门紧跟国际医学发展前沿、吸纳现代科学技术与研究方法，逐步形成学术相对独立、理论基本完整、技术全面成熟的独立学科。因此，中医血液病学有广义和狭义之分。广义的中医血液病学是相对独立的学科体系，狭义的中医血液病学则隶属于中医学科门类下的血液病专科。

（一）内涵

中医血液病的内涵是运用中医药基本理论，结合西医学思维模式与现代科学技术而解决以下问题：①规范中医血液病学的名词术语，阐述血液生理功能，探讨病因病机与诊治规律，制订综合防治与调护方案，建立可控的疗效评价体系，提高临床疗效。②不断丰富中医血液病学教学内容，总结教学经验，完善教学体系，形成并出版相对独立、完整的中医血液病学教材。③紧跟国际前沿，利用现代科学技术与方法，开展具有原创思维的科学研究，并形成高质量研究成果。④完善人才培养体系，多途径加强智能型人才培养，增加学科发展的人才储备。

（二）外延

中医血液病学与中医基础理论、中医诊断学、中药学、方剂学、中医内科学等学科密切相关，与西医学如血液学基础、血液学临床、血液药理学、血液病理学、血液分子生物学、血液遗传学等学科相互交叉、相互渗透，根据中医血液病学特点与学术发展需求，逐步完善中医血液病学的学科建设内涵，发展学科理论体系。

二、中医血液病学的发展简史

（一）初始阶段

中医血液病学的发展是以中医学发展为基础而呈现的新兴学科体系。其初始阶段主要是从秦汉到明代，由于这一阶段的中医学科，特别是临床学科尚未分化，有关中医血液病学的生理特点、病因病机、病名描述、症状表现、辨证治疗等均散落在古代医籍中。

1. 血液生理方面 在血液生成方面，《灵枢·决气》曰："中焦受气取汁，变化而赤，是谓血。"在血液功能方面，《素问·五脏生成》指出："肝受血而能视，足受血而能步，掌受血而能握，指受血而能摄。"《灵枢·本脏》也指出："血和则……筋骨劲强，关节清利矣。"在血液调控方面，《素问·五脏生成》云："诸血者，皆属于心。""故人卧，血归于肝……"

2. 病名方面 如虚劳病名描述，《灵枢·根结》说："形气不足，病气不足，此阴阳气俱不足也……重不足则阴阳俱竭，血气皆尽，五脏空虚，筋骨髓枯，老者绝灭，壮者不复矣。"

3. 病因病机方面 如"萎黄病"，《丹台玉案》认为是由于湿热蒸染；而黄肿之症，则湿热未甚，而多因虫积、食积之为害，或偶吞硬食过多，碍其脾家道路，经久不消，脾胃失去运化之权，浊气上腾，故面部黄且浮，手足皆无血色。有虫者，又吐黄水，毛发直指，肌肤不泽，且好食生米、茶叶之类者是也。

4. 临床症状方面 如"髓劳病"，《金匮要略·血痹虚劳病脉证并治》提出了"虚劳"病名，列举了"面色薄""烦热""盗汗""亡血"等主症，并提出"夫男子平人，脉大为劳，极虚亦为劳"，已成为后世虚劳脉学之总纲。《圣济总录·虚劳门》云："热劳之证，心神烦躁，面赤头痛，眼涩唇焦，身体壮热，烦渴不止，口舌生疮，饮食无味，肢节酸痛，多卧少起，或时盗汗，日渐羸瘦者是也。"又说："急劳之病，其证与热劳相似，而得之差暴也，缘禀受不足，忧思气结，荣卫俱虚，心肺壅热，金火相刑，脏器传克，或感外邪，故烦躁体热、颊赤心松、头痛盗汗、咳嗽咽干、骨节酸痛，久则肌肤销铄、咯涎唾血者，皆其候也。"

5. 治则遣药方面 如在"出血"病症的治疗中，张仲景在《金匮要略·惊悸吐衄下血胸满瘀血病脉证治》中不仅将多种血证系统地归类为专篇，而且记载了泻心汤、柏叶汤、黄土汤等治疗吐血、便血的方剂。《备急千金要方》收载了一些较好治疗血证的方药。《外台秘要》的犀角地黄汤一直沿用至今。《先醒斋医学广笔记·吐血》提出了治疗吐血三要法，强调了行血、补肝、降气三个治则的重要作用。

综上可以看出，秦汉到明代，虽然没有形成系统的中医血液病学概念，但在血液生理特点、病因病机、病名描述、症状表现、辨证治疗等方面已经有明确论述，为中医血液病学的学科发展奠定了坚实的理论与临床基础。

（二）雏形阶段

中医血液病学的雏形阶段主要是清代至中华人民共和国成立之前。清代名医辈出，著名的中医学家叶天士、吴鞠通、王清任、唐宗海等对中医血液病学的发展均做出了重要的贡献。

1. 温热病名医 温热病名医中的主要代表有叶天士和吴鞠通。

（1）叶天士（1666—1745）：清代著名医学家，四大温病学家之一。叶天士擅长治疗时疫和痧痘等证，对当今免疫性血小板减少症、过敏性紫癜等出血性疾病的治疗具有重要的指导价值。他指出："大凡看法，卫之后方言气，营之后方言血。在卫汗之可也，到气才宜清气；乍入营分，犹可透热，仍转气分而解，如犀角、元参、羚羊等物是也；至于入血，则恐耗血动血，直须凉血散血，如生地、丹皮、阿胶、赤芍等物是也。"

（2）吴鞠通（1758—1836）：清代著名医学家。他在中医理论方面做出了重要的贡献，尤其在治疗温热性疾病方面，留下了诸多方剂，使中医基本治法在外感病和热性病方面得到了进一步完善。他在治血与气血关系中指出："人之血，即天地之水也……盖阳能统阴，阴不能统阳；气能生血，血不能生气。至于治之之法，上焦之血，责之肺气或心气；中焦之血，责之胃气或脾气；下焦之血，责之肝气、肾气、八脉之气。治水与血之法，间亦有用通者，开支河也；有用塞者，崇堤防也。然皆已病之后，不得不与治其末；而非未病之先，专治其本之道也。"此说不仅阐释了治血基本原则，也阐释了气与血之间的关系。

2. 活血化瘀派名医 王清任（1768—1831），清代医学家。他精心观察人体之构造，并绘制图形，纠正前人错误，写成《医林改错》。书中对中医学中的气血理论有新的发挥，特别是在活血化瘀治则方面做出了独特的贡献。他创立了很多活血逐瘀方剂，注重分辨瘀血的不同部位而分别给予针对性治疗。他创立的方剂一直在中医界受到重视，并广泛应用于临床，并经临床实践验证，疗效可靠，为血液病证中的瘀血证治疗奠定理论与实践基础。

3. 血液学专著创始人 唐容川（1846—1897）重视气血说，所著《血证论》是一部论治血证的专著。他在血证研究领域颇有成就，对后世医家治疗血证产生了极其深远的影响。唐容川提出："惟以止血为第一要法。血止之后，其离经而未吐出者，是为瘀血……故以消瘀为第二法。止血消瘀之后，又恐血再潮动，则须用药安之，故以宁血为第三法……去血既多。阴无有不虚者矣……故又以补虚为收功之第四法。四者乃通治血证之大纲。"其治血四法一直被后辈推崇。

（三）形成阶段

中医血液病学的体系形成阶段为中华人民共和国成立后到改革开放前（1949—1978）。党和国家高度重视中医药事业的发展，随着中医药事业的蓬勃发展，中医血液病学也随之得到发展。以周霭祥、李英林、戴锡孟、黄世林、邱和明、吴正翔、黄振翘、姚乃中、杨明钧、孙伟正等老一辈中医或中西医结合专家为代表，先后成立中医血液病专科或专业学组，开始了中医药治疗血液病的新征程。在中医药治疗或中西医结合治疗慢性再生障碍性贫血、慢性粒细胞白血病等方面取得了可喜的研究成果，并先后获得"全国医药卫生科学大会奖"及"全国（部省级）中医药重大科技成果奖"。中国中西医结合学会血液病专业委员会与中华中医药学会血液病分会专业委员会的成立，汇聚了中医及中西医结合的高级研究人才，为中医血液病学的学科体系形成与学术发展奠定了坚实的基础。

（四）发展阶段

1979年中国改革开放以来，中医血液病学进入发展的快车道。其发展的重要标志体现在以下几个方面。

1. 血液病专科、学科建设 到目前为止，地市级以上的三甲医院和部分县域设立了独立的血液病专科，有几十家血液病专科列入国家中医药管理局和（或）卫生健康委（原卫生部）重点专科建设单位，有11家单位列入国家中医药管理局、教育部、中国人民解放军重点学科建设单位。

2. 血液病分会成立 2014年，中华中医药学会血液病分会、中国民族医药学会血液病专业委员会成立，为中医血液病专家、学者搭建了学术交流平台。

3. 科学研究 改革开放以来，中医血液病界相继承担了国家“九五”“十五”“十一五”等攻关计划项目及国家重大新药创制、国家重大基础理论研究、行业发展基金、国家自然科学基金等项目研究，并获得了许多创新性研究成果、专利。

4. 高质量专业人才培养 目前，全国有中医血液病专业教师队伍，博士生导师近50名，硕士生导师近百名，他们培养大批博士、硕士研究生，这些专业人才已经成为中医血液病研究的中流砥柱。

5. 教材建设 在出版中医或中西医结合专著近200种基础上，2019年，中华中医药学会血液病分会牵头出版了我国第一部“十三五”高等中医药院校创新教材——《中医血液病学》。

6. 制订行业规范 在专科、学科建设期间，中医血液病专家制订了再生障碍性贫血、缺铁性贫血、免疫性血小板减少症等19个病种的中医诊疗方案与路径，如“缺铁性贫血中医药防治康复一体化专家共识”“化疗后白细胞减少症中医药防治与评估专家共识”“肿瘤相关性贫血中医药防治专家共识”等，使中医药治疗血液病的临床医疗进入规范化发展的快车道。

三、中医血液病学的研究内容

（一）医学传承

1. 文献考究 这是指收集、整理与分析相关文献，从中发现中医血液病学理论、名词术语、临床诊疗、科学研究等规律性问题，制订应对策略，并付诸执行。

2. 名医传承 中医文化源远流长，师徒传承是极其重要的方式，古有朱丹溪45岁千里求师，往返数次拜于名医罗知悌门下求学，为日后创立丹溪学派奠定了坚实的基础。中医文化传承更重谆谆教诲、日日领悟，使得中医师承在中医药文化之中显得尤为珍贵，历久弥新。

中医血液病学的名医传承包括如下：①梳理几千年来历史名家在中医血液病学方面的理论与临证经验、治则与有效方剂等。②整理中医血液病学界现代名家流派学术思想或学术观点、临床经验，以及人文道德观等。③医疗与护理不可分割，在整理古代名医与现代名家的基础上，对中医血液病护理进行整理与继承。

名医传承有多种形式，如师徒学术传递、建立传承工作室、互联网大数据分析、在职继续教育等。

（二）临床医疗

以中医药理论为指导，与现代科学技术和方法整合，按照国家相关法律与卫生行政部门相关文件，在诊断、治疗、护理、管理等方面规范医疗行为，做到按章、按法、按规进行医疗活动。以临床疗效为中心，探索中医血液病的诊治规律、用药特点、护理规范，并在此基础上制订诊疗方案，为建立或制订行业标准提供依据。

（三）科学研究

以临床疗效为基础，利用现代科学技术，寻找中医血液病学实用的研究方法，开展创新性研究，重点在基础理论、疗效机制、新药研发等方面。同时，充分利用转化医学模式方法，将中医血液病研究成果最大限度地实现医学转化，产生良好的社会效益与经济效益。

（四）教育改革

完善中医血液病学教学体系与教学改革，培养包括硕士、博士、博士后在内的智能型中医血液病专业人才。同时，大力开展包括师带徒、跟师学艺、学习班等继续教育活动，加强在职培养，全面提高医护人员技能水平。

（五）医护融合

中医血液病临床离不开护理，故医护融合是临床医疗的重要保障。随着医护关系的不断发展，医护合作显得越来越重要。当前医护关系主要有如下方面。

1. 主辅关系 在制订医疗方案、用药规范等方面，以医师为主；在护理方面，以护士为主。医护应当相互提携，共同督促完成工作。

2. 合作关系 相互尊重、权力对等、相互合作，共同协商患者的治疗及护理方案，让更多的患者受益。

3. 师生关系 医师医学理论扎实，诊疗技术熟练；护士则护理技术娴熟。因此，医师或护士均可以互为师生，相互学习，共同提高业务水平。

4. 友善关系 在处理医疗或护理问题时，医护之间要保持友善关系，互相补台、相互配合最为关键。

（范秋月 吕丽媛 韩丽珍）

第二节　中医血液病护理学发展概况

一、中医护理学的基本概念

中医护理学是在中医理论体系指导下，应用整体观念与辨证施护的方法，利用传统的护理技术，指导临床护理、预防、保健、康复的一门应用学科。中医护理学的内容十分丰富，涉及基础理论与临床护理实践等方面。基础理论包括中医基本理论、中医护理基本知识及方药基本内容等；临床护理实践，包括中医护理技术及临床病症的辨证护理等内容。

二、中医血液病护理学的基本概念

中医血液病护理学是以中医护理学、中医血液病学为基础的一门学科。中医血液病学是运用中医药基本理论阐述血液系统及其相关疾病病因、病机与诊治规律，是结合现代血液病学科与应用技术发展形成的一门学科。中医血液病护理学是在中医理论体系指导下，秉承整体观念的护理理念，对血液系统及其相关疾病，应用辨证施护的方法，使用传统的护理技术，并结合现代血液病学科与应用技术，指导临床护理、预防、保健、康复相关的知识和技能。

三、中医血液病护理学的发展源流

（一）中医护理学的形成与发展

中医护理学的形成与发展伴随着中医学的发展，有着悠久的历史。其发展与自然科学和技术的进步，以及哲学思想的发展密不可分。中医学在几千年的锤炼中，融入了大量的护理学实践经验。中医历来主张“三分治，七分养”，“养”主要指护理。自古以来，中医集医、药、护为一身，护理职责一般由医者、学徒、助手、患者，以及患者亲属来承担。因此，在我国传统医学中一直包含着丰富的中医护理内容，呈现出医中有护、医护结合的特征。虽然历史上没有形成专门的护理学科，但中医护理理论和传统中医护理技术都散在记录于历代中医药古籍中。数千年来，在历代医家和中医护理前辈的共同努力下，中医护理学的内容不断发展、完善并逐渐成为一门独立的学科。

（二）中医血液病护理学的形成与发展

1. 初始阶段　先秦与两汉是中医血液病护理学形成的初始阶段。在此时期，中医血液病护理学方面的内容尚未形成独立的专科护理体系，而是存在于中医学、中医护理学和中医血液病学的论述中。

秦汉时期，《黄帝内经》的问世既标志着中医学基本理论体系的形成，也奠定了中医护理学的基础。其基本观点，主要有整体观、阴阳平衡观、邪正斗争观、重视预防观。《素问·上古天真论》中的“食饮有节，起居有常，不妄作劳”，《素问·热论》中的“热病少愈，食肉则复，多食则遗”，《素问·宣明五气》中的“咸走血，血病无多食咸”等都强调饮食起居调护的重要性。“怒伤肝，喜伤心，思伤脾，忧伤肺，恐伤肾”则指导患者的情志护理，血液病患者大怒不止则肝气上逆，血随气溢，而致出血；思虑过度则伤脾，脾胃受损，运化无力，会加重血虚症状；恐伤肾，肾主骨生髓，肾虚则精血不足，体虚更甚。《黄帝内经》论述了包括饮食起居调理、情志护理、用药护理和灸法、推拿、热熨等中医护理技术，至今在临床护理中仍很实用。

东汉末年，著名医学家张仲景的《伤寒杂病论》是我国最有影响力的一部临床医学巨著，以六经论伤寒，以脏腑论杂病，系统地提出理、法、方、药的辨证论治原则，它不仅奠定了中医辨证论治的理论体系，也开创了临床辨证护理的先河。所载“服已须臾，啜热稀粥一升余，以助药力”和“凡服汤发汗，中病即止，不必尽剂也”，为服药护理及用药后观察提供了依据。《伤寒论》强调顾护正气，即扶阳气、保胃气、存津液、健脾气、固肾气，为中医血液病护理顾护正气的理论奠定了基础。扶阳气，血液病患者常阴阳俱伤，是以顾护阳气为主或为先，取阳生阴长，固阳以摄阴之意；保胃气，体现在祛邪勿伤胃、扶正重补胃这两个方面。存津液，如清热益气生津，“损有余，补不足”，平衡阴阳；健脾气，甘温健中，健脾统血；固肾气，肾精充足则髓可生血，精可化血，故肾之强弱与否直接影响骨髓生精造血功能。由于精血同源，后天之气血生化之源必须得到肾中精气充养，才能生生不息。

后汉三国时期，名医华佗吸取了前人“导引”的精华，模仿虎、鹿、熊、猿、鸟等禽兽的姿态，创造了“五禽戏”。他认为练“五禽戏”可以帮助消化、疏通气血、增强体质，从而减少疾病。五禽戏既是体育与医疗护理相结合的一种重要方法，也是中医血液病护理中运动调护的非药物疗法。

2. 雏形阶段 魏晋南北朝时期是中医护理理论与专科护理开始全面发展的时期。如东晋葛洪的《肘后备急方》是中医急救、传染病及内科、外科、妇科、五官科、精神科、骨伤科各科的集成结晶，其提出的各科急诊诊治方法中已涉及护理方面的诸多知识。

隋唐五代时期，临床医学专科化的发展，使中医护理学进一步充实和提高，总结出许多专科护理的经验。其中，巢元方《诸病源候论》阐述了病原学，同时也大量论述了各种疾病的护理；孙思邈《千金方》中“夫为医者，当须先洞晓病源，知其所犯，以食治之，食疗不愈，然后命药”，详细论述了临床各科的食疗护理、养生等内容，对中医专科护理学的影响很大。

宋金元时期，医学百家争鸣、百花齐放、各抒医理，在护理学上也有了进一步的发展。重视人体健康、注意饮食保健是宋金元时期的一大特点，《饮膳正要》就是这一时期营养学的代表著作。著名医学家李东垣创立了脾胃学说，高度重视对脾胃的调养和护理，认为“内伤脾胃，百病由生”，发挥了《内经》“有胃气则生，无胃气则死”的观点，阐述元气为人生之本、脾胃则是元气之源，并提出了一系列护理脾胃的主张。著名医学家朱丹溪在临床实践中创立了滋阴学说，在护理上也独具一格，建立了滋阴降火护理法则，对中医血液病血热妄行证的护理具有重要的指导作用。

明代医药学在继承前人成就的基础上，大大地促进了中医护理学的发展，特别是在养生保健的护理上发展得更为突出。其中《修龄要旨》是一部内容丰富的集气功、养生、保健、护理于一体的专书，论述了四时调摄、起居调摄、延年长生、十六段锦、八段锦导引法等具体方法。

清代医家叶天士十分重视饮食护理，强调食养理论，提出“食物自适者，即胃喜为补”的观点，主张用质重味厚的血肉有情之品来填补体内精血，为“益精养血”理论奠定基础。如王孟英的《随息居饮食谱》则是饮食调养与护理的专书；尤乘的《寿世青编》则是养生保健专著；钱襄的《侍疾要语》是中医护理学的专书。上述医家都对中医护理学的形成做出贡献，为中医血液病专科护理提供了理论与实践经验。

3. 发展阶段 中华人民共和国成立后，全国大力开展对中医药学的继承发扬和研究工作，各高等院校相继成立中医护理专业，初步培养了一支中医护理专业队伍。1956年，南京中医学院（现为南京中医药大学）附属卫校率先在全国开设了中医护理专业。1984年，在南京召开第一次全国中医、中西医结合护理学术会议，成立了中华护理学会中医护理学术委员会、中西医结合护理学术委员会。从此，中医护理学正式成为一门独立的学科。随着西医技术的引入和飞速发展，中西医结合诊治血液病模式和理论体系初步形成，并随临床实践的积累和专科特色的发展而日趋完善。尤其是改革开放之后，国家中医药管理局启动中医专科、学科建设项目，中医护理专科建设也得到进一步发展。2013—2015年，为保持发挥中医护理特色优势，提高中医护理效果，规范中医护理行为，国家中医药管理局组织重点专科护理协作组在梳理、验证和优化各地有效中医护理方案、技术的基础上，制订了52个病种的中医护理方案，其中包括急性非淋巴（髓）细胞白血病中医护理方案、紫癜风（过敏性紫癜）中医护理方案，为临床中医血液病护理规范化发展提供范例。2017年，在北京护理学会血液病专业委员会，搭建了血液病护理专业学术交流平台，并于2021年举办第一期血液病专科护士资格认证培训班，为中医血液病护理专业培养高质量专业人才。伴随着中医血液病专科、血液病护理专科建设的发展，中医血液病护理也步入大踏步发展的道路。

四、编写《中医血液病调护学》教材的重要意义

中医血液病护理学是中医学、血液病学，以及护理学的重要组成部分。伴随着中医药事业的蓬勃发展，其护理内容的开展也更加引起社会的重视。护理事业的发展必须适应健康服务业发展的新趋势、新任务、新要求，如何围绕社会需求，更好地发挥中医护理在血液病预防、保健、康复中的特色优势，是广大中医血液病护理工作者面临的机遇和挑战。血液病学是一门专业性较强的学科，相关内容都编写在以往高等中医药院校的临床主干课程《中医内科学》中，没有单独形成《中医血液病学》，随着《中医血液病学》的刊发，为《中医血液病调护学》的编写提供了有效的参考。该课程将血液病从病因病机、临床表现、辨证论治、精选方药等方面进行逐一解析，形成了中医护理血液病的系统化教材，具有重要的现实意义。与此同时，编委会组织全国的护理专家撰写了

《中医血液病护理学》教材，以期对临床护理工作者进行规范培训，更好地指导血液病的中医护理工作。

（一）响应时代发展需求

中医护理学是在中医理论指导下，运用整体观念、辨证施护的方法选择适宜的传统中医护理技术，指导临床护理、预防、保健、康复的一门学科。在现代医学模式与大卫生、大健康观念下，人们对中医护理诸如营养食疗、情志调理、中医护理技术、养生康复与保健等特色护理的需求不断增加，中医护理相较于西医护理的优势也日渐凸显。

近年来，国家大力扶持中医药事业，对中医护理发展也十分关注，国家卫生健康委员会颁布的《全国护理事业发展规划（2021—2025年）》中重申了推动中医护理发展的必要性。中医护理学是一门兼具历史传承与发展创新的独立学科，凝聚了中华民族几千年的文化底蕴。在社会经济、医学科学快速发展的今天，中医护理进入可持续发展的新阶段，在医疗康复及治未病、养生保健等方面发挥积极作用。《中国护理事业发展规划纲要（2011—2015年）》指出："大力发展中医护理，提高中医护理水平，发挥中医护理特色和优势，注重中医药技术在护理工作中的应用。开展中医护理人才的规范化培训，加强中西医护理技术的有机结合，促进中医护理的可持续发展。"中医护理具有相对独立的理论基础和操作技术，是基于中医理论发展起来的护理学科分支，是以脏腑学说为基础、经络学说为核心，通过刺激特定部位以调和气血，激发相应器官功能，从而达到扶正祛邪、防病治病的目的，在现代护理学中占有十分重要的地位。作为中医护理学的重要组成部分，中医血液病护理学的发展不仅丰富了中医护理学的内涵，更是顺应了国家发展中医护理事业的方向，进而促进了中医护理学更加系统化、科学化和实用化的发展。

（二）丰富中医血液病学的内涵

中医血液病护理学丰富了中医血液病学的学科文化，拓展了血液病学治病施护的视角。完善中医血液病护理学体系，有利于规范地开展血液病的中医护理操作，进一步丰富中医血液病学的内涵。因此，《中医血液病调护学》教材的系统整理与编写，为后期护理工作者系统学习血液病护理奠定了基础。在临床工作中，中医院血液病科护士从确定护理专科开始，可以结合《中医血液病学》与本教材进行对照性学习，不仅可以建立中医护理学的学科思维和理念，还可以根据疾病的分类，由浅入深地系统学习血液病的中医理论及中医辨证施护原则。

恶性血液病的恶性程度高、治疗过程复杂、预后较差，随着化疗、放疗、造血干细胞移植、支持治疗，以及细胞免疫治疗等技术的发展与成熟，其诊治取得了显著的进步。然而在患者治疗获益的同时，常伴发各种不良反应，如恶心、呕吐、腹泻、便秘、呃逆、疲乏、腹胀、失眠、焦虑、抑郁等，严重影响其生活质量和治疗依从性。这些不良反应的出现，使得中医血液病护理学有了更广阔的用武之地。患者在化疗之后最常见的不良反应为恶心、呕吐，而中医针对恶心、呕吐这个症状有许多护理方法。中医不仅可以通过耳穴压豆技术、皮内针技术、穴位按摩等手段刺激特定的穴位以改善患者的不适，而且还可运用中医的整体观和个体化的观念指导患者进行调养，实现对症状群科学有效的管理，是患者应对血液病治疗中所出现的各种不良反应的福音。鉴于血液病是一难治性疾病，如何帮助患者树立战胜疾病的信心，保护患者的心理健康，是一个值得关注的大问题。沿用化疗药物治疗的方法对于血液病患者的身体负荷之重不可想象，故中医情志护理等方法对于血液病患者弥足珍贵。中医情志护理讲究以情胜情，运用中医五行相胜的理论，同时也因人施护，根据患者目前的心理状态实施个体化护理。比如一般患者在初发疾病时，情志表现为悲伤，运用五行生克理论可用欢快的音乐以喜胜之；患者在疾病中后期多表现为多思，而中医理论可用怒胜思的方法，转移患者的注意力。由此可见，中医整体观念与辨证治疗的方法及中医护理的干预措施与中医血液病特色的诊治方法相辅相成，相得益彰。

在最近几十年的发展中，随着造血干细胞移植等技术在临床医学中的快速发展和应用，人们对血液病的认识有了显著的提高。因此，临床护理工作者需要紧跟血液学科发展步伐，为该类患者提供更加专业化的精准护理服务。

（三）规范中医血液病的护理方案

1. 借鉴循证护理方法发展中医护理 循证护理的观念和理论能够促进中医护理发展，使辨证施护更加完善，可解决长期以来中医护理工作中存在的无章可循问题，为中医临床护理实现标准化、规范化提供依据。《循证医学临床实践指南》中关于专家共识的形成方法，目前国内外已有诸多成熟的研究与实践成果。血液病护理引入循证指南，开展中医护理类临床实践成为新趋势，有利于中医护理操作的规范化。循证护理强调客观实际、实证与量化、微观化，而中医护理注重主观判断、定性、宏观整体化，二者指导思想有异，但均注重证据和整体观，重视个体化差异，只是角度和层次不一样。有学者提出“循证中医护理”的概念，也有研究者指出辨证施护“以患者为中心”的理念，注重整体观，强调个体差异，注重临床实践，这些都体现了循证护理思想。本教材的编写通过专家的多轮讨论、修订，获得科学的、可靠的、充分的临床依据，制订真正有效、适用、规范的辨证施护方法，最终形成以循证为原则的护理理论，解决长期以来中医护理工作无章可循的问题，为中医临床护理实现标准化、规范化提供依据。中医护理实践的科学规范将对中医护理的发展起到至关重要的作用。

2. 开展以中医护理为特色的恶性血液病延续护理模式 恶性血液病患者的护理应在患者治疗期、间歇期、出院观察期、疾病终末期持续进行。因此，护理工作者应结合卫生保健政策，发挥中医护理的优势，实现中医护理社区化，以便捷、安全、有效的方式做好患者院内院外症状管理，使患者的生活质量与尊严得到保障。症状管理是提高恶性血液病患者生活质量的重点和难点，临床护士应该树立整体护理观，在西医护理的基础上，开展中医护理知识与技能的学习，提高中医情志护理、辨证施护能力，使中医护理与现代护理模式相结合、院内与院外延续护理相结合，构建科学、全面、特色化的专病症状管理方案。

护士应加强对高危治疗的护理，如移植全过程的护理，增强患者战胜疾病的信心，以达到最佳的治疗和护理效果。类似临床护理路径或护理方案是患者在住院期间的一种护理模式，以时间为横轴，以治疗过程中需要的护理为纵轴，制作一个日程计划表，对何时做哪些护理干预、干预效果如何等进行详细说明和记录，以使护理工作有计划、有预见性地开展。此外，患者亦可通过临床路径或护理方案了解自己的护理计划目标，主动参与护理过程，提高自我护理意识和能力，形成客观护理和主动参与相结合的新型护理工作模式。

（四）促进中医血液病专科护理人才培养

在中医护理的发展中，人才培养与学科建设是重中之重。人才是学科发展的根基，是核心竞争力，人才的发展与学科的发展相互促进。中医护理学科的人才梯队和医疗梯队一样，是自上而下呈现一个金字塔的结构，包括学科精英人才即学科带头人、护理专家、优秀人才以及初级人才，该培养模式决定着人才培养的方向和质量。中医护理队伍的建设是未来中医护理发展的关键。目前，中医护理正面临着传承和发展的危机，中医护理人才的匮乏是阻碍中医护理特色优势发展的重要原因。近几年，培养专科护理人才是全球共同的发展趋势，开展中医护理专科培训，培养专科人才，将是推动中医护理发展的良好契机。

对中医血液病护理技术的学习，可使更多的护理从业者了解血液病的特点，掌握中医护理技术的禁忌证和适应证，从而更加规范地对血液病患者实施中医护理。血液科护士通过系统地学习血液疾病相关中医辨证内容，学会应用中医思维来考虑问题，针对患者的病因进行准确的辨证施护，观察患者的病情变化，了解患者的病情转归，预见患者的预后，为及时治疗创造足够的时间，更好地延长患者的生存期而努力。

加强护理队伍建设，提高护理质量和服务能力，是护理事业发展的重中之重。因此，培养具有扎实的中医血液病理论基础与娴熟的中医护理技术的护理人才，从而建设具有专业性的中医护理队伍，是解决中医护理发展问题的关键所在。为使中医护理能够充分地发挥其特色和优势，中医护理学者应着眼于中医护理队伍的整体化培养，建立专业化、规范化、终身化的中医血液病护理队伍分层培养模式，充分发挥低年资中医护士的主观能动性，满足患者需要，力求将高年资护士培养成集中医基础理论、中医操作技能、科研能力于一身的中医专科护士，从而全面提高中医护理人才素质，推动中医护理专业化队伍的建设，促进中医护理事业的可持续发展。引导中医护士向专业方向发展，在专科领域体现自身价值，促进护理队伍的稳定。护理学培养方案的实施将使中医护理专科护士的角色和地位得到确认，充分发挥中医护士的潜力，促进中医护理事业长久发展。

（张翠莲　郑莉萍）

第三节　中医血液病护理学的护理特点和原则

中医护理学的基本特点是整体观念和辨证施护。中医护理原则是以辨证为基础，通过辨证确定疾病病因、病位、病性和邪正斗争的消长关系，从而确定施护原则，进而采取不同护理措施服务于广大血液病患者。中医血液病护理同样遵循中医护理的基本原则，包括扶正祛邪、调整阴阳、护病求本、标本缓急、同病异护、异病同护、三因制宜、预防为主。

一、中医血液病护理学护理的基本特点

（一）整体观念

中医学的整体观念认为事物是一个整体，组成事物的各个部分相互联系，相互影响，密不可分。中医血液病护理的整体观念正是基于这一观念，将血液病患者视作一个有机整体，机体各脏腑器官功能相互联系，相互影响，同时受自然环境和人类社会环境影响。

1. 人体是一个有机整体 人体是一个以心为主宰，五脏为中心，通过经络的联系与沟通，使各器官、组织相互协作，通过气、血、津液的生成、转化与输布而实现各种生理活动的有机整体。“肝藏血，心行之。人动则血运于诸经，人静则血归于肝脏。”心主血脉，统帅气血运行，将血液通过经络转运、输布至五脏六腑、四肢百骸。肝藏血，主血海，贮藏血液，调节血量，使血液收摄于经脉之中，不致溢出脉外而出血。脾主运化，脾统血，脾胃受纳水谷精微，转化为血而输布全身。肺主气，气能生血，气旺则生血功能强盛，气虚则生血功能减弱。肺在血液生成中的作用，主要是通过肺朝百脉、主治节的作用实现的。肾藏精，主骨生髓，肾精化血，把精微物质藏纳为精，这与现代医学中肾脏能够产生红细胞生成素、刺激骨髓造血等生理功能一致。同时，血液也滋养着五脏：血养心，血润肺，血柔肝，血温脾，血滋肾。

五脏共同参与血液生产、转化、输布，实现载运、滋养、温煦和养神四大功能。只有心主血脉的功能正常，才能使血行正常，肝有所藏，故血液病患者体内各脏腑亦相互影响。如肝不藏血，则心无所主，心神失养；脾胃虚弱则肺脾气虚不能摄血，致使血溢脉外。

2. 人与自然、社会为一体 《黄帝内经》有云“此人与天地相应者也”。人是自然的一部分，人是社会的产物，人受自然与社会环境的影响，同时人的行为也在影响着自然与社会，二者相互作用，相互制约，有机统一。

（1）人与自然的联系：《素问·阴阳应象大论》有云：“天气通于肺，地气通于嗌，风气通于肝，雷气通于心，谷气通于脾，雨气通于肾。六经为川，肠胃为海，九窍为水注之气。以天地为之阴阳，阳之汗，以天地之雨名之；阳之气，以天地之疾风名之。暴气象雷，逆气象阳。故治不法天之纪，不用地之理，则灾害至矣。”其阐释了人体与天地之间的联系与取象，人与自然具有相通、相应的关系，无论四时气候、昼夜晨昏，还是日月运行、地理环境，各种变化都会对人体产生影响。四时季节与人体紧密联系，《内经》有云“肝旺于春”“心旺于夏”“脾旺于长夏”“肺旺于秋”“肾旺于冬”，说明四时与脏腑的紧密联系。《黄帝内经素问直解》曰：“四气调神者，随着春夏秋冬四时

之气，调肝心脾肺肾五脏之神志也。”其解析四时与情志的联系，强调调摄精神要遵照自然界生长化收藏的变化规律。《素问·金匮真言论》云：“故春善病鼽衄，仲夏善病胸胁，长夏善病洞泄寒中，秋善病风疟，冬善病痹厥。”以此说明四时与发病的关系。《素问·八正神明论》曰：“天温日明，则人血淖液而卫气浮，故血易泻，气易行；天寒日阴，则人血凝泣而卫气沉。”其指出四时对气血的影响，这对血液病患者病因病机分析及调护理论大有裨益。人与昼夜晨昏的关系也很密切，《灵枢·顺气一日分为四时》云：“夫百病者，多以旦慧，昼安，夕加，夜甚，何也？”“以一日分为四时，朝则为春，日中为夏，日入为秋，夜半为冬。”“朝则人气始生，病气衰，故旦慧；日中人气长，长则胜邪，故安；夕则人气始衰，邪气始生，故加；夜半人气入脏，邪气独居于身，故甚也。”一天之内随昼夜阴阳消长进退，人体的新陈代谢也发生相应的改变，病情也随之发生变化，这些理论可用以指导病情观察及护理。

（2）人与社会的联系：人具有社会属性，是社会的组成要素。人影响着社会，而社会变化也会对人的生理、心理和疾病产生相应的影响。随着社会的进步，人的生活方式发生巨大的变化。一方面食品来源多元，保鲜技术先进，让人们有更丰富的高质量食品选用；空调、冰箱等家电的使用，让居住环境更加舒适；休闲娱乐多样、养生保健科普、医疗救护水平提高，为人们的健康生活提供了保障。另一方面，加工食品增加，食品添加剂普遍应用，部分家具、家电带来的环境污染都不同程度地加重了身体负担。此外，工业发展带来的噪声，以及水、大气污染，高强度生活工作压力等也是诱发或加重血液系统疾病的重要因素。

（二）辨证施护

中医血液病护理遵循中医学辨证论治的基本原则，对血液病患者辨证施护是中医护理的基本特点。

辨证施护由辨证和施护两部分组成。辨证是将望、闻、问、切四诊收集的有关病史以及症状、体征，通过分析、综合，辨清疾病的原因、性质、部位，以及邪正关系，进而概括为某种性质的证。施护，是根据辨证的结果，确立相应的护理原则和方法，制订相应的护理计划和措施，并实施于患者。辨证是施护的依据，施护是辨证的实践和检验。

清代医家徐灵胎有言：“证之总者谓之病，而一病必有数证。”可见“病”是疾病的诊断，是疾病的总称，而“证”是疾病发展过程中某一个阶段的病理现象，反映的是现阶段疾病的病因、病性及邪正关系。因此，辨证施护的本质就是针对“证”，即针对疾病的病因、性质和邪正关系而给予相应的护理。例如紫癜病（原发免疫性血小板减少症）患者，因为致病原因、病理机制、机体反应不同，可以分为气不摄血、血热妄行、阴虚火旺等不同的证型。如因禀赋不足，后天失养及脾胃虚弱导致气虚不能摄血，致血液溢出脉外而引起出血的气不摄血证，当以益气补血为原则的温补法为主，居室宜温，饮食以黄芪、白术、茯苓、山药等健脾益气之品为宜。外感热邪，或情志化火，或阴虚内热，以及曾服用热毒之品，导致热伤血络，热迫血行而出血的热伤血络证，则当以凉血止血为原则的清降法为主，居室宜凉爽，宜进食金银花、连翘、绿豆、莲藕、西瓜、苦瓜等清热凉血止血的食物。

二、中医血液病护理学的基本护理原则

（一）扶正祛邪

疾病的过程本身就是正邪相搏的过程，正邪消长关系决定着疾病的转归，邪胜则病进，正胜则病退。治疗护理的目的即扶助正气，祛除邪气，促进疾病痊愈。

1. 扶正 即采用益气、养血、滋阴、助阳等护理方法，提升人体正气，增强机体抗病能力，达到预防和治疗疾病的目的，主要用于正气亏虚、邪气不盛的虚证。血液病患者多由禀赋不足、药毒损伤、情志失调、饮食不节、久病不复、器官老化、六淫外袭等因素导致血液耗损过多，或血液生化不足之血虚病证，应协助患者减少活动，注意休息，进食红枣、党参、黄芪、牛肉、鸡肉、猪肉、羊肉、韭菜、黑芝麻等益气养血、健脾固肾的食品。

2. 祛邪 即祛除邪气，采用理气活血、软坚散结、清热解毒、化痰祛瘀等护理方法排除病邪，减轻伤害，用于以邪实为主而正气未衰的实证。血液病中由于气机失调、脏腑病变、六淫内侵、药毒损伤、出血等因素导致气血运行不畅，污秽之血不去，瘀积于体内，或离经之血停积局部引发的血瘀病证，常表现为疼痛、肿块、出血、发热等证候。因邪实原因不同，邪气所在部位及导致症状不同而采用不同的祛邪方法。如热毒壅盛、气血瘀滞导致的肿块、疼痛，宜以清热解毒、软坚散结为主调护，并注意休息。中药汤剂宜温凉服，进食金银花、连翘、紫花地丁、蒲公英、鱼腥草、苦瓜、绿豆、海带、海参、发菜等清热解毒之品。

（二）调整阴阳

《素问・阴阳应象大论》云："阴阳者，天地之道也。万物之纲纪，变化之父母，生杀之本始，神明之府也。"阴阳学说贯穿中医理论体系的各个方面，用来说明人体的组织结构、生理功能、疾病的发生、发展规律，并指导着临床诊断和治疗。《素问・阴阳应象大论》云："阴胜则阳病，阳胜则阴病，阳胜则热，阴胜则寒。"《素问・调经论》云："阳虚则外寒，阴虚则内热，阳盛则外热，阴盛则内寒。"说明当机体阴阳的平衡协调状态由于某些因素的作用而遭到破坏，导致阴阳之间出现阴阳偏盛、阴阳偏衰、阴阳互损、阴阳格拒和阴阳亡失等情况，机体便会出现各种病理状态，称为阴阳失调。因此，在治疗和护理疾病的过程即是调整阴阳的过程。

1. 补其不足 当患者因为阴和/或阳偏衰，导致阴虚、阳虚、阴阳两虚的病证时，则应根据阴阳互济的原理，采用滋阴、补阳、阴阳双补来补其不足。例如髓劳病（再生障碍性贫血）中的慢性髓劳，当以"虚则补之"为法，填精补肾，调理阴阳，护卫气血，并可根据病机，或滋阴补肾填精，或温补肾阳填精，或滋阴济阳填精。饮食上宜进食清淡多汁、易于消化的饮食，可多食一些清养之品，如鸭肉、甲鱼等，忌肥甘厚味

之品。

2. 损其有余 当患者因为阴和（或）阳偏盛有余，导致阴寒、阳亢的病证时，则应采用“热者寒之”“寒者热之”来损其有余。例如，髓毒血实病（原发性血小板增多症）因各种原因导致体内血液瘀积，瘀阻经脉和肌肤，脉络不通，则见肢体麻木、皮肤及黏膜暗红、疼痛等阴寒之症，当遵照《内经》“血实宜决之”“其实者，散而泻之”原则，以化瘀解毒为主；并基于导致瘀毒的因素及其病机变化，分别采用清热解毒、化瘀解毒、理气解毒等护理法则。

（三）护病求本

护病求本，即在护理疾病的过程中，必须探寻疾病的本质，针对其本质进行护理。

1. 正护法 又称“逆护法”，是指在疾病的证候表现和本质一致的时候，采用与证候性质相逆的护理措施。常用正护法，包括寒者热之、热者寒之、虚则补之、实则泻之。

（1）寒者热之：即以热治寒。当疾病出现寒性征象时，使用温热方法给予调护。例如髓毒血实病（原发性血小板增多症）见脾肾两虚夹瘀证患者，因脾肾阳虚而导致畏寒肢冷、便溏、小便清长、手足麻痹、肢体瘀胀等症时，根据“寒者热之”的原则给予温肾健脾的调护。

（2）热者寒之：即以寒治热。当疾病出现热性征象时，使用寒凉方法给予调护。例如，急淋毒病（急性淋巴细胞白血病）因外感邪毒，侵入骨髓，骨髓损伤，败坏好血，新血不生而引起发热、出血等症时，当根据“热者寒之”原则给予患者护理。如每日定时排便，保持大便通畅。出血患者可食用木耳、香菇、莲藕、荠菜等；发热患者可食用豆豉、葱白、白果、绿豆、紫菜等。

（3）虚则补之：即以补治虚。当疾病出现虚弱征象时，使用补益方法给予调护。如萎黄病（缺铁性贫血）患者因水谷精微物质不足或严重缺乏，使转化血液能力下降或无法转化为血液，导致血液虚少，根据“虚则补之”的原则给予补气养血的护理。

（4）实则泻之：即以泻治实。当疾病出现实证时，使用攻邪泻实的方法给予调护。如血疸病（溶血性贫血）的湿热发黄证患者，表现为面色发黄、脘腹胀满等症，根据“实则泻之”的治疗原则给予清热利湿退黄的护理。

2. 反护法 即“从护法”，是指在疾病的证候表现和本质不一致的时候，采用与证候性质相同的护理措施。常用反护法，包括寒因寒用、热因热用、塞因塞用、通因通用。

（1）寒因寒用：即以寒治寒。当疾病出现真热假寒征象时，使用寒凉的方法给予调护。例如，急髓劳（急性髓系白血病）患者出现高热或壮热持续不退或汗出热不解的真热假寒证，症见神识昏迷或谵语、头痛如裂或抽搐之热证，且有四肢厥冷、脉沉等假寒之象，治疗护理时应当针对其热盛本质，给予寒凉药物及护理以清热降温为主。

（2）热因热用：即以热治热。当疾病出现真寒假热征象时，使用温热的方法给予调护。例如，恶核病（恶性淋巴瘤）因寒凝、毒瘀、气结而导致元气大亏，阴寒所聚出现发热或骨蒸劳热等假热之象，当以温热护法，给予温热药物和食物，保暖护理以祛除真寒之证。

（3）塞因塞用：即以补开塞。当疾病出现闭塞不通的虚证时，使用补益的方法给予调护。例如，有的患者是因为气虚运血不畅，不仅有血瘀证，而且兼有气虚失运而致胸胁胀闷、胃中痞满的气虚血瘀证（易栓症），应给予益气活血化瘀调护，助气行血，保持精神上的安闲清静，气血运行就会顺畅。

（4）通因通用：即以通治通。当疾病出现通泄的实证时，使用通利的方法给予调护。例如，血液病出血类疾病因情志失调、肝郁气滞，或气虚、跌打损伤等导致瘀血阻塞经脉，脉络不通，血不循经引起出血，应当给予活血通络的护理以达到止血目的。

（四）标本缓急

在疾病发展过程中，病情通常出现轻重缓急的不同表现，在护理过程中，应当分清疾病的“标”与“本”，透过现象看本质，根据“急则护其标，缓则护其本，标本俱急则宜标本兼护”的原则，灵活处理。

1. 急则护标 当标病危急时，如果不及时治护，可能会加重病情甚至危及生命，故应先治护标病。例如，急髓劳、髓毒劳、白血病、紫癜病等疾病出现大出血，或高热不退，或大汗亡津、亡阳时，应先摄血止血、解毒退热、回阳救逆以治护其标。

2. 缓则护本 当标病稳定时，当按照“护病求本”的原则，针对其疾病本质实施治护。例如，慢髓劳、髓毒劳皮肤瘀斑、瘀点，以及发热等症状是因为髓不生血、气血两虚导致。其病位在髓、肾，补肾生髓以治护其本，当补益气血、调养虚证。

3. 标本兼护 在标病、本病并重的情况下，应当在治护本病的同时兼顾治护标病。例如，白血病、髓毒劳等疾病既有面色苍白、疲乏无力、心悸气短等本虚现象，又有发热、出血等标实症状，必须标本兼治兼护，在补虚的同时兼顾泻实。

（五）异同护理

1. 异病同护 指不同疾病呈现相同证候时，应采用相同护理方法实施调护。如萎黄、髓劳、黄胖病等或因脾胃运化功能减退，造血原料吸收、利用不足；或因骨髓造血功能减退，均导致血液生化不足的血虚证候，均可以采用益气补血法给予调护。

2. 同病异护 指相同疾病在发生、发展的不同阶段呈现出不同证候时，应采用不同的护理方法实施调护。例如，慢性髓劳患者初期出现血液生化不足的血虚证候，调护当以益气补血为主，宜食用鸡肉、糯米、鲫鱼、鲤鱼、鹌鹑等益气补血的食物。若后期因血液运行不畅而出现血液停积、凝聚于脏腑经络，出现血瘀证候，调护应以活血通络为主，宜进食桃仁、山楂等活血通络的食物。

（六）三因制宜

三因制宜，是指依据疾病与气候、地理、患者三者之间的关系，制订适宜的调护方法，以取得预期的治疗效果。这是中医学的整体观念和辨证论治在治疗上的体现。

1. 因时制宜 根据四时气候的变化特点以减少对人体的影响，从而采取相应的调护方法。《素问·脉要精微论》云："万物之外，六合之内，天地之变，阴阳之应，彼春之暖，为夏之暑，彼秋之忿，为冬之怒，四变之动，脉与之上下，以春应中规，夏应中矩，秋应中衡，冬应中权。"故春季暖中散寒，疏肝和脾；夏季清补健脾，祛暑化湿；秋季滋阴润燥，润肺益气；冬季温肾助阳，补气养血。如骨髓瘤患者因"春夏之令不行，五脏之气不生"致"骨乏无力，骨髓空虚"而加重病情。

2. 因地制宜 指不同的地区，由于气候条件及生活习惯不同，人的生理活动和病变特点亦不同，所以调护亦应有差异。比如，东南潮湿炎热、多湿热，当多进食清化之品；西北地高气寒、多燥寒，宜食用辛润之品。《素问·异法方宜论》云："东方之域……其民食鱼而嗜咸……故其民皆黑色疏理，其病皆为痈疡。""西方者……其民陵居而多风，水土刚强，……故邪不能伤其形体，其病生于内。""北方者……其民乐野处而乳食，脏寒生满病。""南方者……其民嗜酸而食胕，故其民皆致理而赤色，其病挛痹。""中央者……其民食杂而不劳，故其病多痿厥寒热。"分别论述了五方之民，受地理环境影响，会导致不同疾病，所以调护患者应根据环境因素而施护。

3. 因人制宜 指由于人的体质、年龄、性别、生活习惯不尽相同，在调护时当有区别。《灵枢·五变》云："肉不坚，腠理疏，则善病风。""五脏皆柔弱者，善病消瘅。""小骨弱肉者，善病寒热。""粗理而肉不坚者，善病痹。""皮肤薄而不泽，肉不坚而淖泽，如此则肠胃恶，恶则邪气留止，积聚乃伤；脾胃之间，寒温不次，邪气稍至。蓄积留止，大聚乃起。"故在饮食调护方面，胖人多痰湿，宜清淡化痰，忌肥甘滋腻；瘦人多阴亏津少，应滋阴生津，忌辛温燥热。

（七）疾病预防

中医学"治未病"理论对中医护理学在疾病调护中具有特殊的指导意义，为疾病的预防、健康宣教、慢病管理等提供指导。中医"治未病"主要体现在未病先防，既病防变两方面。

1. 未病先防 指在疾病还没有发生之前，做好各项护理措施，以防止疾病的发生。例如，老年人容易因咀嚼功能下降而长期食用软烂食物，造成营养不良性贫血（巨幼红细胞性贫血），可以通过采取相应护理措施以鼓励患者进食高热量、高蛋白、富含维生素、易消化等食物预防贫血的发生。又如，老年人因皮肤退行性改变，容易出现老年性紫癜，轻微磕碰即容易出血。因此，在移动患者时尽可能动作轻柔，使用床挡保护，避免坠床。

2. 既病防变 指在疾病发生以后，应早期诊断、早期治疗，以防止疾病进一步加重或转变。在调护过程中，注意预防相关并发症。如紫癜风病急性期患者，应适度休息；皮肤紫癜严重、关节肿胀和疼痛及便血或血尿者，应卧床休息；病情较轻或症状消失后，可适度活动。病室应保持清洁、清爽，避免污秽浊气、油漆、花粉等刺激；注意起居调理，避风寒，以防复感外邪，加重或使疾病复发；避免接触已知过敏原，减少疾病复发机会。

（张翠莲　郑莉萍）

第二章 红细胞疾病护理

第一节 缺铁性贫血（萎黄病）

缺铁性贫血（iron deficiency anemia，IDA）是指体内贮存铁被耗尽，影响血红蛋白合成所引起的小细胞低色素性贫血，是妇女、儿童与老年人群常见的血液系统疾病。因此，联合国粮食及农业组织与世界卫生组织把缺铁性贫血定为世界性，特别是发展中国家四大营养缺乏症之一。因缺铁性贫血以面色萎黄为主要特征，2019 年，中华中医药学会血液病分会组织全国部分高校、科研院所从事血液病临床与科研专家，就常见血液病中医病证名进行了专题讨论，并达成共识，确定“萎黄病”为中医命名，并引入全国中医药行业高等教育“十三五”创新教材《中医血液病学》的教科书中。

【病因病机】

在生理状态下，人体精微物质处于动态平衡状态，以保障人体生理活动之需。如果动态平衡失调，致使精微物质摄入不足或亏损过多，转化血液能力下降，导致血液虚少而引起诸多临床症状。基于萎黄病的临床特征，其病因病机主要有以下三方面。

一、精微物质失衡

1. 机体消耗量增加 婴幼儿、青少年生长发育期需大量精微物质，在维系正常生理功能的同时支持其正常的身体与智力发育。素体禀赋虚弱或后天脾胃发育不良，如婴幼儿阶段喂养方法不当等因素，可导致水谷运化功能减弱，精微物质摄入不足，不仅无法支持正常生长发育，更无法满足血液化生之需求，从而发展为萎黄病。

2. 生理需求量增加 妇女经期、妊娠期和哺乳期需更多的水谷精微物质的补充，以满足机体生理之需求。经期月经量过多、妊娠期营养消耗或产后母乳喂养等，常会损耗水谷精微，若未能及时补充，则导致水谷精微物质亏耗，血液化生减弱，逐渐发展为萎黄病。

3. 饮食摄入量不足 素体脾胃虚弱，食欲缺乏或素食、挑食、偏食、节食等，使水谷精微物质摄入量明显减少或严重不足，导致血液生化无源而出现血液亏虚，内不能濡养五脏六腑，外不能透达四肢百骸，肌肤颜面长期失养，逐渐发展为萎黄病。

二、纳运功能失调

中医藏象理论认为，胃主受纳，腐熟水谷，为水谷之海；脾主运化，主升清，主统血。凡影响脾胃受纳、运化功能的致病因素均可导致水谷不能转化为精微物质，使血液生化无源。

1. 胃腑受纳失调　《素问·刺法论》云："胃者，仓廪之官，五味出焉。"胃腑病变及多种慢性疾病可导致胃的受纳功能受损，进而导致脾脏运化功能失调。《脾胃论·脾胃盛衰论》云："夫饮食不节则胃病……胃既病，则脾无所禀受，脾为死阴，不主时也，故亦从而病焉。"《素问·脉要精微论》亦云："仓廪不藏者，是门户不要也。"以上均是对胃腑功能失常的最佳解释。饮食所伤、感受湿邪、药毒中伤或情志抑郁等多种因素均可导致胃腑受病，受纳功能下降，食量减少或厌食，久之可致水谷精微缺乏，从而影响血液化生。现代人们生活和工作压力大，饮食失调十分常见。过食生冷、饮食不洁、暴饮暴食、嗜食肥甘等均会导致胃腑受损，使其受纳功能失常。

2. 脾脏运化失调　脾主运化是脾脏主要生理功能之一。脾脏能将胃腑受纳的食物和水运化成精微物质，再通过肺脏输布于全身脏器、四肢百骸、皮毛腠理。《素问·经脉别论》中指出的"饮入于胃，游溢精气，上输于脾，脾气散精，上归于肺，通调水道，下输膀胱，水精四布，五经并行"，即是对脾主运化功能的高度概括。脾脏喜燥恶湿，现代人活动量小，湿邪无以排出体外，长久影响脾脏的运化功能。若脾胃功能虚弱，就会影响食物和水转化为精微物质，不能将水谷运化成为精微物质，从而导致血液生化无源，逐渐发展为萎黄病。综上所述，以健脾和胃为主的原发疾病治疗必不可少，调护作为重要的补充措施，不仅可以调理脾胃功能，增强受纳与运化，也可在相关治疗基础上，延缓或阻止疾病进展。

三、精微物质耗损

在正常的生理状态下，血液循环于经脉之中，以保障五脏六腑、四肢百骸、经脉肌肉之濡养。在病理情况下，血液急性或慢性溢出脉外，就会导致血液虚少，逐渐发展成为萎黄病。

1. 摄血功能失调　脾具有统摄血液在脉道正常循行的生理功能，如有脾胃病导致脾气虚损，摄血功能失调，血液即可溢出脉外而丢失。明代医家张景岳说："脾胃气虚而大便下血者，其不甚鲜红，或紫色，或黑色……盖脾统血，脾气虚则不能收摄，脾化血，脾气虚，则不能运化，是皆血无所主，因而脱陷妄行。"因脾不统血导致失血的疾病主要见于胃肠道疾病（痔、溃疡病、食管裂孔疝、消化道息肉、胃肠道肿瘤、寄生虫感染、食管或胃底静脉曲张）。

2. 冲任功能失调　情志抑郁、肝经郁热或其他因素导致冲任失调，经血不固，月经量过多（宫内放置节育环、子宫肌瘤及月经失调）的急性或慢性失血而导致血液虚少，遂发展成为萎黄病。

3. 邪毒损伤脉络　外感邪毒或内生热毒均可损伤脉络，导致急性或慢性失血。临床以肺脉损伤最为常见，如咳嗽、咯血等。大量咯血可导致血液虚少，如若不能及时纠正就会逐渐发展为萎黄病。如肺含铁血黄素沉着症、肺出血－肾炎综合征、肺结核、支气管扩张、肺癌等。

4. 肾气不固失血 多种疾病致肾气不固，收摄功能失调，或毒邪损伤肾脏脉络等均可导致血液外溢，日久逐渐出现血液虚少，久之可发展成为萎黄病。如阵发性睡眠性血红蛋白尿、行军性血红蛋白尿、不明原因血尿、慢性肾衰竭疾病的晚期等。

【临床特征】

一、症状特征

1. 一般症状 面色、唇、牙龈、指甲苍白，头晕耳鸣、四肢乏力、心悸气短、失眠多梦，或五心烦热、视物模糊等。上述症状一般与贫血严重程度呈正相关性。

2. 特殊症状

（1）皮肤干燥、角化、萎缩、无光泽，毛发干枯易脱落。

（2）指（趾）甲扁平、不光整、脆薄易裂，甚至出现反甲或匙状甲。

（3）消化道症状见食欲下降，严重者可发生吞咽困难。

（4）部分患者可出现神经、精神症状异常，如过度兴奋、易激惹、好动、注意力难以集中、发育迟缓、体力下降等，约 1/3 患者可出现末梢神经炎或神经痛。

（5）部分婴幼儿可出现智力发育障碍等。

（6）少数患者可有异食癖现象，如喜吃生米、冰块、泥土、石子等。

3. 疾病相关症状 如月经过多或经期延长；痔出血、胃及十二指肠溃疡、食管裂孔疝、溃疡性结肠炎、胃肠道恶性肿瘤、钩虫病、服用阿司匹林导致胃肠道黏膜病变及其出血或慢性腹泻；特发性肺含铁血黄素沉着症、慢性血管内溶血、阵发性睡眠性血红蛋白尿等血液系统疾病相关症状。

二、临床证候

1. 脾胃虚弱证 面色萎黄，目睛不黄，体倦乏力，食欲缺乏，恶心呕吐，胃脘部不适，食后腹胀，大便溏稀。舌淡红，苔薄白或白腻，脉细弱。

2. 心脾两虚证 面色萎黄，目睛不黄，头晕目眩，失眠多梦，心悸气短，食欲缺乏，食后腹胀，大便不调。舌淡红，苔薄白，脉细弱。

3. 脾肾双亏证 面色萎黄，颜面虚浮，食欲缺乏，食后腹胀，腰膝酸软，夜尿频多。舌淡红，苔薄白或水滑，脉细弱或沉迟。

4. 冲任失调证 面色萎黄，目睛不黄，头晕目眩，心悸失眠，月经过多，经期延长，或见崩漏，或见腹痛。舌淡红，舌苔薄白，脉细弱。

5. 肠道虫积证 面色萎黄，恶心欲吐，脘腹胀满，时腹痛，消谷善饥，喜食异物，或便虫体。舌淡红，苔薄白，脉细弱。

【调护评估】

一、病因评估

按照导致萎黄病（缺铁性贫血）病因，对患者进行病因评估。萎黄病发病关键是水谷精微物质摄入不足或亏损过多，使其转化血液能力下降，导致血液虚少或亏虚而引起诸多临床症状。因此，凡能影响水谷精微物质吸收、利用、转化的病因均可导致萎黄病的发生与进展，评估病因能给疾病治疗提供有益的帮助。

1. 精微物质衰少 水谷精微物质是化生血液的重要物质基础。由于婴幼儿、青少年成长期，以及妇女经期、妊娠期和哺乳期机体消耗量和生理需求量增加；或素体脾胃虚弱，食欲缺乏或素食、挑食、偏食、节食等使水谷精微物质摄入量明显减少或严重不足，就会导致血液生化无源，逐渐发展为萎黄病。

2. 纳运功能失调 中医藏象理论认为，凡影响脾胃受纳、运化功能的致病因素均可导致水谷不能转化为精微物质，以致血液生化无源。饮食所伤、感受湿邪、情志抑郁、药毒中伤等会使胃腑受纳功能下降；或因慢性腹泻影响脾脏运化功能，导致血液生化无源，逐渐发展为萎黄病。

3. 精微物质丢失 在生理状态下，血液循环于经脉之中，以保障五脏六腑、四肢百骸、经脉肌肉之濡养。脾统血功能失调，血液溢出脉外；情志抑郁、肝经郁热或疾病等因素导致冲任失调，经血不固，月经量过多；外感邪毒或内生热毒损伤脉络，导致急性或慢性失血；或由多种疾病导致肾气不固，固摄功能失调，或毒邪损伤肾脏脉络均可导致血液外溢，日久逐渐出现血液虚少的萎黄病。

二、疾病评估

1. 外周血象 按照贫血程度分级标准：轻度贫血者，男性血红蛋白＜ 120g/L，女性血红蛋白＜ 110g/L，孕妇血红蛋白＜ 100g/L 且血红蛋白＞ 90g/L，临床症状轻微或无明显症状，易于治疗与调护；中度贫血者，血红蛋白 60 ～ 90g/L；重度贫血者，血红蛋白 30 ～ 59g/L；极重度贫血血红蛋白＜ 30g/L。重度和极重度贫血者的临床症状较重或严重，疾病痊愈速度减慢，还可能出现一些治疗相关并发症。

2. 中医诊断标准

（1）*辨病因病位*：脾虚者，多有食少、纳呆、腹胀、便溏等症状；失血引起者，多有呕血、便血、月经过多等病史；虫积引起者，多有面黄肌瘦、善食易饥或有嗜异表现；肾虚引起者，多有腰膝酸软、阳痿遗精等。其中肾阳虚者，多见形寒肢冷、腹泻便溏；肾阴虚者，可见潮热盗汗、五心烦热等症。

（2）*辨虚实轻重*：缺铁性贫血多属虚证，但由虫积引起者，则为虚中夹实证。病轻者，病变损及脾胃，常见食少便溏、腹胀不适、心悸气短、倦怠乏力等症；病重者，多损及心肾，出现心悸气短、头晕耳鸣、形寒肢冷、阳痿闭经，甚则周身浮肿等症。

【调护要点】

一、病因调护

病因调护主要针对门诊或住院病因尚未明确的患者。如果病因不除，会导致两种结局：一是严重影响疾病治疗效果，二是疾病可迁延不愈，给患者带来严重的心理与经济双重负面影响。因此，调护重点是关注引起萎黄病的病因是否消除，如关注患者饮食结构是否合理，慢性病如慢性胃炎、慢性腹泻是否得到有效治疗，女性患者月经量过多是否得到有效控制，是否存在引起萎黄病的其他潜在因素等。

二、疾病调护

虽然萎黄病是临床常见且易于治疗的疾病，但在疾病诊断与治疗过程中，有诸多因素可影响疾病治疗效果。因此，调护要点主要有患者是否存在影响治疗的相关因素，如担心药物的不良反应，或在既往治疗过程中已经产生不良反应所造成的心理负担。在治疗过程中，患者对治疗药物的耐受程度及不良反应的克服效果，如注射铁剂时引起的注射部位疼痛等不良反应；治疗时间是否符合规范，人体有无足够的水谷精微物质的储存（铁储存）等。

【辨证调护】

一、辨证候

1. 脾胃虚弱证

调护原则：健脾和胃。

辨证施护：在整体辨证治疗基础上，根据“虚则补之”原则，选用健脾和胃法予以调护，如食疗或非药物疗法调护。同时，患者也可见胃脘部发凉、得温则舒等胃寒症状。在“寒者温之”原则下，可通过艾灸中脘穴、温胃中药外敷、穴位按摩等中医调护方法温胃散寒，有助于疾病治疗与康复。

2. 心脾两虚证

调护原则：补益心脾。

辨证施护：在整体辨证施治基础上，针对患者病因进行调护：①头晕目眩时，应引导患者加强防护，如缓慢起立、慎重旋转头颈部；中医针灸与经穴推拿技术可缓解症状。②失眠多梦时，明确是基础病导致，还是本病引发。由基础病导致且影响患者生存质量时，应先控制基础病；由本病引发者，采用药食同源的膳食调护，如酸枣仁、珍珠粉、灵芝粉睡前冲服，中医神门、内关、百会、安眠穴手指点穴与耳穴压豆技术，以及睡前温水足浴和适当运动等均有助于安眠。③心悸气短是贫血的常见症状，也是影响患者情绪与生存质量的关键因素，采用针灸或手指点穴心俞、神门、巨阙、间使等有一定的疗效。

3. 脾肾双亏证

调护原则：健脾益肾。

辨证施护：脾肾双亏既有脾虚症状，又有肾虚症状。其中，腰膝酸软是老年人群不可忽视症状之一。缓解腰膝酸软症状可明显改善患者生存质量，促进疾病康复。护膝与护腰在老龄人群中必不可少，减少活动量及食用怀山药、芡实、牛膝等药食同源食品对腰膝酸软症状有一定的改善效果。

4. 冲任失调证

调护原则：调理冲任。

辨证施护：在冲任失调证候中，月经过多、经期延长，或见崩漏是调护的核心。根据引起冲任失调的病因与病机转化，月经过多者，先推荐妇科诊治。经期延长者，有效止血措施必不可少。气不摄血致月经过多者，使用黄芪、党参、太子参配合茜草、侧柏叶等治疗，可有效止血；而三七、蒲黄对瘀血出血（月经有血块）的月经增多者效果明显。

5. 肠道虫积证

调护原则：健脾驱虫。

辨证施护：肠道虫积证候较为少见。除有贫血症状外，尚有腹胀或嗜食生米、茶叶、泥土等，以及善食易饥、恶心、呕吐、大便干结或溏稀有奇臭、神疲肢软及其他虫积症；苔淡薄，脉虚弱。脾虚则大便溏稀。已有虫积者，当辨证治疗，也可用榧子、生南瓜子预防。卫生宣教是重点，讲究卫生、饭前便后洗手是预防虫积的关键，养成饭前便后洗手的习惯，才能减少“病从口入”的可能；生吃瓜果要洗净，不喝生水；学会七步洗手法，用洗手液或肥皂清洁双手后再进食。

二、辨症状

1. 恶心、呕吐　可由原发基础疾病引起，如原发胃肠道疾病等；也可是缺乏铁元素而致肠道黏膜损伤的结果，还与铁剂治疗所产生的不良反应相关。轻度的恶心、呕吐并不影响疾病治疗，严重恶心、呕吐会导致疾病治疗失败，或迁延不愈。恶心、呕吐调护，主要包括以下 3 方面。①心理调护：对可克服的轻度恶心、呕吐患者，暗示性心理调护即可达到良好的效果。②饮食调护：包括正常饮食与药食同源食品是调护的有效方法。姜糖水（生姜、红糖）对胃寒者有一定的疗效；橘皮或陈皮具有理气健脾、燥湿化痰的功效，对脾胃虚弱、湿阻中焦或痰湿中阻者，代茶饮或煎煮频服，具有针对性调护效果；佛手、玫瑰花具有理气行滞功效，煎煮频服对气滞者效果较好。③非药物调护：在合谷穴、巨阙穴、内关穴、足三里穴、中脘穴、脾俞穴、胃俞穴等，采用手指点穴、悬灸技术能有效地控制急性症状，而慢性症状适当增加疗程；穴位贴敷可以激发经络之气，疏通气血，调理脏腑，缓解症状。

2. 情志异常　情志异常也称为“精神行为异常”，表现为烦躁、易怒、注意力不集中等。虽然发生率较低，但儿童注意力不集中，特别是更年期女性烦躁、易怒等经常被忽视。凡有情志异常者，应积极防治与调护。基于“静以养心、宁以安神”与“动以疏肝、畅以理气”的中医理论，心理疏导、饮食或食疗、音乐放松、教育引导、适当运动、针灸、经穴推拿技术等非药物调护方法的综合应用，可以有效地改善患者情志异常相关症状。

3. 口腔炎症 口腔炎症是萎黄病的临床常见症状，口腔炎、舌炎、舌乳头萎缩、口角皲裂等不仅给患者带来痛苦，也会影响疾病治疗。中医调护有利于口腔炎症愈合：①清洁口腔，晨起与饭后刷牙，或用淡盐水漱口，清除口腔残留物和杀菌。②较大的溃疡者，以“冰硼散”涂抹患处。③药食同源中草药，具有一定的防治口腔炎症效果。如黄芪青黛汤（生黄芪、青黛、蒲公英、麦冬、北沙参、玄参、山药、生地、白术）煎煮漱口；地黄麦冬汤（干地黄、麦冬、天冬、石斛、甘草）煎煮漱口；二根汤一叶（白茅根、芦根、淡竹叶）煎煮含服。告知患者应少量多次含服，最好在饭后含服，含服后30分钟内不要清水漱口，尽量使药液在口腔停留一段时间，使药物发挥最大的疗效。

4. 指甲脆裂 由于缺乏水谷精微物质（铁元素），使组织失去营养而导致指甲缺乏光泽、脆薄、易裂，甚至反甲等。疾病相关治疗能够改善指甲病变，但恢复较为缓慢。调护重点应为患者定期剪修指甲，以防指甲劈裂和损伤。反甲严重者，可使用防护套保护指甲。

【特别调护】

一、生活起居

萎黄病总体为虚，虚在脾胃与气血，因此应保持良好的生活习惯，饮食规律，戒烟戒酒，适当运动，保持乐观情绪，树立战胜疾病的信心。定期体检，尤其注重贫血相关指标检测，如血象、血清铁、铁蛋白等，必要时行骨髓穿刺的细胞形态学检查。

二、情志调护

1. 群体宣教 萎黄病属血液系统发病率很高且容易治愈的疾病。但对于患者群体而言，因缺乏医药知识而耽误疾病早诊断、早预防、早治疗的最佳时机也成为常见现象。因此，群体教育尤其农村的群体教育对于防止萎黄病发生与进展至关重要。宣教场所可以利用单位宣教室或礼堂、学校，以及农村医疗点或社区。宣教群体包括青少年、妇女、老年人等；宣教内容包括发病率、病因、症状特征、治疗方法与疗程、康复计划等。宣教目的是强化早诊断、早预防、早治疗，降低疾病发生率，提高治愈率。

2. 心理疏导 针对久病或迁延不愈伴有情志异常的患者，心理疏导非常重要。如个别患者因为口服铁剂对胃肠道产生的不良反应而自行停药，在这种情况下，医护人员需要一对一个体化心理疏导，对患者进行严格的指导。如果患者存在口服铁剂不耐受，那就更换为注射铁剂，以保证铁离子被正常吸收。 心理疏导要具有针对性，要解决患者存在的主要心理障碍，如担心疾病转化、治疗相关不良反应，以及治疗时间对疾病、心理的影响等。

三、饮食调护

1. 合理饮食　除规范治疗外，合理饮食是预防和控制疾病发生与进展的前提。在平常膳食中，蛋白质、脂肪、碳水化合物、维生素、微量元素（特别是铁、锌元素）的合理搭配非常重要。生长期儿童、育龄妇女、老年人更要强调饮食合理搭配。告知患者及其家属，以及素食与减肥人群要养成饮食多样化、均衡性的良好习惯；可适当食用动物肝脏、瘦肉、大豆、紫菜、海带、木耳，以及水果（杏、桃、李、葡萄干、柠檬）等富含铁元素与维生素 C 的食物。

2. 饮食禁忌　许多饮食可以干扰萎黄病治疗效果。例如，茶叶中的鞣酸能与铁结合成不溶沉淀物，菠菜、柿子中鞣酸都能降低铁吸收率，碱性食物可中和胃酸等会影响铁的吸收和利用，应适当规避。刺激性强的食物，如辣椒、大蒜虽可刺激胃液分泌，能增进食欲，但大量、长期服用可损伤胃黏膜，导致胃黏膜慢性炎症。

四、用药调护

1. 口服铁剂　口服铁剂要按医嘱服用，应告知患者服用铁剂的注意事项：①从小剂量开始，餐后服用可以避免胃肠道反应。②避免与浓茶、咖啡、牛奶同服，以免影响铁的吸收。③适当服用维生素 C 或富含维生素 C 的食物，可以增加铁剂的治疗效果。④口服液体铁剂时，须使用吸管，避免牙齿染黑。⑤告诉患者按时、按量、按疗程坚持用药，至少服药 2 个月以上。

2. 注射铁剂　常见不良反应有注射部位疼痛、形成硬结，皮肤发黑和过敏反应，可以采取以下预防措施：①首次用药，需用 0.5mL 的试验剂量进行深部肌内注射，同时备用肾上腺素，做好急救的准备。若 1 小时后无过敏反应，即可按医嘱给予常规剂量治疗。②抽取药液后，更换注射器针头；注射铁剂时，应采用 Z 形注射法或留空气注射法行深部肌内注射，经常更换部位，可以有效地减少或避免局部疼痛和硬结形成。

（范秋月　尹亚南）

第二节　再生障碍性贫血（髓劳病）

再生障碍性贫血（aplastic anemia，AA）简称再障，是由多种病因引起的骨髓造血功能衰竭，导致骨髓有核细胞增生低下，红骨髓容量减少，脂肪组织增多，以全血细胞减少为临床表现的一组骨髓衰竭综合征。按照国外分型标准，分为极重型、重型和非重型三种类型。因再障临床以虚损为特点，2019 年，中华中医药学会血液病分会分别组织全国部分高校、科研院所从事血液病临床与科研专家，就常见血液病中医病证名进行了专题讨论，并达成共识，确定用“髓劳病”为中医病名。

【病因病机】

髓劳的病机重在肾精亏虚，髓不生血，与一般意义上的“虚劳”不尽相同。《素问·六节藏象论》云："肾者，主蛰，封藏之本，精之处也。"《素问·通评虚实论》中的"精气夺则虚"为髓劳之总纲。髓劳病位在骨髓，责之于脾、肾，累及心、肺、肝，外在表现为五脏功能失调，气血阴阳亏虚。因此，凡能引起骨髓、脾肾损伤的病因均可导致髓劳病的发生与进展。其病因病机主要有以下两方面。

一、内伤因素

1. 禀赋不足 禀赋不足多与父母禀赋薄弱、肾精不充密切相关。因父母体弱多病，致胎中失养，孕育不足；或受孕期间感受毒邪，影响胎儿生长等均可导致禀赋薄弱。先天不足、脏腑功能失调，使肾精亏虚，不能主骨生髓，发为髓劳。

2. 素体不强 髓劳病的易感性取决于体质，素体精血亏虚之人，容易感受外邪发病。机制为体质不健，精血亏虚，不能奉养脏腑，以致脏腑亏虚；或一脏有病累及他脏，相互影响，最终导致髓劳。

二、外邪因素

1. 外感邪毒 外感六淫邪气，特别是感受疫毒之邪，直入脏腑，深入骨髓，影响气血阴阳之生化；或由于外感热毒，耗伤气血，损及阴阳，以致诸虚不足；或由于感受湿邪，阻滞中焦，影响脾胃运化功能，以致水谷精微虚少，不能奉养骨髓，导致骨髓不能生化血液。

2. 药毒中伤 误食或过用药物，可导致以下两种结果：①长期或大剂量应用有毒药物，可损伤脾胃，导致运化功能失常，水谷精微物质吸纳不足；或有毒物质导致肾脏损伤，肾不主骨生髓，髓不能转化血液，日久渐发展为髓劳。②有毒物质直接损伤五脏或骨髓，造成五脏虚弱，骨髓空虚，令五脏不能发挥正常生理功能，水谷精微物质不能转化为血液；骨髓损伤，髓不生血，久之发展为髓劳。

3. 环境毒害 居住环境恶劣，或长期居住在有毒环境之地，有毒物质或放射线毒直接耗伤气血。如长期接触苯及其衍化物或接触射线等可毒犯骨髓，损及阴阳，侵害脏腑，以致诸虚不足，逐渐发展为髓劳。

【临床特征】

一、症状特征

多数患者常见面色无华，萎黄或苍白，体倦乏力，心悸气短，失眠健忘，头目晕眩，月经过多，皮下瘀斑、瘀点，或鼻衄及齿衄等。部分患者在上述症状基础上，还伴有畏寒肢冷、腰膝酸软或五心烦热、夜间盗汗等。

二、临床证候

1. 热毒壅盛证 起病急，面色苍白，壮热不退或低热持续；皮肤瘀点、瘀斑，斑色红紫，鼻衄齿衄；烦躁口渴，便干尿黄，头晕，乏力。舌苔黄，脉洪大数疾。

2. 阴虚血热证　热毒入里，两颧红赤，耗精伤阴，虚火内盛之象。舌红，苔薄少津或少苔，脉细数。

3. 肾阴虚证　头晕乏力，面色潮红，心悸易惊，耳鸣；少寐多梦，低热盗汗，腰酸腿软，手足心热。肌衄，齿衄，鼻衄等。舌嫩红，苔薄少津或少苔，脉细数。

4. 肾阳虚证　面色㿠白，神倦乏力；唇甲色淡，畏寒肢冷，腰酸腿软，食少便溏。舌胖大，边有齿痕，苔白，脉沉弱。

5. 肾阴阳两虚证　面色苍白，时冷时热，自汗、盗汗，食少纳呆；腰膝酸软，遗精滑泄，大便溏薄；可有肌衄、齿衄、鼻衄等。舌淡，苔薄白或无苔，脉沉细无力或沉细数。

【调护评估】

一、病因评估

按照导致髓劳病的病因，对患者进行病因评估。一般病因单纯者，易于治疗与调护；病因复杂或多病因联合致病者，治疗与调护也较复杂。因此，评估病因能给疾病治疗提供帮助。

1. 内在功能失调　髓劳病可分为先天遗传获得性和后天获得性，而先天遗传性即源于先天禀赋有异所致。评估患者家族遗传病史；年龄、性别因素；人体有一个生、长、壮、老、已的过程，不同年龄阶段，人体对疾病的易感性不同。

2. 外周邪毒侵袭　评估患者的生活工作环境、旅居史、饮食习惯、用药史、生活习性等。髓劳病多为继发性（获得性），其病因可能为病毒感染，如病毒性肝炎相关性髓劳病患者主要是感染丙型肝炎病毒、乙型肝炎病毒，还可感染微小病毒 B19、EB 病毒及流感病毒等。化学药物如抗癌药、氯霉素、磺胺药及苯类、杀虫剂等，放射线如 X 射线、镭、放射性核素等。其他因素如阵发性睡眠性血红蛋白尿、系统性红斑狼疮、胸腺瘤等亦可导致本病发生。

二、疾病评估

1. 血象　全血细胞减少，但三系细胞减少的程度不同，少数患者可呈双系或单系细胞减少；淋巴细胞比例相对增高；网织红细胞绝对值低于正常。

本病诊断指标应符合下列三项中的两项：①血红蛋白 $< 100g/L$；②中性粒细胞绝对值 $< 1.5\times10^9/L$；③血小板计数 $< 50\times10^9/L$。若三系细胞减少未达到诊断标准时，不能判定为髓劳病。对于血小板计数 $< 50\times10^9/L$ 者，应尽量卧床休息，避免外伤；特别要注意保护头部，不使其受震荡或摔伤，以免颅内出血。严重出血或血小板计数 $< 20\times10^9/L$ 者，应绝对卧床休息，协助做好各种生活护理；粒细胞绝对值 $\leq 0.5\times10^9/L$ 者，应给予保护性隔离，并向家属解释其必要性，使其自觉配合。

2. 骨髓象　为确诊髓劳病的主要依据。肉眼观察骨髓涂片，有较多脂肪滴。

（1）重型髓劳病：骨髓增生低下或极度低下，粒、红细胞均明显减少，常无巨核细胞，淋巴细胞及非造血细胞比例明显增多。

（2）非重型髓劳病：骨髓增生减低或呈灶性增生，三系细胞均有不同程度减少，淋巴细胞相对性增多。骨髓活检显示造血组织均匀减少，脂肪组织增加。

【调护要点】

一、病因调护

髓劳病患者具有先天性造血干细胞增殖的内在缺陷，在后天的物理、化学、生物等因素的作用下诱发本病。急性者属急性髓劳，发热、出血，宜急治其标，并与西医合作共同抢救。缓解期宜脾肾双调，重在治脾，胃气复后重于治肾。过补肾阳，久之治疗必难；兼证未清，补阳无功。补阳应寓于补阴之中，以阴中求阳。肝肾同源，滋补肾阴，兼顾肝阳。滋阴之药，只可使症状缓解，大多血象并不上升。若阴虚阳亢、五心烦热患者，误投温肾之药，反使症状加重，促发出血。按阴阳转化，阴阳互根之理，宜先滋补肝肾、养阴凉血，再逐步加用健脾温肾之药最为妥当。脾气不行，补肾罔然。后天之本在脾，转机观乎胃气，胃气复而转机至，故切勿苦寒伤胃、滋腻伤脾，宜药食并进，精心调配，务使胃纳好转，使血之源充沛。

二、疾病调护

髓劳病是一种骨髓造血功能衰竭症，主要表现为骨髓造血功能低下、全血细胞减少和贫血、出血、感染症候群。

调护要点主要有：①病情监测，每周复查血象，及时了解血红蛋白、红细胞、白细胞及血小板的增减情况。②用药调护，按时、定量服药，勿自行乱用药物。在使用对肝脏有损害的药物时，要定期做肝功能检查。如发现肝功能异常，要及时停药，并用护肝药物，待肝功能恢复后再考虑服用。③起居调护，避免过于劳累。如遇头痛、头晕和皮下出血，必须卧床休息。身体恢复健康或接近正常时，可在医师指导下，适当参加劳动、工作与学习。④情志调护，由于患者长期处于带病状态，心理压力增大，应积极增强患者对疾病治疗的信心，提升治疗依从性。

【辨证调护】

一、辨证候

1. 热毒壅盛证

调护原则：清热解毒，软坚散结。

辨证施护：常见于急性髓劳起病初期，热毒直入，灼伤血络，导致气血两燔，迫血妄行；或慢性髓劳后期，髓枯热毒内陷。在整体辨证施治基础上，针对患者症状进行调护：①应严密观察病情变化，加强咳血、呕血、肌衄、鼻衄等症候的护理，做好口腔皮肤护理。鼻衄时可取坐位，头部仰起，用冷毛巾敷前额或用三七粉棉球填塞鼻腔。②内服中药一般要温服，避免药物太凉对胃肠道有刺激。出血期间口服中药应偏凉，不可过于加热，以防血热妄行，使出血加重。③食疗原则为清热解毒，凉血止血。应进高蛋白、高维生素、易消化的食物。有出血倾向者，宜无渣半流食。忌热性食物如牛肉、羊肉、烟、酒、辣椒之类，多进食新鲜水果、蔬菜及豆制品、鸡蛋、瘦猪肉等。

2. 阴虚血热证

调护原则：滋阴养血润燥。

辨证施护：常见于急性髓劳起病初期，热证不显；或热毒已去，暗耗阴津，致使阴伤动血。在整体辨证施治基础上，针对患者症状进行调护：①阴虚内热、迫血妄行者，要注意观察患者不同部位的出血。嘱患者避免磕碰，不挖鼻腔，用软毛牙刷刷牙，勤漱口以防止鼻衄、齿衄的发生。对女性患者要做好经期的护理，及时做好抢救准备工作。②患者发热时，要观察体温变化及伴随症状。保持室内空气新鲜，勤通风，每日紫外线消毒。③中药宜偏凉服用。多饮清凉饮料，饮食宜清淡，以优质蛋白为主，忌辛辣食品，戒烟限酒，以免辛燥动火，助血妄行。避免食用油炸食品，因油炸食品能劫阴，使阴虚加重。④加强情志护理，消除紧张焦虑情绪。适当休息，劳逸结合，进行体育锻炼。⑤居住环境宜阴凉，故患者应尽量安排在阴面病房治疗。⑥食疗以补肾阴、养阴清热为原则。如薏苡仁、赤小豆、胡萝卜、梨、大枣、猪肉、甲鱼等。忌食辛温香辣之品，如葱、蒜、辣椒等。

3. 肾阴虚证

调护原则：滋阴补肾，填精益髓。

辨证施护：常见于慢性髓劳与急性髓劳后期，久病耗损元阴，阴伤血动。肾虚是再生障碍性贫血发生、发展的关键，并贯穿于发病过程的始终，肾中阳气、阴精的消长变化导致疾病的发生、发展和转归。治疗前，再生障碍性贫血患者中肾阴虚型最多，占总人数的 50% 以上。 在整体辨证治疗基础上，针对患者症状进行调护：①中药宜偏凉服用。②食疗以滋阴补肾，养阴清热为原则，如赤小豆、白菜、大枣、乌骨鸡、猪肝、鸭肉、甲鱼等。忌用温热及一切刺激辛辣食物，如葱、蒜、生姜、荔枝、牛肉、羊肉等。③居住环境宜阴凉，故患者应尽量安排在阴面病房治疗。

4. 肾阳虚证

调护原则：温阳补肾，填精益髓。

辨证施护：常见于慢性髓劳发病早期或慢性髓劳肾阴虚患者经治后转为肾阳虚证，以及急性髓劳疾病恢复初期表现为肾阳亏虚，表明髓劳病发生、发展转归过程中存在证型演变。在整体辨证施治基础上，针对患者症状进行调护：①病室宜安排在阳面。多穿衣盖被，注意手足腰部的保暖，睡前双足置热水袋，以热助阳。血小板低下或有出血倾向者禁用。②进热食，中药宜热服。③由于患者正气虚弱，六淫之邪易于侵袭。春季防风，夏季防暑，长夏防湿，秋防燥，冬防寒，以免病中复感外邪。④此类患者倦怠乏力，少气懒言，应指导患者生活起居有节，适当运动。运动可以使体内的阳气生发，气血运动得以增强。⑤食疗以健脾益气、补肾壮阳为原则，如糯米、玉米、花生、荔枝、葡萄、牛羊肉、鸡蛋等。忌凉寒性食物，如芹菜、西洋菜、苦瓜、柿子、生鱼、螃蟹等。

5. 肾阴阳两虚证

调护原则：滋阴济阳，填精益髓。

辨证施护：常见于慢性髓劳与急性髓劳后期，久病阳损及阴，导致肾阴阳俱虚。髓劳病治疗 6 个月左右，可能就是证型演变的关键节点。由阴虚型向阳虚型、阴阳两虚型转化，可能预示着向治愈的方向发展。在整体辨证施治基础上进行调护：①应养成良好的睡眠习惯，起居有常，生活规律。②合理饮食，因先天之精更需靠后天水谷化生补充。重视饮食调养非常重要，宜清淡、营养丰富、易消化，避免粗糙硬固及辛辣食物；多进食益气补血食品，以补助正气。③应做好耐心细致的情志护理，阳虚畏寒，阴虚怕热，适当运动有助于气血的化生。④肾阴阳两虚证患者还要节欲，因为脑髓产生于肾，肾精亏耗，使大脑虚空，精力更加不足。如果纵欲过度，耗伤肾精，使肾虚患者加重。

二、辨症状

1. 贫血 为本病常见临床表现。患者面色无华、口唇淡白，动则神疲乏力，突然改变体位则有晕厥跌倒风险。治疗应以扶正培本为大法，采用补气养血、滋阴助阳之法。应用血肉有情之品（如阿胶、龟板胶、鹿角胶）补肾益髓生血，并调之以气，补之以味，且加用行气药物以调畅气机，达到生血之目的。改变体位时动作轻缓，遵循起床“三部曲”，即卧位时手足伸展活动 1 分钟、坐位 1 分钟、站位 1 分钟。感觉无明显头晕不适，才可以缓慢行走。患者主诉有心悸气短，可给予氧气吸入。保持情绪平稳，避免过度激动，耗气伤精。

2. 出血 患者因气虚不摄、火热熏灼等导致脉络损伤或血液妄行，溢于脉外而出现鼻衄、齿衄、吐血、咳血、尿血、便血、皮肤紫癜等，重者危及生命。血液不循常道，溢于脉外，为离经之血，即为瘀血，瘀血阻络，血行不畅易加重出血。首先辨清出血部位，其次辨清脏腑病位及虚实、寒热、阴阳等。根据“急则治其标，缓则治其本”的原则，对于出血暴急量多者，急投止血药以治其标；血止后或出血轻者，采用清热凉血、滋阴降火、补气摄血等方法以治其本。

（1）*鼻腔出血*：协助患者取坐位或半卧位，并报告医师；遵医嘱，用云南白药棉球填塞鼻腔。如出血量大且位置较深时，请耳鼻喉科会诊填塞；遵医嘱采用耳穴压豆法，取内鼻、肺、肾上腺、额等穴。

（2）*牙龈出血*：报告医师，遵医嘱用棉棒蘸止血药物局部按压或用云南白药 / 三七粉棉球外敷牙龈或遵医嘱予凉血止血类中药汤剂含漱止血，做好口腔护理。

（3）*皮肤黏膜出血*：注意出血部位的观察和皮肤保护，治疗或注射后，穿刺局部应按压 15 分钟以上，避免出血。

3. 发热 髓劳病患者因正气亏虚，卫外不固，感受外邪，正邪交争而致发热；或因阴血不足，阴不配阳，水不济火，阳气亢盛而发热；或因阳气虚衰，阴火内生，阳气外浮而发热。护士应密切观察患者体温变化，准确监测、记录体温。遵医嘱，给予中药灌肠技术、贴敷疗法技术等措施降低体温。

【特别调护】

一、生活起居

髓劳病患者肾精不足，正气羸弱，极易引发外邪入侵，加重病情或导致出血，故应慎起居、调情志、避免劳累。尤其是急髓劳患者的初治阶段，要绝对熟食，保持无菌饮食；饭前便后要洗手；饭后要漱口；清洁肛门，保持大便通畅；勤换床单、内衣，避免交叉感染。

二、情志调护

患者久病体虚，根据患者性格特征，观察其情绪变化，综合应用移情、疏导等方法，使患者保持乐观平和的心态接受治疗和护理。尽量让患者怡情悦志，避免紧张、焦虑、抑郁、惊恐等不良刺激，做到喜怒有节，保持心情舒畅。在治疗过程中，应与医务人员积极配合，坚定战胜疾病的信心。髓劳治疗难度大、疗程长，中医治疗的疗程需要6个月以上，疗效与疗程成正相关，患者要有耐心，不可在短期内未见效就放弃治疗，使患者了解积极健康的情绪有利于疾病的康复。如豁达乐观可使五脏安和，气机调畅，促进疾病向愈；忧思郁怒，会损伤五脏，影响气机，使病情恶化。

三、饮食调护

饮食应富于营养、易消化。忌辛辣刺激、动火动血之品，戒烟戒酒，提倡清淡多汁。

肾阴虚者，以滋阴补肾、养阴清热为食疗原则，如赤小豆、白菜、大枣、乌骨鸡、猪肝、鸭肉、甲鱼等；忌用温热及一切刺激辛辣食物，如葱、蒜、生姜、荔枝、牛肉、羊肉等。

肾阳虚者，以健脾益气、补肾壮阳为食疗原则，如糯米、玉米、花生、荔枝、葡萄、牛肉、羊肉、鸡蛋等；忌寒凉性食物，如芹菜、苦瓜、柿子、生鱼、螃蟹等。

热毒壅盛者，应以清热解毒、凉血止血为食疗原则。忌热性食物如牛肉、羊肉、烟、酒、辣椒之类，多进食新鲜水果和蔬菜、豆制品、鸡蛋、瘦猪肉等；保持二便通畅，以利毒素排泄。

阴虚内热者，应以补肾阴、养阴清热为食疗原则，如薏苡仁、赤小豆、胡萝卜、梨、大枣、猪肉、甲鱼等；忌食辛温香辣之品，如葱、蒜、辣椒等。

四、用药调护

1. 雄激素 髓劳病患者的病程多比较漫长，甚至需要长期服药，以维持血象在比较安全的范围内。但长期服用雄性激素的患者，几乎不可避免地会出现各种不良反应，如声音变粗而低哑、毛发增多、女性患者男性化、肝功能受损、水钠潴留、水肿、诱发加重感染等风险。护理人员应耐心解释药物作用及可能出现的不良反应，嘱患者严格遵医嘱用药，避免擅自停药或减量。护士应注意观察患者的情绪反应及行为改变，鼓励患者表达自己的内心忧虑并及时给予有效的心理疏导；向患者说明随着药物剂量的减少或停用，不良反应会逐渐消失。

2. 环孢素 口服环孢素要按医嘱服用。

在服药期间注意以下几点：①定期检测肝、肾功能和监测血药浓度，以调整用药剂量。②服药期间避免食用高钾食物、服用高钾药品及保钾利尿药。③避免与有肾毒性药物一起服用，如氨基糖苷类抗生素、两性霉素B、甲氧苄啶、左旋苯丙氨酸氮芥等。④关注患者牙龈及口腔卫生，指导患者保持口腔清洁，使用软毛牙刷刷牙，同时使用中药漱口或中药局部涂擦，达到清除口腔异味、消肿止痛、止血的效果；避免进食坚硬粗糙食物而造成牙龈摩擦出血。

3. 中药汤剂 补益类中药宜饭前空腹服用，以利药物吸收。凡脾胃虚弱而食滞不化，舌苔厚腻，不宜服用补益类药；治疗髓劳类中药，需长期服用方能见效，故应指导患者坚持用药，服药期间如遇外感，当停服补益之剂，先解表，表解后再服。服药期间忌食辛辣、油腻、生冷及纤维素多等不易消化的食物。根据病情，定期做必要的理化检查，以指导用药。

（吴筱莲　张耀虹）

第三节　巨幼细胞贫血（黄胖病）

巨幼细胞贫血（megaloblastic anemia，MA）是指由于人体内缺乏叶酸或维生素B_{12}引起脱氧核糖核酸（DNA）合成障碍所致的大红细胞性贫血。中医古籍中多将巨幼细胞贫血归属于“虚劳”“血虚”等范畴，因其专属性较差，且该病以营养不良为主要发病原因，面色多表现为柠檬黄，2019年，中华中医药学会血液病分会分别组织全国部分高校、科研院所从事血液病临床与科研的专家就常见血液病中医病证名进行了专题讨论，并达成共识，建议用“黄胖病”命名。

【病因病机】

中医学认为，血液生成过程与中焦脾胃关系最为密切。《灵枢·决气》指出：“中焦受气取汁，变化而赤，是谓血。”血液的充盛又与五脏六腑功能状态相关，其中与脾、胃、肾的关系更为紧密。基于疾病临床表现，归纳病因病机如下。

一、内伤因素

1. 先天禀赋不足 父母体弱多病，肾精亏虚，遗传下代，或妊娠期饮食不当或不足，胎儿禀赋精血不足，出生后脏腑、气血、阴阳亏虚。如先天性缺乏5，10-甲酰基四氢叶酸还原酶可以造成叶酸缺乏，先天性转钴蛋白Ⅱ（TCⅡ）缺乏，以及孕育期间接触氧化亚氮等也可影响维生素B_{12}的血浆转运和在细胞内的利用。此外，还有先天性缺少内因子的纯合子状态均可导致幼年恶性贫血等。

2. 饮食摄入不足 人赖水谷为生，饮食充足，五脏之气才会旺盛，食量不足就会“谷虚气虚”。若饥不得食，渴不得饮，或过于偏食、素食和挑食，都会造成饮食单一或不足，气血生化乏源，可致气血亏虚。如食物中缺少新鲜蔬菜、过度烹煮食物、常吃腌制食物、酗酒、老龄等均可使叶酸、维生素 B_{12} 吸收不良或丢失，导致巨幼细胞贫血。尤其少年儿童代谢旺盛，或早婚多育，或妇女孕育期间气血需求增加，如不及时补充水谷精微物质，也可以导致血液虚少。

3. 后天脾胃虚弱 脾主运化，胃主受纳，脾胃是受纳运化水谷精微的重要器官。饮食不节、饥饱无度或药毒损伤脾胃等均可引起脾胃虚弱，运化失职，化生水谷精微不足；水谷精微缺乏，气血来源不充，生化乏源而血液虚少，逐渐发展为该病。如肠道炎症、肿瘤、慢性腹泻及肠道疾病手术治疗后等。

4. 病后失于调养 大病或久病耗伤阴血，或慢性病日久不愈耗伤气血，加之病后失于调理，正气难复，均可导致血液虚少。如慢性溶血、白血病、肿瘤、甲状腺功能亢进、慢性肾功能衰竭血液透析治疗等，均可引起叶酸需要量增加，若不及时补充，就可以导致叶酸缺乏。此外，胰腺外分泌不足等均可导致维生素 B_{12} 缺乏。

二、外邪因素

药毒损耗精气 大病误治或治疗用药不当，使药毒蓄积，损伤精气，而致血液虚少；或药毒损伤脾胃，影响血液化生而致血液虚少。如氨甲蝶呤、氨苯蝶啶、乙酰嘧啶能抑制二氢叶酸还原酶的作用，影响四氢叶酸的生成；苯妥英钠、苯巴比妥可增加叶酸的分解或抑制 DNA 合成；柳氮磺吡啶可抑制叶酸在肠内的吸收等。

【临床特征】

一、症状特征

1. 一般症状 由贫血（血虚）导致相关症状，如疲乏无力、心悸气短、头目眩晕。此外，或伴白细胞和血小板减少，甚至引发感染及出血；胃肠道症状主要表现为食欲缺乏、脘腹胀满、腹泻或便秘，反复发作的口舌生疮及味觉消失等；神经系统症状可见手足麻木、感觉障碍、步态不稳或行走困难，偶见精神异常、郁郁寡欢、嗜睡或精神错乱。

2. 特殊症状

（1）乳糜泻，为非热带性口炎性腹泻或特发性脂肪下痢；临床表现为乏力、间断腹泻，体重减轻，消化不良，脘腹胀满，大便呈水样或糊状、量多、泡沫多、臭秽、有多量脂肪。

（2）乳清酸尿症，除有巨幼细胞贫血外，尚有精神发育迟缓、关节疼痛、尿后不适等。

二、临床证候

1. 脾胃虚弱证 面色萎黄，体倦乏力，食欲缺乏，恶心，呕吐，脘腹胀满，食后腹胀，大便溏稀。舌淡红，苔薄白或白腻，脉细弱。

2. 心脾两虚证 面色萎黄，头晕目眩，失眠多梦，心悸气短，食欲缺乏，食后腹胀，大便不调。舌淡红，苔薄白，脉细弱。

3. 脾肾两虚证 面色苍白，食少腹胀，腰膝酸软，夜尿频多。舌淡胖，苔薄白或水滑，脉沉细或沉迟。

4. 胃阴不足证 面色萎黄，头晕目眩，心悸失眠，口干纳呆，恶心厌食，胃部隐痛，饥不欲食，口燥咽干，或见腹痛隐隐。舌嫩红，苔少或无，脉细数。

5. 气阴两虚证 面色萎黄，神疲乏力，恶心欲吐，脘腹胀满，时有腹痛，嘈杂口干，五心烦热。舌淡红而嫩，苔薄白或花剥，脉细弱或细数。

6. 阴阳两虚证 面色无华或苍白，头晕目眩，健忘失眠，腰膝酸软，肢体乏力、麻木，甚则步履艰难；遗精阳痿，或月事不调，甚或闭经；或郁郁寡欢，嗜睡少动，或精神错乱。舌淡红，苔薄白，脉沉细。

【调护评估】

一、病因评估

按照导致黄胖病（巨幼细胞贫血）病因，对患者进行病因评估。一般来讲，病因单纯者，易于治疗与调护；病因复杂或多病因致病者，治疗与调护也较复杂。因此，评估病因能给疾病治疗提供帮助。

1. 先天禀赋不足 先天之精来源于父母，封藏于肾脏，除能直接化生血液外，还可通过肾主骨、生髓功能效应而化生血液。了解患者的既往史、家族史和个人史，有助于贫血原因的判断。如果因妊娠食欲缺乏、素食、挑食等导致水谷精微物质减少或严重不足的患者，可通过卫生宣教与改变生活习惯，以达到防治的目的。如果是先天性酶缺乏者，或是先天性缺少内因子的恶性贫血，需终身维持治疗。

2. 后天脾胃虚弱 中医学认为，通过胃主受纳、脾主运化等功能效应的发挥，将受纳和运化的水谷精微转化为血液。应评估患者的年龄、饮食习惯，明确有无因饮食不节、饥饱无度，或药毒等损伤脾胃。以健脾和胃为主的原发疾病治疗必不可少，调护作为重要的补充措施。

3. 病后失于调养 久病不复，或病后阴血暗耗，加之病后失于调理，正气难复，导致血液虚少。应积极评估患者的既往史，如有无慢性溶血、白血病、肿瘤、甲状腺功能亢进、慢性肾功能衰竭血液透析治疗等病史。

4. 饮食摄入不足 后天之精来源于水谷，运化于脾脏。若饮食摄入不足，即便脾气健运，亦因来源匮乏而致气血亏虚。如食物中缺少新鲜蔬菜、过度烹煮食物、酗酒以及老龄等均可使叶酸、维生素 B_{12} 吸收不良或丢失；少年儿童代谢旺盛，或早婚多育，或孕期精血需求增加，如不及时补充水谷精微物质，也可以导致血液虚少。了解患者年龄特征、饮食习惯和饮食结构，对根治贫血至关重要。

5. 药毒损耗精气 大病误治或治疗用药不当，药毒蓄积，损伤精气和脾胃，导致血液虚少。了解患者的既往史、用药史，有助于贫血原因的判断，通过减药或停药可纠正贫血。

二、疾病评估

1. 血象 大细胞性贫血（平均红细胞体积＞100fL），网织红细胞正常或减少；白细胞和血小板异常减少，中性粒细胞核分叶过多（5叶者大于5%或6叶者大于1%）具有特征性。按照贫血程度分级标准，轻（血红蛋白＞90g/L）和中度贫血（血红蛋白60～90g/L）患者，临床症状轻微或无明显症状，易于治疗与调护；重度（血红蛋白30～60g/L）和极重度贫血（血红蛋白＜30g/L）患者，临床症状较重或合并有严重基础病者，治疗难度大，预后也较差。

2. 骨髓象 骨髓呈增生象，巨幼红细胞系占骨髓细胞总数的30%～50%。

3. 生化指标 血清叶酸＜6.8nmol/L，血清维生素B_{12}＜74pmol/L。恶性贫血者，血清维生素B_{12}＜29.6pmol/L，血清内因子抗体阳性，维生素B_{12}吸收试验阳性。

【调护要点】

一、病因调护

护士应多与患者沟通，了解患者的既往史、家族史和饮食习惯，仔细观察患者临床表现、出现症状特点，以及可能追溯到的潜在病因。调护重点是关注患者的饮食习惯和饮食结构是否合理，慢性病如慢性胃炎、慢性腹泻、慢性肾功能衰竭是否得到有效治疗，有无及时停止不当的用药，是否存在能引起黄胖病的潜在因素等。当发现有引起黄胖病的潜在病因时，应及时向主管医师汇报，协助或建议进行病因检查，并根据病因予以相应的治疗与调护。

二、疾病调护

在疾病诊断与治疗过程中，有诸多因素可影响疾病治疗效果。

调护要点：①患者是否存在着影响治疗的相关因素，如慢性疾病长期治疗且经久不愈，常出现不良反应的心理负担，对治疗丧失信心，甚至不配合治疗。②治疗时间是否符合规范，以及有无足够的水谷精微物质的储存（叶酸和维生素B_{12}储存）。③定期复查血象，了解血红蛋白、红细胞、白细胞及血小板的增减情况，以增强信心，坚持治疗；按时、定量服药，勿自行乱用药物。

【辨证调护】

一、辨证候

1. 脾胃虚弱证

调护原则：健脾和胃。

辨证施护：在整体辨证治疗基础上，针对患者症状进行调护：①脾在体合肌肉而主四肢，经络系统又分布于人体四肢，故适当的体育锻炼可促进经气运行，从而增强人体的脾胃功能。患者可选择和缓、低强度、持续坚持的运动方式，以不感到劳累为宜，如太极拳、八段锦、五禽戏等。②中医认为“思虑伤脾”，要养脾胃，先养情志，可采用情志相胜疗法、移情易性疗法。③根据“虚者补之”原则，可选用简单、实用的药膳以健脾和胃，如山药小米粥、陈皮芡实汤、粳米扁豆粥等；忌冰冷、油腻、辛辣刺激等伤脾胃之品。④根据辨证，选用适宜的中医外治法，如中药热熨敷或穴位按摩中脘、足三里、脾俞等穴，以补益脾胃。

2. 心脾两虚证

调护原则：补益心脾。

辨证施护：在整体辨证施治基础上，针对患者症状进行调护：①头晕目眩者，应引导患者加强防护，如改变体位宜慢，勿骤起骤立；耳穴压豆和穴位按摩可缓解症状。②失眠多梦者，要判断是基础病导致，还是本病引发。由基础病导致且影响患者生存质量时，先控制基础病；由本病引发者，先采用药食同源食品调护，如酸枣仁桂圆膏、百合莲子山药粥等；头部穴位按摩与耳穴压豆，或采用醋调吴茱萸粉贴敷涌泉穴等均有助于安眠。③心悸气短是贫血的常见症状，也是影响患者情绪与生存质量的关键因素。应保持环境安静，避免突然噪音和惊恐刺激；心悸发作时，宜卧床休息；症状好转后，可逐渐恢复体力活动。酸枣仁、龙眼肉、红枣搭配食用，可缓解部分症状；针刺心俞、神门、内关穴或穴位按摩也有一定的疗效。

3. 脾肾两虚证

调护原则：健脾补肾。

辨证施护：在整体辨证治疗基础上，针对患者症状进行调护：①保证充足的睡眠，根据体力进行适当的体育锻炼，如打太极拳、八段锦、五禽戏等。②居住环境宜温暖向阳，保持环境安静、整洁。③护膝与护腰在老龄人群必不可少，采取正确的活动方法适当活动，以及山药、芡实、牛膝等药食同源之品对腰膝酸软症状有一定的改善效果。④夜尿频多同样影响患者的生活质量，可进行穴位艾灸以补益脾肾，选穴肾俞、关元、气海、神阙；也可采用巴戟天、杜仲、枸杞子等药食同源之品调护。

4. 胃阴不足证

调护原则：滋阴养胃。

辨证施护：在整体辨证施治基础上，针对患者症状进行调护：①保证充足的睡眠，保持心情愉悦，避免熬夜、精神紧张等耗损胃阴。②中医认为，胃是一个“喜润恶燥”

的器官。因此，饮食宜清淡、营养丰富、易消化，避免煎炸燥热之品，多进食养阴益胃之品，如沙参、麦冬、生地、玉竹。③中药汤剂宜少量多次分服，适当增加服药次数和量，频频饮服，使药液不断滋养胃腑，达到滋阴养胃止呕的目的。④胃痛时，可进行穴位按摩，取内关、中脘、胃俞、足三里等穴；亦可用耳穴压豆，取胃、贲门、食道、交感、神门等穴。

5. 气阴两虚证

调护原则：益气养阴。

辨证施护：在整体辨证治疗基础上，针对患者症状进行调护：①对于气阴两虚者而言，应做到寒暖有节、起居有常，并以适当的运动锻炼来提高其身体素质。②饮食应富含营养、易消化，可食用红枣、太子参、沙参、麦冬等益气养阴之品。③根据辨证，选用适宜的中医外治法，如穴位按摩气海、关元、足三里、三阴交等穴。

6. 阴阳两虚证

调护原则：调补阴阳。

辨证施护：阴阳两虚即阴阳俱虚，是黄胖病严重的证型。在整体辨证治疗基础上，针对患者症状进行调护：①病室宜温暖向阳、安静通风；保证充足的睡眠，避免劳累，病情严重者，绝对卧床休息。②指导患者选用党参、太子参、白术、山药、黄精、桑椹、核桃仁等进行膳食调理。③可以艾灸关元、足三里、三阴交、涌泉穴等以固阳摄阴。

二、辨症状

1. 腹胀腹痛　是该病的常见症状，可由原发基础疾病引起，如原发胃肠道疾病、肿瘤等。其调护要先明确症状部位、性质、发生与持续时间，以及与饮食之间的关系。一般认为，上腹或胃脘部不适、食欲缺乏者，病变部位在胃部；下腹不适伴腹泻或便秘者，病变部位在肠道。主要是患者饮食不节、大病失于调养或药毒损伤脾胃所致，也可因肝郁气滞、木不疏土引起。

其调护主要包括以下方面：①情志调护。不良的情绪可因肝郁犯脾而加重症状，应积极疏导患者，正确认识疾病，保持心情愉悦，以利疾病康复。②饮食调护。饮食宜易消化、富营养，可少量多餐，忌生冷、辛辣、胀气之品。对脾胃虚弱者，可选用陈皮、山药、党参等；脾肾两虚者，可选用山药、枸杞、熟地黄等；胃阴不足者，予沙参、玉竹或生地、麦冬代茶饮，少量多次分服，具有针对性调护效果。③观察病情，如腹胀腹痛的部位、性质、程度、诱发因素及伴随症状等。④耳穴压豆，遵医嘱取穴脾、胃、交感、神门、肝，或中药热熨敷。

2. 肢体麻木　黄胖病患者由于脾胃亏损，水谷精微不足以生血而致血虚。血为气之母，气赖血以附，血虚则气无以附，遂因之气虚。此外，气虚又致运血无力，脉络空虚，肢体无养，故肢体麻木。

其调护主要包括以下 3 方面：①起居护理，四肢注意保暖，适当运动，加强手、足部的功能锻炼，注意安全。②饮食调护，包括正常饮食与药食同源食物是调护的有效方法，如党参、当归、黄芪、大枣、何首乌、熟地黄等。③中医外治法，如中药熏洗、穴位按摩、针刺类技术等。

【特别调护】

一、生活起居

1. 病室安静整洁，阳光充足，通风良好。

2. 起居有常，保证充足的睡眠，避免熬夜、劳累或剧烈运动伤神耗气。

3. 病情严重者，绝对卧床休息；病情稳定者，根据体力进行适当的体育锻炼，如打太极拳、八段锦、站桩等。

4. 改变体位时，动作宜慢，注意安全，避免跌倒或晕倒等意外发生。

二、情志调护

1. 群体宣教 黄胖病属血液系统常见病。对于患者群体来讲，缺乏医药知识，会耽误疾病的早诊断、早预防、早治疗的最佳时机，这已是常见现象。因此，群体教育尤其老年的群体教育对于防止黄胖病发生与进展至关重要。宣教场所可以利用学校礼堂、单位会议室、居委会活动室，以及农村医疗点或社区。宣教群体，包括青少年、妇女、老年人等。宣教内容，包括发病率、病因、症状特征、治疗方法与疗程、康复计划等。宣教目的是强化早诊断、早预防、早治疗，降低疾病发生率，提高治愈率。

2. 心理疏导 针对久病或迁延不愈伴有情志异常的患者，心理疏导非常重要。护理过程中，要根据患者性格特征，观察其情绪变化，综合应用移情、疏导等方法，使患者保持乐观平和的心态接受治疗和护理。如有些患者病程长、病情反复，易产生急躁或悲观心理，可采用以情胜情、劝说开导及释疑解惑等方法，调适患者情志，避免七情过极而加重病情。

三、饮食调护

1. 合理饮食 《素问·脏气法时论》提出“五谷为养，五畜为益，五菜为充，五果为助，气味和而食之”的膳食配伍原则，以保证机体转化精微、津液物质的需求。生长期儿童、育龄妇女、老龄人更要强调饮食合理搭配。护士应指导患者进食富含叶酸和维生素 B_{12} 的食物，如叶酸缺乏者，应多吃绿叶蔬菜、水果、谷类、豆类、禽蛋和动物肉类等；维生素 B_{12} 缺乏者，要多吃动物肉类、肝、肾及禽蛋、海产品、牛奶等各种乳制品。食疗方有六红粥（红枣、红豆、枸杞子、红米、红衣花生、红糖）、当归党参瘦肉汤、红枣桂圆鸡蛋汤等。

2. 饮食禁忌 人体需要的叶酸和维生素 B_{12} 只能从食物中供给，两者均为水溶性维生素，性质不稳定，尤其是叶酸在光照及煮沸下易被分解破坏。烹调时，不宜温度过高或时间过长，且烹煮后不宜久置，忌食隔餐或腌制的食物。因此，纠正不良饮食习惯及不恰当的烹调方法对该病预防和治疗有重要的意义。

四、用药调护

1. 肌内注射　维生素 B_{12} 偶有过敏反应，应注意观察。如发生过敏反应，应立即停药，并报告医师，给予抗过敏治疗。

2. 口服给药

（1）护士应向患者解释巨幼细胞贫血的治疗措施，说明坚持正规用药的重要性，指导患者按医嘱用药。

（2）中药宜饭后温服。对于脘腹胀满、恶心不适者，中药汤剂宜浓煎，少量频服。

3. 用药观察

（1）用药期间，应定期观察网织红细胞计数、外周血象及临床症状的变化。

（2）在治疗过程中，血钾可大量进入新生成的细胞，从而导致血清钾下降。因此，对老年人、有血管疾病和不能进食者，应注意观察有无低钾血症的表现。

（朱向定）

第三章 白细胞疾病护理

第一节 急性髓系白血病（急髓毒）

急性髓系白血病（acute myeloid leukemia，AML）是起源于造血干/祖细胞的恶性克隆性疾病。其以骨髓与外周血中原始和幼稚细胞异常增生为主要特征，临床常表现为贫血、出血、感染及浸润等征象。2019年，中华中医药学会血液病分会组织全国部分血液病专家讨论，确定用“急髓毒”为其中医病名。

【病因病机】

一、内伤因素

1. 禀赋不足 先天禀赋不足，体质不健；或感受胎毒，潜伏机体，遗传下代，败坏血液，好血不生。

2. 疾病转化 大病久病，迁延不愈；或久病入里的病机变化，形体羸弱，正虚邪侵，合而发病。其特点是病程日久，或虚或实的疾病相互转化，最终导致髓毒浸淫入血，血络受损而发展为急髓毒。

二、外邪因素

内伤是急性髓系白血病发病的内在基础，外邪是急性髓系白血病发病的必然条件。外在因素主要有以下3方面。

1. 外感邪毒 《内经》指出：“冬伤于寒，春必病温。”素体不健或邪气太盛，感受风、寒、暑、湿、燥、火及疫疠之气，失治或误治，均可损伤人体正气，耗伤气血，邪气侵入骨髓，骨髓损伤，败坏好血，新血不生，渐成此病。特别是感受疫疠，深入骨髓，急发此病。

2. 辐射毒邪 电离辐射可诱发白血病。第二次世界大战，日本广岛、长崎原子弹爆炸后，该地区白血病发病率明显升高，分别为其他地区的17倍与30倍。从接触大剂量放射线到发病可有一较长时间的潜伏期，最短5年，最长可达25年。然而，接受多大剂量放射线后才可能引起细胞克隆的畸变，尚难以确定，这与接触者所处环境，以及对放射线的敏感程度有一定的关系。

3. 化学毒物 接触苯及其衍生物与白血病的发病密切相关，其发病率可高达13/10

万，比一般人高出 2 ～ 3 倍，且 50% 为急性白血病。从接触苯及其衍生物到发病的潜伏期为 6 ～ 72 个月。有报道，化学药物中的氯霉素、保泰松、安眠药、镇静药、细胞毒性药物、某些溶剂、杀虫剂等均可疑为诱发白血病的危险因素。

【临床特征】

一、症状特征

1. 一般症状　多数患者发病早期可见发热、出血，以及面色无华或苍白、食欲缺乏、疲乏无力、头目眩晕、心悸气短等虚弱症状，少数患者可见五心烦热或午后潮热、视物模糊等症状。

2. 特殊症状

（1）骨痛：为该病常见症状，常发生于长骨、胸骨及椎骨，并具有典型的压痛。胸骨疼痛常伴有胸闷、气短等症状，椎骨疼痛常伴有腰痛、腿软等症状。

（2）癥块：部分患者胁下可触及不同程度的癥块（肝脾大），少数患者在发生癥块部位有压痛感，严重者可影响食欲。

（3）痰核：部分患者可见颈部中等大小、质地坚硬的痰核。

二、临床证候

1. 热毒炽盛证　壮热烦渴，皮肤紫斑，尿赤便秘；或有齿衄、鼻衄，血色鲜红；或有口舌生疮。舌红，苔黄，脉数。

2. 毒瘀互结证　面色晦暗或淡暗，肌肤甲错；痛有定处，胸胁胀满，瘰疬痰核，胁下癥积。舌暗紫或有瘀斑、瘀点，苔薄白，脉弦或弦数。

3. 气血两虚证　面色苍白，头晕，疲乏无力，活动后心慌气短。舌淡，苔薄白，脉虚大无力或脉沉细。

4. 气阴两虚证　神疲乏力，面色少华，五心烦热，心悸，失眠；自汗，盗汗，咽痛，口糜。舌淡，少苔，脉细数。

【调护评估】

一、病因评估

1. 内伤因素　急性髓系白血病可由先天禀赋不足或疾病转化而来。而先天禀赋不足即素体亏虚；或感受胎毒，潜伏机体，遗传下代，败坏血液，好血不生；或胎中失养，水谷精气不充，先天不足导致禀赋薄弱。评估患者家族遗传病史。大病久病，迁延不愈，或久病入里，形体羸弱，正虚邪侵，合而发病。其特点是病程日久，或虚或实的疾病相互转化，最终导致髓毒浸淫入血，血液受损而发展为急髓毒。

2. 外邪因素　邪毒在一定的条件下侵入人体的脏腑经络，由表及里，深入骨髓而发病。一方面，由于正气不足，邪毒侵袭营血，血热炽盛，伤阴耗血，则见壮热、烦躁、口渴多汗、面赤头痛、口舌生疮，或见出血；邪毒蕴积日久化热，耗气伤阴，则出现气阴耗伤的表现，可见头晕、耳鸣、心悸气短、食少纳呆、腰膝酸软、低热、潮热、自汗等；如病邪久留不去，气血俱虚，可见面白、乏力、心悸气短、懒言嗜卧、动则汗出，舌淡，苔薄白，脉细弱。另一方面，邪毒侵袭人体，阻碍气机运行，气机阻滞，日久则发生血瘀；邪毒耗伤正气，导致正气亏虚，气虚则血行不畅，日久则出现气滞血瘀，瘀血不去，新血不生。因此，瘀血又与贫血的发生密切相关。瘀血日久则会出现瘀血阻络的现象，血液不循常道，可出现各种出血表现。瘀血日久则化热，热迫血行也可导致出血或发热的表现。

二、疾病评估

1. 血常规　可见贫血、血小板计数减少，而白细胞计数可高可低。血涂片分类检查，可见数量不等的原始和幼稚细胞。

2. 骨髓象　骨髓增生多明显活跃或极度活跃，也可出现增生减低。少数甚至可出现骨髓“干抽”现象，主要见于白血病细胞显著增多，或合并骨髓纤维化的患者，需骨髓活检明确诊断。Auer 小体是急性髓系白血病的特征。

此外，还应注意以下几点：①细胞化学染色，通过检测白血病细胞中过氧化物酶、糖原反应、非特异性酯酶、碱性磷酸酶等鉴别急性白血病的种类。②免疫分型，根据白血病细胞表达的相关抗原，确定其系列来源，进一步将急性髓系白血病分为不同亚型。③细胞遗传学和分子生物学变化，明确急性髓系白血病患者是否存在染色体异常、基因改变，有助于判断预后及选择合适的靶向治疗药物。④疗效评估，根据急性髓系白血病疗效评价标准评价临床疗效。1 个疗程化疗缓解者，表明疾病向良性方面转化；多个疗程化疗临床不缓解者，并发症多，预后差，针对病情变化加强护理最为关键。

【调护要点】

一、病因调护

急髓毒不同阶段有不同的病机，治疗也不同。一般初期以邪盛为突出，治疗应以祛邪为主，兼以扶正；化疗取得缓解后的早期阶段邪退正损，应以扶正培本为主，辅以祛邪；晚期以正气不足为主要临床表现，重点应补气养血。扶正与祛邪，关系密切，相辅相成，正确的祛邪治疗有利于扶正，有效的扶正治疗也有利于祛邪。祛邪主要针对毒和瘀，可认为是局部治疗，扶正是调理全身机能，可认为是整体治疗，两者必须结合。

二、疾病调护

急髓毒作为一种病因病机十分复杂的疾病，其临床表现涉及五脏六腑，四肢百骸，病情严重，进展迅速。本病若及时发现，及时治疗，则病情得以缓解；若发现较晚，或延误治疗，或治疗失当，其在先天不足、内在失衡基础上，又复感毒邪，特别是毒邪入髓者，疾病可变生或演变。因此，调护要点如下：定期复查血常规及骨髓象，以了解病情发展变化；避免过于劳累；如遇头痛、头晕和皮下出血，必须卧床休息；身体恢复健康或接近正常时，可在医师指导下，适当参加劳动、工作与学习。

【辨证调护】

一、辨证候

1. 热毒炽盛证

调护原则：清热解毒，清营凉血。

辨证施护：①应严密观察病情变化，加强咳血、呕血、肌衄、鼻衄等的护理，做好口腔、皮肤护理。鼻衄时可取坐位，头部仰起，用冷毛巾敷前额或用三七粉棉球填塞鼻腔。②出血期间，口服中药应偏凉，不可过热，以防血热妄行，使出血加重。③患者应进食高蛋白、富含维生素、易消化的食物，有出血倾向者，进食无渣半流食。忌热性食物如牛肉、羊肉、辣椒之类，禁烟、酒，适量进食新鲜干净的水果、蔬菜及豆制品、鸡蛋、瘦猪肉等。

2. 毒瘀互结证

调护原则：化瘀解毒。

辨证施护：①血瘀证患者宜居阳面，背北向南，避风，注意保暖。②适度活动，如练内养功、瑜伽、武术、太极拳、叩齿、搓面、揉耳、擦腰、甩手等导引疏通，活血化瘀，但不宜做大幅度、大负荷的运动。若遇头晕、恶心、呕吐、头痛等不适，需及时告知医师。③饮食宜温通活血之品，忌食生冷、肥腻之品。

3. 气血两虚证

调护原则：益气养血。

辨证施护：①此类患者倦怠乏力、少气懒言，应指导患者生活起居有节，适当运动，可以使体内的阳气生发，气血流行。②心悸气短明显者，可遵医嘱给予氧气吸入。③气虚卫外不固，六淫之邪易于侵袭，故应顺四时之气，防寒保暖，以免病中复感外邪。④饮食宜益气养血之品，如黄芪、红枣等，忌食生冷、肥腻之品。

4. 气阴两虚证

调护原则：益气养阴。

辨证施护：①多静养，避免汗出过多，进一步耗伤阴液；忌劳累，忌忧虑，节房事。②中药微温服。③宜进食养阴生津滋补之品，忌食辛辣、动火伤阴之品。④保持心情舒畅，不宜过思过悲。

二、辨症状

1. 出血　急髓毒易于并发各种出血，尤其在未缓解期、化疗后骨髓抑制期等阶段。针对出血需要依靠实验室检查鉴别，是弥散性血管内凝血（disseminated intravascular coagulation，DIC）还是非 DIC 出血，非 DIC 出血可常规止血治疗；而对于 DIC 出血，其临床表现为皮肤黏膜大面积自发性出现瘀斑，或穿刺部位渗血不止，可伴尿血、便血、口腔出血，甚至脑出血而危及生命，加强病情观察，给予对症处理。血液不循常道，溢于脉外，为离经之血，即为瘀血，瘀血阻络，血行不畅易加重出血。

护理措施：①先辨清出血部位，再辨清脏腑病位及虚实、寒热、阴阳等：根据“急则治其标，缓则治其本”的原则，对于出血暴急量多者，急投止血药以治其标；血止后或出血轻者，采用清热凉血、滋阴降火、补气摄血等方法以治其本。②消化道出血，应禁食、禁水，同时可以应用四味止血散（三七、白及、阿胶珠、蒲黄炭）和藕粉调服，治疗急髓毒患者并发呕血、黑便，凉中兼散，敛中兼清；既可明显减轻出血症状，又能改善患者禁食、禁水所造成的饥饿感，提高患者的生活质量。出血症状缓解后，饮食宜循序渐进。③鼻腔出血，应协助患者取坐位或半卧位，报告医师，遵医嘱用云南白药棉球填塞鼻腔。如出血量大且位置较深时，请耳鼻喉科会诊填塞；遵医嘱耳穴贴压，取内鼻、肺、肾上腺、额等穴。④牙龈出血，应报告医师，遵医嘱用棉棒蘸止血药物局部按压，或用云南白药/三七粉棉球外敷牙龈，或遵医嘱予凉血止血类中药汤剂含漱止血，做好口腔护理。⑤皮肤黏膜出血时，注意出血部位的观察和皮肤保护；治疗或注射后，穿刺局部应按压15分钟以上，避免出血。

2. 发热 护理措施：①辨明是感染性发热还是非感染性发热。一般体温大于38.5℃，脉象滑大数疾，多为感染性发热，占死亡原因的首位；感染的部位以口腔、肛周等黏膜，以及肺部、消化道为常见。而非感染性发热，体温常在38.5℃以下，为白血病本身所致，多为血虚发热、阴虚内热，脉象细缓。②在辨证治疗基础上，亦须注重预防及祛除诱因。如口腔黏膜破损者，予冰硼散、锡类散外涂患处；肛周黏膜破损者，可予黄连解毒汤加味煎汤熏洗（黄芩30g，黄连30g，黄柏30g，大黄30g，栀子20g）；合并出血者，加艾叶15g，地榆15g；局部分泌物多而瘙痒者，加乌梅15g，百部20g；热毒甚者，加鱼腥草20g；熏洗后予湿润烧伤膏外涂患处。

3. 骨痛 护理措施：①卧床休息，减少活动；改变体位时，动作轻缓。②保持肢体功能位，避免受压，可根据辨证给予局部冷敷或热敷，以减轻疼痛。③遵医嘱给予穴位按摩，取太阳、印堂、头维、上星、百会、风池、风府、列缺、合谷、阿是等穴。有出血倾向的患者禁用。④遵医嘱耳穴贴压，取脑、额、枕、神门、肝等穴。

4. 化疗所致消化道反应 化疗过程中，药石攻伐，脾胃升降失司，常伴恶心、呕吐、食欲差等不良反应。

护理措施：可于化疗开始前30分钟，给予生姜半夏散（半夏粉10g，新鲜生姜20g切成碎末，二者混匀，用纱布包裹或伤湿膏）贴敷于患者神阙穴，外用医用胶布固定，每日1次，每次12小时，持续至化疗结束后，使用益气养阴、健脾和胃法以减轻化疗药带来的胃肠道反应，使化疗顺利进行。恶心、呕吐明显而难以进药者，也可单独贴敷治疗。

5. 骨髓抑制 化疗后，邪毒被遏，虚损之正气更受药石攻伐，伤精耗气，常见面色苍白、心悸、气短、乏力、腰膝酸软、自汗、盗汗、食欲差等气、血、阴、阳等诸虚不足之证，病机为脾肾亏虚。肾精亏损，不能主骨生髓，骨髓造血失司，加之脾胃受损，气血生化乏源，导致气、血、阴、阳诸虚不足。正虚则极易合并发热、出血等并发症。

护理措施：尽快恢复造血功能和免疫功能、减少并发症是治疗的关键。此期扶正最为重要，以益气养血、填精益髓为基本治则。患者应严格限制陪住和探视，亦可置于层流洁净病房，避免交叉感染。

【特别调护】

一、生活起居

（1）病室安静整洁，定时开窗通风。

（2）保证充分的休息，限制陪住和探视。重症患者卧床休息，粒细胞缺乏的患者（$< 0.5 \times 10^9/L$）实行保护性隔离。

（3）指导患者建立良好的生活习惯，保持口腔清洁，经常漱口，用软毛牙刷刷牙，避免挖鼻腔、用力擤鼻涕等。

（4）指导患者保持大便通畅，便后用温水清洗肛周，女性患者注意经期卫生。

（5）指导患者适度活动，避免磕碰或外伤；洗浴用水不宜过热；不可用力搔抓皮肤，保持皮肤清洁。

二、情志调护

（1）向患者及其家属讲解疾病的相关知识，如发病诱因、治疗方法及化疗时的注意事项等，使患者正确面对疾病，积极配合治疗和护理。

（2）注意调节情志，宜平淡静志，避免七情过激和外界不良刺激，采用移情疗法、暗示疗法等，及时发泄抑郁情绪，化郁为畅。

（3）定期组织病友会，患者通过沟通交流，增强树立战胜疾病的信心。

三、饮食调护

急髓毒的饮食调护与治疗一样重要。由于患者体内白血病细胞数量增多，基础代谢增加，化疗药物引起的恶心、呕吐等因素存在，不能满足每日所需要的热量，所以需要供给高热量、高蛋白质的营养丰富饮食。尽量给予易于消化吸收、易于氧化分解的糖类食物以补充消耗的热量，防止蛋白质过量分解。

1. 适宜食物 动物性食品，如瘦猪、牛肉、羊肉，鸡、鸭、鸽肉等；海藻类，如海蜇、海带、紫菜、海参、海藻等；各类大豆制品，如豆浆、豆腐等；植物性食品，如新鲜深绿色和黄、橙色蔬菜及茄子等；坚果类如核桃仁等。

2. 不宜食用食物 盐腌肉、鱼，烟熏制品，如香肠、红肠，霉变豆制品，腐败变质的蔬菜，霉变粮食及其制品。

四、用药调护

1. 内服中药 中药汤剂宜温服，对有特殊治疗需要的情况应遵医嘱服用。成年人一般每次服用 200mL，心力衰竭及限制入量的患者每次宜服 100mL，老年人、儿童应遵医嘱服用。

2. 中药含漱 遵医嘱实施中药含漱，每日 5 次（晨起、睡前、三餐后及出血时），每次 2 ～ 3 遍，每遍 10 ～ 20mL。先用清水漱口，然后口含中药 30 秒，再行冲击性漱口 1 分钟，使漱口液充分接触牙龈齿缝及口腔黏膜。中药漱口后的 10 分钟内，禁止刷牙、饮水及进食。

3. 注射给药 亚砷酸注射液稀释后 3 ～ 4 小时内输注，可用输液泵控制输液速度，并密切关注消化道反应。三尖杉注射液易损害心肌及心脏传导，输液速度小于 40 滴 / 分，注意观察心律及血压的变化。

（庞红翠）

第二节 慢性粒细胞白血病（慢髓毒病）

慢性髓细胞性白血病（chronic myelogenous leukemia，CML）又称“慢性粒细胞白血病”，简称“慢粒”。慢粒是一种造血干细胞的恶性克隆性增殖性疾病，其临床特征为外周血中粒细胞极度增多并出现未成熟的粒细胞，嗜碱性粒细胞增多，常伴有血小板增多和脾大。临床可分慢性期（chronic phase，CP）、加速期（accelerated phase，AP）、急变期（blastic phase，BC）三个阶段。2019 年，经中华中医药学会血液病分会组织全国部分血液病专家讨论，确定用“慢髓毒病”为其中医病名。

【病因病机】

一、内伤因素

邪毒之所以能侵袭或由内而生，源于先天禀赋不足，正气虚弱。《素问・刺法论》指出：“正气存内，邪不可干。”《素问・评热病论》曰：“邪之所凑，其气必虚。”即说内在正气虚弱，就会招致外邪致病。《医宗必读・积聚》也指出：“积之成者，正气不足而后邪踞之。”故先天禀赋不足，正气虚弱是疾病发生的内伤基础，多与情志不遂、脾虚有积、宿有旧疾、瘀血内停、损伤正气密切相关。

二、外邪因素

在正气亏虚基础上，感受外邪是慢髓毒发生的必然条件。常见外在因素主要包括：①疫疠之气。《素问・阴阳应象大论》中指出：“春伤于风，夏必飧泄。夏伤于暑，秋必痎疟。秋伤于湿，冬必咳嗽。冬伤于寒，春必病温。”由此可见，感受疫疠之气可导致慢性白血病的发生。②邪气辐射。除疫疠之气外，电离辐射邪气可以直接损伤精血与骨髓，败坏血液，与好血不相容，或导致新血不生。例如，久居电离辐射之地或接受放疗会明显增加患白血病的概率。③药毒致病。许多化学药物均属药毒范围，其在治疗疾病的同时，也可致慢性粒细胞白血病的发生。

【临床特征】

一、症状特征

1. 一般症状　临床患者多见神疲乏力，体倦懒言，心悸失眠，口干咽燥，低热盗汗，形体消瘦，周身疼痛，脘腹胀满等。

2. 特殊症状　约 90% 患者有胁下癥块（肝脏为轻至中度增大，脾大，常呈巨脾，为慢粒的突出表现之一），部分患者有胸骨压痛。当白细胞计数明显增高时，可发生白细胞瘀滞证，表现为呼吸窘迫、头晕、言语不清、中枢神经系统出血、阴茎异常勃起、眼底静脉曲张、视盘水肿、眼底出血等。慢性白血病急变时，可出现高热、出血、严重贫血等急性白血病的症状。

二、临床证候

1. 热毒炽盛证　高热，咽喉肿痛，口渴，肌衄或便血、尿血，胁下痞块，或见胁下疼痛，或全身肢体剧痛，腹胀便秘，形体消瘦。舌紫暗，苔黄，脉洪大或细数。

2. 肝肾阴虚证　头晕目眩，口干咽燥，心悸失眠，五心烦热，盗汗，腰膝酸软，遗精，月经量少，胁下痞块。舌红少苔，脉弦细数。

3. 气阴两虚证　疲倦乏力，心悸气短，自汗、盗汗，手足心热，口干欲饮，胁下痞块。舌淡晦暗，苔薄白或薄黄，脉细或细数。

4. 气血两虚证　面色苍白或萎黄，头晕乏力，心悸多梦，气短懒言，腹胀纳呆，胁下痞块。舌淡或有瘀斑，苔薄白，脉细弱。

【调护评估】

一、病因评估

1. 情志因素　不同的情志变化对各个脏腑有不同的影响，不同的情志刺激可伤及不同的脏腑，产生不同的病理变化，如《素问·阴阳应象大论》中所说的“怒伤肝”“喜伤心”“思伤脾”“悲伤肺”“恐伤肾”。情志活动的异常能直接伤及脏腑，影响脏腑气机而导致疾病的发生；或使病情加重，加速恶化，甚至导致死亡。积极的心理调护，对本病的治疗及预后有着正向促进作用。

2. 脾胃功能　饮食不节，劳倦过度，忧思日久，禀赋不足，年老体衰，大病初愈，调养失慎都可以导致脾胃虚弱证。调理脾胃功能，改善受纳与运化；在相关治疗基础上，延缓或阻止疾病进展。

3. 禀赋不足　先天禀赋不足、正气虚弱是疾病发生的内伤基础。现代研究表明，慢性粒细胞白血病的发生与遗传因素有密切关系，如新生儿慢性白血病、家族性慢性白血病等。

二、疾病评估

1. 血常规 白细胞计数明显增高，常超过 20×10^9/L。白细胞计数高达 100×10^9/L时，可导致白细胞瘀滞综合征，晚期患者的红细胞和血小板减少，临床症状较重或严重，还可能出现一些治疗相关并发症。

2. 肝脾大 90% 患者有脾大症状，增大程度显著，可从左肋下缘数厘米至平脐，质坚无压痛，少数患者因发生脾梗死而出现显著腹痛及局部压痛和摩擦音。肝异常增大，但程度较轻，淋巴结增大较少见，但常作为早期急变的首发表现。

【调护要点】

一、病因调护

调护重点是关注患者的脾胃功能、心理状况及其他能引起慢髓毒病的潜在因素。

二、疾病调护

在疾病诊断与治疗过程中，有诸多因素可影响疾病的治疗效果。调护要点主要有患者是否存在影响治疗的相关因素，如担心西药治疗的不良反应，或在既往治疗过程中已经产生不良反应的心理负担。在治疗过程中，要关注患者对治疗药物的耐受程度，以及不良反应的改善情况；注射药物带来的不良反应，如静脉炎、注射部位疼痛等。

【辨证调护】

一、辨证候

1. 热毒炽盛证

调护原则：清热解毒。

辨证施护：①非药物疗法调护，取宣肺利气、祛风止痛的穴位，如大椎、天突、肺俞等进行穴位贴敷。②清热解毒的外用口炎方含漱。③伴有胁下痞块者，在“实则泻之”原则下，予消肿散结的中药硬膏贴敷肝脾大部位。④饮食宜清淡，可食用绿豆粥等。

2. 肝肾阴虚证

调护原则：滋补肝肾。

辨证施护：①心悸失眠应辨明是基础病导致，还是本病引发。由基础疾病导致者，先控制基础疾病；由本病引发者，严重的应卧床休息，可予耳穴压豆，取神门、皮质下、枕、垂前、百会、安眠穴，适当运动，以及睡前温水足浴，均可安神助眠。②头晕目眩患者加强防护，缓慢起立，慎重旋转头颈部。③烦热盗汗患者忌辛辣油腻、生冷刺激食物，可进食滋阴降火的食物，如乌梅茶、麦冬粥、百合鸡蛋汤等，以缓解阴虚不能制阳，虚火内扰脏腑的症状。

3. 气阴两虚证

调护原则：益气养阴。

辨证施护：①注意饮食调护，宜多进食益气养阴之品，如党参、人参、麦冬、桑椹、枸杞子、无花果等，忌食辛辣、动火伤阴之品。②多静养，忌劳累，忌忧虑，节房事，避免汗出过多，进一步耗伤阴液。③中药微温服。④保持心情舒畅，不宜过思过悲。

4. 气血两虚证

调护原则：益气养血。

辨证施护：①宜进食补气养血食品，如海参、猪肝、鸭血、龙眼肉、山药、红枣、麦仁、核桃仁、罗汉果、木耳等。可选取食疗方如醪糟麦仁鸡蛋汤。气血两虚体质者，忌苦味、寒凉食物，如槟榔、荸荠等。②心悸气短明显者，可遵医嘱给予氧气吸入。③气虚卫外不固，六淫之邪易于侵袭，故应顺四时之气，防寒保暖，以免病中复感外邪。④此类患者倦怠乏力、少气懒言，应指导患者生活起居有节，适当运动，可以使体内的阳气生发，气血流行。

二、辨症状

1. 神疲乏力　乏力是血液生化不足，脾胃运化功能减退所致。精不能生髓，髓不能化血，瘀血内阻，新血不生，大病久病或疾病误治等均以脏腑虚弱为病理基础，血液亏虚为外在表证。

护理措施：生活起居上注意劳逸结合，限制患者活动，注意卧床休息，有心悸、气促的患者可给予氧气吸入，必要时输血以改善症状。

2. 肝脾大　肝脾大是多种病因导致气血运行不畅，并瘀积在某些部位，造成局部组织增生过度或者不良，久病入络成瘀，影响气血生化而致，可出现腹部饱满、沉重压迫或局部疼痛。

护理措施：①心理调护，向患者详细讲解有关疾病的知识、国内外治疗此病的最新进展，帮助患者树立战胜疾病的信心，正确认识、对待此病，积极配合治疗。②饮食调护，包括正常饮食与药食同源食品，宜少食多餐，避免餐后加重腹胀，饮食宜清淡、易消化。③起居调护，注意劳逸结合，勿剧烈活动，防止脾破裂。

3. 骨痛　中医认为“不通则痛”。疾病早期，多由气血亏虚，气虚不能推动血行，气虚血瘀导致气血不通而痛。进展期多由瘀阻骨髓和经脉，脉痹不通而致。

护理措施：①起居调护，指导患者卧床休息，减少活动；改变体位时，动作轻缓；保持肢体功能位，避免受压，以减轻疼痛。②非药物调护，行腕踝针治疗，根据骨痛部位选择进针区；予中药硬膏贴敷骨痛处，以温经通络、活血化瘀、消肿止痛。

【特别调护】

一、生活起居

（1）预防感染，房间要进行通风，每日 2 次，每次不低于 30 分钟；避免到人群聚集地活动；发生气候变化时，及时添加衣物；不吃不洁的食物。

（2）注意适当休息，不进行剧烈活动，避免发生碰伤。

（3）不吃辛辣刺激性的食物，不吃带刺或有骨渣的食物，以免划伤消化道黏膜而导致出血。

（4）在医师指导下服用药物，不可自行停药或添加药物。

（5）定期到医院复诊，监测血常规及肝肾功能等。

二、情志调护

（1）言语开导：通过正面的说理疏导，取得患者的信任，了解患者的心理状态，引导患者自觉地戒除不良心理因素，调和情志，使其消除疑虑，树立战胜疾病的信心。对于患者遇到的困难，护士应积极帮助解决。

（2）清净养神：静，即清净、心静，具体指心无邪思杂念、清心静欲。首先，应提醒患者保持清净的心态，使其少思少虑，排除杂念，做到精神内守，心平气和。其次，还要给患者创造能够清净养神的客观条件，避免外界事物对心神的不良刺激。

（3）移情易性：转移患者的注意力，如听音乐、看电视、聊天等，排除或改变患者的某些不良情绪、习惯或错误认识，使其能恢复正常心态或习惯，以利于疾病的康复。

（4）情志相胜：是以五行相克为理论依据，用一种情志抑制另一种情志，达到使其淡化甚至消除，以恢复正常精神状态的一种方法。

（5）顺情解郁：对于精神状态忧郁和感到压抑的患者，应尽量满足其合理的要求，以顺从意志和情绪；满足其身心需要，积极鼓励甚至引导患者将郁闷的情绪诉说或发泄出来，以化郁为畅，舒缓情志。

三、饮食调护

中医学认为，“有胃气则生”“脾为后天之本”，脾虚运化失司，故纳食不佳，而饮食失调又可使脾气亏损，所以合理调节饮食对疾病的康复有着十分重要的意义。因此，指导患者多食用易消化的食物。根据患者喜好，合理饮食，尽量少食多餐及少食辛辣、寒冷等刺激类食物。对于出血期患者，可以进食营养丰富的半流食，待病情稳定后，逐渐予以饮食调护。根据四时，让患者多食一些营养丰富的食品，如山药、大枣、花生仁、龙眼肉、银耳、黑米、红小豆、西红柿、胡萝卜、紫菜、羊肉及动物的肝脏等。忌食肥甘厚腻及辛辣煎炸等难以消化之品；食物的温度要适中，防止过冷损伤脾胃，过热动血。

四、用药调护

多数患者诊断本病后，在接受西药如羟基脲、干扰素或格列卫等治疗时，会产生一些不良反应。如应用干扰素出现的低热、皮疹；格列卫治疗导致的疲劳、水肿、腹泻等。因此，在治疗本病的同时，也需要辨证治疗相应并发症。

（韦金鸾）

第三节　骨髓增生异常综合征（髓毒劳）

骨髓增生异常综合征（myelo dysplastic syndrome，MDS）是一组起源于造血干细胞的异质性克隆性髓系肿瘤，以髓系细胞发育异常为特征性表现，临床主要表现为无效造血、难治性血细胞减少，以及高风险向急性髓系白血病（acute myelocytic leukemia，AML）转化。中华医学会血液病学分会在《骨髓增生异常综合征中国诊断与治疗指南（2019 年版）》中按照预后分为“较低危组”和“较高危组”。2019 年，中华中医药学会血液病分会分别组织全国部分高校、科研院所从事血液病临床与科研的专家就常见血液病中医病证名进行了专题讨论，确定用“髓毒劳”作为中医命名。

【病因病机】

髓毒劳病因病机包括“邪毒”与“虚损”两方面。“毒”与“劳”相互交织，互为因果，合为髓毒劳。《素问・宣明五气》中提到劳倦内伤为虚劳的重要起因之一，其曰：“五劳所伤，久视伤血，久卧伤气，久坐伤肉，久立伤骨，久行伤筋。”《金匮要略・血痹虚劳病脉证并治》中指出虚劳有“五劳七伤”之因，并提出“内有干血”一说，表明正气亏虚可导致血脉痹阻。因此，正气虚损，复感邪毒，邪毒内蕴，伏于骨髓，阻遏气血生化，因毒致瘀，毒瘀互阻，不能化生精血，导致精亏血少，形羸气弱，呈现虚损之象。

一、内伤因素

1. 禀赋不足　由于父母体弱多病、老年得子，或母体妊娠时失于调养，或毒邪内侵损伤胎儿，导致小儿先天禀赋薄弱，精气不充，脏腑虚衰，身形不健而成髓毒劳。

2. 调养失当　后天失养、病后失治、积劳内伤等，渐至元气亏损，精血乏源，脏腑机能减退，气血生化不足，邪毒内蕴而致本病。

3. 疾病转化　大病久病，失治误治，用药不当或疗程过长，药毒蓄积，损伤脏腑，或因疾病转化，均可导致脏腑虚损，气血生化乏源。

二、外邪因素

1. 外感邪毒　六淫侵袭，损伤脏腑，脏腑功能失调，气血生化不足，精亏血少气衰，邪毒内生而引起髓毒劳。

2. 毒物内侵　药毒内伤（氯霉素、解热镇痛剂、抗癌药物），或邪毒外袭（暴露于放射线，或接触化学毒物如苯类、醛类等），直接损伤脏腑，精血耗伤而致髓毒劳的发生。

【临床特征】

一、症状特征

面色无华或萎黄，神疲乏力，腰膝酸软，心悸气短，头晕目眩，纳呆或食后腹胀，大便不调，发热，甚至高热，烦躁，衄血、吐血或便血。皮肤紫癜，部分患者见瘰疬或腹部癥积。

二、临床证候

1. 气血两虚证 面色萎黄，唇甲色淡，头晕目眩，失眠多梦，耳鸣眼花，气短懒言，疲乏无力，胸闷心悸，动则尤甚。舌体胖大，舌淡红，苔薄白，脉虚无力。

2. 气阴两虚证 面色淡红，唇甲淡白，气短懒言，疲乏无力，口干咽燥，五心烦热，潮热盗汗，失眠多梦，胁下癥积。舌体胖大或瘦小，舌淡红，苔少或无苔，脉细数。

3. 阴阳两虚证 面色苍白，心悸气短，头晕乏力，颜面潮红，腰膝酸软，五心烦热，潮热盗汗，口干咽燥，面目虚浮，畏寒肢冷，夜尿频多，食少便溏。舌淡红，少苔或无苔，或舌体胖大，边有齿痕，苔白滑，脉细数或细弱。

4. 瘀毒内结证 面色淡暗，肌肤甲错，皮肤瘀斑，胁下癥积，周身疼痛，胸胁苦满，午后潮热，夜间低热，大便干结。舌紫暗，舌有瘀斑、瘀点，苔薄白，脉象细涩。

【调护评估】

一、病因评估

1. 内在因素 体质决定人体对病因的易感性和病机、证候的倾向性。年轻患者发生本病与禀赋薄弱、体质不强有密切关系，而父母体弱、遗传缺陷、胎中失养、孕育不足等是先天不足、体质不强的主要原因；老年患者素体亏虚、气血不足、脾肾两亏，在此基础上易罹疾病，因虚致病，或因病致虚，日久不复，气血亏损，渐至阴阳连及五脏而成；或其他因素如非典型性再生障碍性贫血、阵发性睡眠性血红蛋白尿、恶性肿瘤化疗后等亦可转化为MDS，故需评估年龄、性别、家族史、既往史、起病方式、发病时间、主要症状、体征及特点。

2. 外在因素 起居以及其他生活因素可直接中伤骨髓，损伤脏腑，累及气血，连及阴阳，造成气血阴阳亏损。口服或注射细胞毒类药物，以及接触放射线或有毒化学品也可引起本病。大病、久病影响骨髓，可导致脏腑虚损，气血耗伤，阴阳失衡，肾气不足，精髓损伤，故需评估生活因素、毒物因素。

二、疾病评估

1. 疾病分期 较低危患者的病情相对平和，相关并发症相对少，在积极治疗的同时，不需要特殊护理。较高危患者的病情发展快，并发症相对多，需要密切观察病情变化，并予以针对性护理。

2. 血常规　血常规一系减少，相对并发症要少；血常规多系减少，并发症相对要多。同时，血常规中的白细胞、血小板计数与血红蛋白值也是评估疾病护理的重要参考。

3. 骨髓象　骨髓增生程度的评估非常关键。一般认为，骨髓增殖极度活跃，并伴有细胞形态学异常者，预后较差。特别是骨髓原始细胞增多患者，向急性白血病转化的速度快；骨髓干抽（骨髓病理显示有骨髓纤维化），病情相对较重，临床并发症要多，应当密切关注。

4. 实验室检查　一些特殊检查如核型分析检查、染色体检查、甲基化指标检查、分子标志物检查等是评估疾病严重程度或预后的重要依据。

【调护要点】

一、病因调护

疾病的发生和发展有一定的规律，外在的致病因素必须通过内在的机体状态才能导致疾病发生。如果病因不除，则导致两种结局：一是影响甚至严重影响疾病治疗效果；二是导致疾病迁延不愈。因此，依据本病病因，需注重病因调护。

1. 四时养生　宜顺应四时气候变化，做出生活方式和饮食起居的调整。

2. 精神调摄　陶弘景在《养性延命录》中写道："如恣意以耽声色，役智而图富贵，得丧恒切于怀，躁挠未能自遣，不拘礼度，饮食无节，如斯之流，宁免夭伤之患也。"认为调养心神是养生之本，首重清心静养，避免穷奢极欲、恣意声色，否则会损伤心神，戕害肝脾肾，导致疾病的发生。

3. 避免毒物接触　接触毒物是髓毒劳发病的重要病因，患病后尤其注意避免毒物接触，具体包括：①避免接触新装修的环境，以防止醛、苯及其衍生物等化学物质对机体的伤害。②避免暴露于射线环境下，主要是各类电离辐射，如X线、放射性碘等。③避免使用化学药物，必须使用时，需要在血液病专科医师指导下使用。④避免各种感染，应注意保持室内清洁卫生，定时开窗通风，避免到人群密集的公共场所去，注意防寒保暖，外出时戴口罩。

二、疾病调护

髓毒劳是各种原因导致毒聚骨髓而引起的疾病，临床可表现为出血、发热、胁下包块等。因此，调护要点主要有每周复查血常规，及时了解血红蛋白、中性粒细胞绝对计数及血小板计数的增减情况；定时定量服药，在使用雄激素及化疗药物治疗时，要观察患者有无不良反应的发生；观察患者有无出血、发热等阳性体征及自觉症状；避免过于劳累。

【辨证调护】

一、辨证候

1. 气血两虚证

调护原则：益气养血。

辨证施护：①患者可服用八珍汤或归脾汤，汤药宜热服。②饮食忌生冷、肥腻，可进食补气生血的食物，如山药、大枣、胡萝卜等。③劳逸结合，适当做一些力所能及的活动。④保证充足的睡眠，缓解精神压力。

2. 气阴两虚证

调护原则：益气养阴。

辨证施护：①饮食调理，宜多吃健脾益气食物，如白扁豆、香菇、蜂蜜等。②适度锻炼，适当运动。③作息宜规律，心态宜平和，避免思虑过度，培养对身心有益的兴趣爱好，有助于保持平和的心理状态。

3. 阴阳两虚证

调护原则：滋阴温阳。

辨证施护：①保证充足睡眠时间，起居有常，顺应四时，天人相应，不妄作劳，劳逸结合。②阴虚为主的饮食忌辛辣、煎炸等助热伤阴之品，常吃滋阴潜阳的食物，如百合、鲜藕等；以阳虚为主的饮食宜高热量，可食用紫河车、核桃肉等补阳。③穴位按摩可选取太溪、足三里、三阴交、关元等穴位。

4. 瘀毒内结证

调护原则：解毒化瘀。

辨证施护：①病室宜温暖，空气流通。②饮食宜温热，忌食生冷、油腻，禁助湿生痰、碍气留瘀之品。③情志因素易加重病情，故应加强情志疏导，避免精神刺激。

二、辨症状

1. 贫血　贫血是髓毒劳患者的主要临床表现。

护理措施：①原则上要加强营养物质的摄入，保证气血化生之源。动静结合可以增加代谢，促进血液循环，增强食欲和帮助入睡，依病情轻重决定是否卧床休息。②轻度贫血患者可以散步、打太极拳、扫地、洗少量衣物等。中度贫血或有明显出血倾向及合并感染的髓毒劳患者，适当限制活动，以免活动过度而致组织耗氧量增加，加重贫血症状。因脑组织缺氧，患者常有头晕、头痛而易于晕倒，要嘱其勿过多过猛活动，以防意外发生。③鼓励患者少食多餐以增强抵抗力，宜食用高蛋白、高热量、富含维生素、易消化的食物，如猪肝、豆类、蛋类、新鲜青菜、水果。注意烹调技术，以期味美可口，增进食欲。多进食生花生等补血食品，禁食辛辣，忌烟酒。贫血严重时，遵医嘱输血。

2. 出血　出血是髓毒劳患者的常见临床体征。做好健康宣教，加强情志护理，积极预防出血。

护理措施：①观察出血的部位及其色、质、量的变化，以及病情症状。当患者出现面色苍白、气息短促、冷汗、四肢厥冷或突然间剧烈头痛等症状时，须立即报告医师，并配合抢救。②鼻腔出血时，协助患者取坐位或半卧位，报告医师，遵医嘱用云南白药棉球填塞鼻腔 . 如出血量大且位置较深时，请耳鼻喉科会诊填塞；遵医嘱耳穴贴压，取内鼻、肺、肾上腺、额等穴，粒细胞缺乏（$< 0.5\times10^9/L$）的患者禁用。③牙龈出血时，及时报告医师，遵医嘱用棉棒蘸止血药物局部按压，或用云南白药 / 三七粉棉球外敷牙龈，或遵医嘱予凉血止血类中药汤剂含漱止血，做好口腔护理。④皮肤黏膜出血时，注意出血部位观察和皮肤保护。治疗或注射后，穿刺部位局部应按压 15 分钟以上，避免新发出血。⑤尿道出血时，观察尿液色、质、量，定期检查尿常规。黑便者，观察大便色、质、量，并观察有无胃脘部不适、肠鸣音亢进、消化道出血等症状。⑥合并吐血、咳血者，嘱患者安静卧床，大咯血或呕血时，头侧向一边，防止阻塞气道。若患者主诉头晕、头痛、烦躁或嗜睡时，要观察患者瞳孔变化情况，血压是否正常，有无恶心、呕吐、颈部强直等，并报告医师。患者有颅内出血倾向，立即吸氧、头部置冰袋，做好抢救准备，严密观察患者的意识、面色、血压、脉搏、舌象、瞳孔变化。

3. 发热　发热是髓毒劳患者的常见症状。

护理措施：①应保持室内空气新鲜、通风，限制探视人员数量并要求患者及探视者戴口罩，病室每日紫外线消毒。②密切观察患者体温变化，准确监测、记录体温。高热者，可在头部、腋下、腹股沟置冰袋，或使用冰毯机物理降温，遵医嘱给予退热药物。热退汗出时，及时更换衣裤、被褥，防止受凉。③保持口腔清洁，遵医嘱予中药含漱（一枝黄花、野菊花、连翘、蒲公英）或口腔护理，预防感染。指导患者养成良好的卫生习惯，重视自身各部位的清洁，防破损，防感染。④留置针应按要求时间留置，定期护理、消毒、更换贴膜。⑤高热患者，需卧床休息；烦躁者，加床挡防跌伤、坠床；口渴重、汗出多者，可予淡盐水、芦根或石斛煎水代茶饮。⑥中药汤剂宜温服，以助汗出祛邪。

【特别调护】

一、生活起居

（1）病室安静整洁，定时开窗通风；保证充分的休息，限制陪住和探视；重症患者，应卧床休息；粒细胞缺乏的患者（$< 0.5\times10^9/L$），实行保护性隔离。

（2）指导患者建立良好的生活习惯，保持口腔清洁，经常漱口，用软毛牙刷刷牙，避免挖鼻腔、用力擤鼻涕等。

（3）指导患者保持大便通畅，便后用温水清洗肛周，女性患者注意经期卫生。

（4）指导患者适度活动，避免磕碰或外伤；洗浴用水不宜过热，不可用力搔抓皮肤，保持皮肤清洁。

（5）指导功能锻炼，缓解期练习八段锦、太极拳等动作柔和的传统气功以通畅经络、调和气血、增强体力，以患者练功后不疲劳为度。

二、情志调护

保持乐观情绪，避免精神紧张、激动及悲观失望，对髓毒劳患者的康复非常重要。七情内伤是导致髓毒劳发生的内在病因，也是致使疾病发展的重要因素。因本病发生隐匿，且容易进展，治疗难度大，患者易于出现恐惧、忧郁、失望等负性心理反应，甚至会造成巨大精神压力和心理创伤。因此，需特别注重对髓毒劳患者进行心理、精神、情绪调理，加强必要的医药知识宣教，使患者了解疾病相关知识，解除疑虑，帮助患者树立战胜疾病的信心，保持良好的心态，积极配合治疗。

三、饮食调护

在髓毒劳病程的任何阶段，均应给予富含蛋白质且易于消化的食物。海鲜、羊、狗、鹅、鸡、猪头肉、猪蹄及芫荽、大蒜、洋葱等物均属燥热动火之品，不宜食用。即使是缓解期患者，亦应进食易于消化、刺激性小的食物，以助康复，延长缓解期。“五谷为养，五果为助，五畜为益，五菜为充，气味合而服之，以补精益气。”这是《素问·脏气法时论》中对营养康复的高度概括。部分髓毒劳患者经过化疗等相关治疗后，其胃肠功能存在不同程度损害。因此，科学的营养调护是恢复胃肠功能，促进饮食消化吸收，恢复体力的关键措施。富含高蛋白和维生素的食品，以及血肉有情之品通常是营养康复的适宜食品。应忌烟酒、海鲜、辛辣、油炸、发物等刺激之品，慎食膏粱肥甘生湿之品。康复期禁服大辛、大热之品。

四、用药调护

1. 雄激素治疗　雄激素类药物是治疗相对低危组 MDS 的基础药物，疗程长，不良反应多，包括肝功能异常、痤疮、毛须增多，女性患者声音变粗、停经伴男性化等。宜协助医师耐心向患者尤其是女性患者解释，停药后以上不良反应会逐步消失，以鼓励患者坚持治疗，避免自行停药。

2. 去甲基化治疗　去甲基化药物（地西他滨和阿扎胞苷）是相对高危组 MDS 的主要治疗药物。使用该药物治疗期间，患者会出现各种不良反应。

护理措施：①恶心、呕吐者，去甲基可安排在饭前进行，并配合针刺内关、合谷等穴位；亦可在化疗前 1 小时或化疗后 4 ～ 6 小时遵医嘱，给予镇吐剂；服用中药汤剂时，宜少量慢饮频服。②注射阿扎胞苷时，严格按照化疗药物的配制环境和配制流程进行配制，精确抽取所需药物的剂量，对于大于 100mg 剂量的药物，应该均分在两个注射器中，选择上臂、腹部、大腿进行皮下注射。一次注射采用的同一注射区域内的注射点必须不同于上次注射点，两次注射点的间距至少 2.5cm。注射药物时，必须匀速。注射过程中观察患者情况，若患者主诉注射部位疼痛剧烈时，应放慢注射的速度。拔针后，指导患者按压穿刺点 5 分钟，若患者血小板计数＜ 20×10^9/L 应延长按压时间至 10 分钟，并观察穿刺点有无红肿硬结、瘀斑出现，用药后及时记录用药时间。③并发口腔炎及口腔溃疡者，应做好口腔护理。④对有出血倾向及已出现皮下出血点或鼻衄等出血症状者，应按血证常规护理。⑤治疗期间，应给予清淡、营养丰富、易于消化的食物，并注重食物的色、香、味、形，以增进食欲，保证营养；治疗间歇阶段则宜多进食具有补血、养血、补气功效的食品，以提高机体抗病能力。⑥定期复查血象及肝、肾功能，观察有无肝、肾损害，出现异常时及时处理。

（袁敏华）

第四节　白细胞减少与粒细胞缺乏症（虚损病）

当外周血白细胞绝对计数持续低于 4.0×10^9/L 时，称为白细胞减少症（leukopenia）。当外周血中粒细胞绝对值计数，成年人低于 2.0×10^9/L、年龄 $\geqslant$ 10 岁的儿童低于 1.8×10^9/L 或年龄 $<$ 10 岁的儿童低于 1.5×10^9/L 时，称为中性粒细胞减少症（neutropenia）。中性粒细胞低于 0.5×10^9/L 时，称为粒细胞缺乏症（agranulocytosis）。白细胞减少与粒细胞缺乏症，临床可见头晕、乏力、肢体酸软、食欲减退、精神萎靡、低热等非典型症状。当中性粒细胞减少或缺乏时，可见不同程度的感染。2019 年，经中华中医药学会血液病分会组织全国部分血液病专家讨论，确定用“虚损病”病名。

【病因病机】

一、内伤因素

1. 先天因素　先天不足是疾病发生的内伤基础。本病多由孕育不足，先天失养，或母体虚弱遗传后代，以致气血亏虚、阴阳失调。气血虚弱，卫外不固，则易于外感。

2. 内在失衡　后天失养，内在失衡，脏腑虚弱也是疾病发生的关键。脾胃虚弱，气血生化无源；或肾精亏虚，髓生血功能失调而导致精髓不能化生为血液，致使气血亏虚、阴阳失调，易于外感。

3. 疾病因素　大病久病，损伤脏腑，累及气血，以致脏腑虚弱，气血亏虚；或由于瘀血内阻，影响五脏之功能；或由于瘀血阻滞骨髓，精髓不能化生为气血，以致气血虚少，阴阳失衡；或由于瘀血不去，新血不生而导致气血虚损，易于外感。

二、外邪因素

1. 饮食因素　饥饱无常，饮食失调，或药毒中伤，可直接损伤气血，损及阴阳；也可中伤脾胃，使脾胃虚弱，气血生化无源。气血虚弱，则易于外感；特别是过食或误食药毒，毒邪侵袭骨髓，精髓不得转化为气血，气血不足，卫外不固，易于外感。

2. 外感因素　正气虚弱是疾病发生的内伤基础，但外邪是致病的必然条件，外因通过内因而发挥作用。若邪气强实，乘虚而入，正邪相搏，正不胜邪，邪毒盘踞，损伤气血，导致气血虚弱，易于外感。

3. 药毒因素　长期接受有毒物质或气体，使邪毒日盛，正气无力抗邪，邪毒侵入机体，耗伤气血，损及阴阳，有碍脏腑功能发挥，而使诸虚不足；或毒邪暗伤气血，卫外不固，无力抗邪，易于外感。

【临床特征】

一、症状特征

粒细胞缺乏症起病急骤，多数患者发病伊始即有寒战、高热、头痛、关节痛、全身困倦等症状。但在病情平稳时，部分患者表现与白细胞减少症相同，仅有面色无华、体倦乏力、头晕目眩、食欲减退、精神萎靡、低热自汗。

粒细胞缺乏症患者由于机体正气不足，极易感受外邪，发生外邪入侵、正邪交织，或正气无力抗邪、毒邪留恋转化过程，不同脏腑受累有不同的表现。如肺脏受累，可见高热、咳嗽、咳痰（脓血）、憋气等；脾胃、肠道受累，可见腹胀、腹泻、里急后重、肛周红肿等；泌尿生殖系受累，可见尿血、小便淋沥等。严重者，可损及心包而出现高热、谵语、昏迷，以及阴阳离决等危候（败血症、脓毒血症或感染性休克）。

二、临床证候

1. 气阴两虚证 面色无华，倦怠乏力，食少便溏，心悸失眠。舌淡，苔薄白，脉细弱。

2. 气阴两虚证 面色无华，倦怠乏力，头晕目眩，形体消瘦，五心烦热，自汗、盗汗。舌嫩红，苔少津，脉细数。

3. 肝肾阴虚证 腰膝酸软，头晕目眩，五心烦热，耳鸣，少寐多梦，男子遗精，女子月经少。舌红，苔薄，脉细数。

4. 脾肾阳虚证 神疲乏力，少气懒言，面色㿠白，畏寒肢冷，食欲差，便溏，小便清长，腰膝酸软。舌淡胖或有齿痕，苔白，脉细迟。

5. 温热伤阴证 高热，寒战，咽喉肿痛，大汗淋漓，口渴欲饮，或神昏谵语，口腔、咽部溃烂，颌下颈部淋巴结肿痛。舌红绛，苔黄燥，脉弦数或细数。

【调护评估】

一、病因评估

1. 脾肾亏虚 《医宗必读》说："夫人之虚，不属于气即属于血，五脏六腑莫能外焉。而独举脾肾者，水为万物之源，土为万物之母，二脏安和，一身皆治，百病不生。"《医门法律·虚劳门》指出："饮食少则血不生，血不生则阴不足以配阳，势必五脏齐损。"脾胃为后天之本，肾为先天之本，虚损病评估尤其注意脾肾是否受累。评估患者家族遗传病史、父母身体情况及胎儿期营养状况，判断是否为先天供养不足所致脾肾亏虚；评估幼儿时期生长、患病情况，判断是否由后天疾病导致脾肾受累，气血不足。

2. 感受外邪 《理虚元鉴》中记载"有先天之因，有后天之因，有痘疹及病后之因，有外感之因，有境遇之因，有医药之因"。虚损病基本病机为本虚标实，感受外邪是发病的重要因素之一。了解患者有无与导致粒细胞缺乏的相关病史，如肝脾病史、慢性消化道疾病、自身免疫性疾病病史如系统性红斑狼疮、类风湿关节炎等；评估患者发病前有无感受外邪，如病毒感染、败血症等；评估患者居住条件、工作环境、工作性质，如居住环境潮湿，易感受湿邪为病，湿邪留恋，损伤阳气，久则累及脾肾。

3. 药毒伐损　感受药毒之邪，是虚损病发病的重要因素之一。了解有无细胞毒类药物、毒物接触史，如使用细胞毒类抗肿瘤药（烷化剂、抗代谢药等）、解热镇痛药（吲哚美辛、布洛芬等）、抗生素（氯霉素、青霉素、磺胺类药物）、抗结核药（异烟肼、对乙酰氨基酚、利福平、乙胺丁醇等）、抗甲状腺药（丙硫氧嘧啶、甲巯咪唑等）、抗惊厥/癫痫药（苯妥英钠、苯巴比妥、卡马西平等）等可导致粒细胞缺乏的药物；接触放射线照射、核辐射等，均可导致本病的发生。

二、疾病评估

1. 血常规　外周血中性粒细胞低于 0.5×10^9/L，即可诊断为中性粒细胞缺乏症。为排除检查方法上的误差，必要时要反复检查。

2. 实验室指标　根据血常规的结果即可做出粒细胞缺乏症的诊断。骨髓象也有动态改变：在本病恢复期，骨髓象检查可示有较多的原粒与早幼粒细胞达 30% 或以上。

【调护要点】

一、病因调护

虚损病（粒细胞缺乏症）多为急骤起病，邪正相搏。其转归及预后与体质强弱、脾肾盛衰，能否解除致病原因，以及是否得到及时、正确的治疗与护理等因素有密切关系。若脾肾未衰，元气未败，纳食尚可，脉象和缓者，预后良好；反之，形神衰惫，不思饮食，喘急气促，腹泻不止，脉象微弱或数甚、迟甚者，预后不良。在调护时，应注意补益与祛邪相配合，在疾病的不同阶段，正邪相争处于不同水平。若邪在肺卫者，宜辛凉透表、清热解毒；如热燔气血，宜清热解毒凉血；后期余毒伤阴，应以益气养阴清热治疗。

二、疾病调护

虚损病（粒细胞缺乏症）是由多种原因导致的中性粒细胞减少，主要表现为急性起病，常以寒战、高热、咽痛、口腔黏膜和咽部溃疡等为首发症状。虚损病有原发性和继发性。继发性减少者，应积极治疗原发病，病情缓解或控制后，粒细胞可恢复正常；对可疑药物或其他致病因素，应立即停止接触。虚损病调护还应动态监测血常规变化，注意感染防治，避免到人群拥挤的场所，招致外邪侵袭。病情严重者，宜中西医结合治疗，使用敏感的抗生素及加强支持疗法。有条件的医院，宜以层流室隔离治疗。

【辨证调护】

一、辨证候

1. 气血两虚证

调护原则：益气养血。

辨证施护：①中药汤药要温热服用。②饮食忌生冷、肥腻，禁食辛辣刺激、生冷瓜果、产气较多及难以消化食物，可挑选乌骨鸡、黑芝麻、胡桃肉、龙眼肉、鸡肉、猪血、猪肝、红糖、赤豆等益气补血的食品，配合中药材熬制药膳粥，如当归补血粥、山药粥、黄芪粥、党参粥等。③选取大椎、膈俞、脾俞等穴予以隔姜灸。④中医学主张“以情胜情”，通过与患者交谈了解患者症结所在，疏导其内心不良情绪；制订个性化的护理措施。

2. 气阴两虚证

调护原则：益气养阴。

辨证施护：①中药内服以益气养阴为法，置温凉服用，不可过热；补气不可过用温药，忌辛辣食品，戒烟限酒，以免辛燥劫阴使阴虚更重。②食疗原则以平补为主，多进食枸杞子、黄芪、山药、玉竹等食物。平时注意清淡饮食，多吃富含维生素的水果和蔬菜。③气阴两虚可见低热症状，应注意患者体温情况，必要时予以甘凉退热之品。④避免到人群密集处，保持心情愉快，保养精气，不可过劳，养成良好的生活、饮食习惯，戒烟、酒。

3. 肝肾不足证

调护原则：滋补肝肾。

辨证施护：①中药内服以滋补肝肾为法，不可太过攻伐。②食疗以滋补肝肾为原则，如黑豆、桑椹、黑芝麻、乌骨鸡、猪肝、鸽肉等。忌用刺激辛辣油腻食物，如葱、蒜、生姜、荔枝、牛肉、羊肉等。③保持充足的睡眠与休息。建议在 23:00 前进入睡眠，保证充足的睡眠时间；调畅情志，勿情绪激动，不可太过劳累。

4. 脾肾阳虚证

调护原则：温补脾肾。

辨证施护：①中药内服以温补脾肾为法，偏温服用，不可过于寒凉。②食疗以具有补益肾阳、温暖脾阳作用的食物为主，如狗肉、羊肉、韭菜、辣椒、刀豆、肉桂等食物；忌性质寒凉、易伤阳气或滋腻厚味、难以消化的食物，如苦瓜、柿子、螃蟹、茭白、芹菜、猪肉、鸭肉等。③病室应阳光充足、空气新鲜、定时通风，室内空气定时消毒。注意保暖，以热助阳，抵抗外邪。④适当运动，促使体内的阳气生发，气血流行得以增强。

5. 温热伤阴证

调护原则：清热解毒，滋阴凉血。

辨证施护：①中药内服以清热解毒凉血为法，使用寒凉药物，注意避免攻伐太过损伤正气。②食疗以清凉滋阴为主，应进食富含维生素或纤维素的蔬菜和水果，忌热性食物如牛肉、羊肉及辣椒之类，忌烟、酒。③注意患者发热情况，必要时遵医嘱给予退热处理。④当患者出现烦躁、谵语、高热不退等症时，提示病情危重，急则治标，须中西医结合抢救，使用抗生素及支持疗法。

二、辨症状

1. 一般症状　虚损病（粒细胞缺乏症）以正气虚损、外邪侵袭为主要病机。病情平稳时，以脏腑亏虚为主要表现，如面色无华、体倦乏力、头晕目眩、食欲减退、精神萎靡、低热自汗等症状。针对以上症状，应以扶正培本为大法，采用补气养血、滋阴助阳之法。

护理措施：①在日常生活中注意补养脾胃，如可将粳米、大枣、核桃仁、芝麻等食材和中药一起做成健脾养胃之药膳。②适当进行体育锻炼，提高自身免疫力和抵抗力。避免过度劳累，损伤机体正气。③患者可通过中医按摩、保健功法、穴位注射等促进脏腑功能恢复。

2. 发热　虚损病（粒细胞缺乏症）患者因正气亏虚，卫外不固，感受外邪，正邪交争而致高热、寒战；热盛伤津，见口干欲饮；邪热亢盛，灼伤血络、肌肉，可见口腔、咽部溃烂、颌下颈部淋巴结肿痛等；患者气血阴阳亏虚，或因阴血不足，阴不配阳，水不济火，阳气亢盛而发热；或因阳气虚衰，阴火内生，阳气外浮而发热。

护理措施：①密切观察患者体温变化，准确监测，记录体温。高热者可在头部、腋下、腹股沟置冰袋物理降温，遵医嘱给予退热药物。②进行保护性隔离，有条件者安排在无菌层流室。③护理操作必须严格按照无菌原则进行，防治医源性感染发生。④遵医嘱予中药含漱和口腔护理，保持口腔清洁卫生，预防口腔溃疡。

【特别调护】

一、生活起居

注意天气变化，及时添衣加被，避免受凉，汗出后更换衣物；避免去人群聚集的地方，或佩戴口罩。

二、情志调护

1. 安抚劝慰患者　发现患者情绪变化时，及时安慰患者，嘱咐患者做必要的检查，并交代注意事项。

2. 满足患者需要　发热患者常出现寒战、怕冷症状，需及时给患者加盖被子，待寒战减轻后再逐步递减。

三、饮食调护

嘱患者进食易消化软食，乏力、头晕等症状明显时，可多进食养脾胃之品，如粳米、大枣、核桃、芝麻等。发热时期，若大量汗出，口干口渴，可提供温热的含糖盐水，以补充水和电解质。

四、用药调护

1. 感染防治 虚损病（粒细胞缺乏症）患者极易发生严重感染，应采取无菌隔离措施，如层流室隔离治疗。感染者应行病原学检查，以明确感染类型和部位，遵医嘱应用抗生素抗感染。

护理措施：①正确留取微生物学标本，避免标本被污染。②遵医嘱使用抗生素，明确抗生素的给药时间，保证其应有的疗效，减少肾脏毒性。严格执行抗生素皮试，避免出现过敏反应，如过敏性休克、皮疹、药物热等。③定时监测体温、心率、呼吸、血压、血氧饱和度变化等情况，及时发现感染性休克的前期症状，必要时遵医嘱使用退热药物。④饮食宜清淡，进食容易消化的粥类，多饮温水以补充发热带来的水分丢失。

2. 促进粒细胞生成 应用重组人粒细胞集落刺激因子（rhG–CSF）和重组人粒细胞－巨噬细胞集落刺激因子（rhGM–CSF），可缩短粒细胞缺乏的病程，促进中性粒细胞增生和释放，并增强其吞噬杀菌及趋化功能。

护理措施：①用药过程中可能出现较多不适，护士需认真倾听患者的想法，加强沟通，使其以最佳身心状态接受治疗。②密切监测血常规，了解白细胞及中性粒细胞数目提升情况。③不良反应监测，如出现全身肌肉酸痛、骨痛、腰痛等现象，指导患者卧床休息，避免剧烈运动，必要时遵医嘱以止痛剂缓解疼痛；如出现恶心、呕吐、食欲缺乏等消化系统不良反应，指导患者在治疗期间少食多餐，进清淡、易消化食物，禁食对消化系统有刺激性的食物；如出现发热、乏力，可予额部冷敷、温水擦浴，指导患者卧床休息，多饮水，加强巡视。

3. 免疫抑制剂 自身免疫性粒细胞减少和免疫机制所致的粒细胞缺乏，可用糖皮质激素等免疫抑制剂治疗。

护理措施：①对患者进行健康教育，减少患者思想顾虑。②防止感染的发生，进行保护性分离，对病室严格消毒，谢绝探视。③教育患者重视个人卫生，保持口腔、皮肤、会阴、肛门的清洁。④遵医嘱监测血药浓度，定期监测肝肾功能。

（罗心一）

第四章 出血/凝血疾病护理

第一节 原发免疫性血小板减少症（紫癜病）

原发免疫性血小板减少症（primary immune thrombocytopenia，ITP）是一种免疫介导的血小板过度破坏的出血性疾病。临床表现以皮肤黏膜出血为主，严重者可出现脏器出血，甚至颅内出血，出血风险随年龄增长而增加，各年龄阶段均可发病，女性较多见。根据病程长短，可把 ITP（紫癜病）分为新诊断的 ITP、持续性 ITP、慢性 ITP。临床上也可根据血小板计数和出血程度以及治疗效果，分为重症 ITP 和难治性 ITP。2019 年，经中华中医药学会血液病分会组织全国部分血液病专家讨论，确定“紫癜病”为中医病名。

【病因病机】

一、内伤因素

1. 禀赋不足 患者素体禀赋不足，多由父母肾精亏虚，精血化生不足而导致胎儿失养。其有肾阴虚和肾阳虚之别，肾阳虚累及脾阳则易致脾肾阳虚；肝肾同源，肾阴虚则水不涵木，易致肝肾阴虚，肝肾阴虚甚则阴虚火旺，损伤络脉致出血；素体肾虚外加脾虚失摄也易致出血，肾虚是发病的内伤基础。

2. 五脏功能紊乱 五脏功能紊乱是以脾脏功能失调为核心。脾主统血生理功能的发挥，不仅仅依靠脾藏象理论来解释，而是人体多器官综合功能的结果。在正常生理状态下，脾统摄血液的生理过程需要“血”“气”“脉”三要素才能实现。

3. 疾病转化 大病久病，或疾病失于治疗，或治疗不当，或疾病转化均可导致气血不足，阴阳失调。气虚血液失于统摄，血虚无以载气，均可导致血液外溢；阴虚生内热，热迫血行导致出血；阳气虚弱，卫外不固，易感外邪，损伤血液，血脉空虚，均可导致血液外溢。

二、外邪因素

1. 外感六淫邪气 外感六淫邪气（如风、热、燥、火）及毒邪，均可导致热迫血行的出血证。外邪致病特点多为起病急、变化快，出血倾向严重，如鼻衄、齿龈渗血、咯血、尿血及皮肤大片瘀斑、瘀点等；如不及时治疗，可能危及生命。

2. 胃肠毒邪侵袭 引起胃肠道出血的原因，除脾气虚，气不摄血外，多数患者因禀赋不足，后天失养，脾胃虚弱；脾失健运，胃失和降，则水液运化失司，水湿内生，久则生热，湿与热蕴结肠道，产生毒邪，损伤血液与脉道，也可导致热迫血行的出血证。

3. 药毒损伤气血 抗肿瘤或自身免疫病的化学药物等，可能是导致“紫癜病”的重要发病因素之一。化学毒物进入人体后，不但能够直接伤及气血，导致脏腑功能减退，而且还会深入骨髓，导致骨髓受损，败坏好血而使新血不生。

【临床特征】

一、症状特征

皮肤、黏膜出血为典型症状。前者如瘀点、瘀斑、紫癜，皮肤出血压之不褪色；后者如鼻衄、齿衄，或者口腔黏膜、舌黏膜血疱。部分患者伴有崩漏、便血、尿血及外伤后止血不易等。

1. 急性 常见于儿童，发病前 1 ～ 3 周有呼吸道或其他病毒感染史，冬春季较为多见，起病急骤，可伴有发热、畏寒、咽痛及全身皮肤、黏膜等多部位出血严重，少数可有消化道和视网膜等部位出血，甚至可导致颅内出血而引起死亡。部分患者可有轻度脾大。儿童病程多为自限性，一旦病源清除，80% 以上可以自行缓解，少数可迁延转为慢性。

2. 慢性 常见于成年人，男女比例为 1∶3。起病隐匿，出血症状较轻，30% ～ 40% 的患者无任何自觉症状。出血常反复发作，表现为不同程度的皮肤小出血点或瘀斑，尤其是抓挠皮肤或外伤后易出现。慢性患者因反复发作，可存在明显的气虚特征，表现乏力、气短等症。

二、临床证候

1. 血热妄行证 肌肤斑色鲜红或暗紫，甚至发黑，起病急骤，起病前或发病时有发热，烦渴、溺赤、便秘，甚至尿血、便血。舌红，苔黄少津，脉滑数或弦。

2. 阴虚火旺证 肌肤斑色鲜红或紫暗，反复发作，时重时轻，五心烦热，潮热盗汗，头晕目眩，心烦不寐。舌红绛，少苔或无苔，脉细数。

3. 气不摄血证 肌肤斑色淡红或暗紫，病程较长，反复发作经久不愈，遇劳则发或加重，面色苍白或萎黄，头晕，乏力，心悸，气短，食欲差，便溏。舌淡，苔白，脉细弱。

4. 瘀血内阻证 肌肤斑色暗红或黑紫，反复出现，经久不愈，面色晦暗，毛发枯萎无泽，心悸失眠，胸或腰腹固定疼痛。舌紫暗或有紫斑，脉涩。

【调护评估】

一、病因评估

1. 内在因素方面 首先，是患者素体禀赋不足，肾虚是发病的重要基础。其次，是五脏虚衰，其以脾脏功能失调为核心，脾统血功能的发挥需要“血、气、脉”三要素，其中血是统摄的基本物质，气是统摄的原动力，脉是统摄的道路。最后，是久病暗耗，或疾病失于治疗，或治疗不当，或疾病转化均可导致气血不足，阴阳失调。

2. 外在因素方面 首先，外感六淫，以风、燥、热邪最易伤及脉络，引起各种出血，如西医学的病毒感染等可以归于此类范围。其次，湿热邪毒，其损伤血液与脉道，可导致热迫血行的出血证，如肠道微生态紊乱可能诱发免疫异常而致 ITP 发生。最后，药毒损伤，抗肿瘤或自身免疫病的化学药物等可能是导致“紫癜病”的重要发病因素之一。

二、疾病评估

1. 血常规 血小板计数减少，可分为三种：轻度减少，血小板计数在 50×10^9/L 以上，临床上无明显出血症状；中度减少，血小板计数在（20 ～ 50）$\times10^9$/L，临床上出血症状较轻，皮肤可见少量出血点；重度减少，血小板计数在 20×10^9/L 以下，临床上可有广泛或自发性出血现象。出血明显者，可见小细胞低色素性贫血。

2. 骨髓象 巨核细胞数增多或正常，成熟障碍，产板型巨核细胞减少或缺乏。急性型、幼稚型巨核增多，成熟型减少；慢性型以巨核细胞数增多为特征，成熟型明显减少。

3. 出凝血检查 出血时间延长，血块回缩不良，血清凝血酶原消耗不良。

【调护要点】

一、病因调护

紫癜病患者首先要辨外感与内伤，其次要辨虚实，治疗遵循治火、治气、治血的原则。外感风热邪毒及阴虚火旺均可致火热熏灼、迫血妄行，但前者为实火属实证，后者为虚火属虚证。气不摄血，属虚证；瘀血阻络则为虚实夹杂之证。起病急，病情重，伴有发热口渴、面赤舌红、脉数，多属血热实证，应在清热泻火的同时避免外邪侵袭，造成脉络受损，迫血妄行而出血；起病缓，时发时止，手足心热，脉细数，多为阴虚火旺，应滋阴降火，同时忌食辛辣刺激之品，以免耗伤阴津；病程长，反复出血，瘀斑色淡红或暗紫，神疲乏力，舌淡，脉细弱，多属于气血亏虚，气不摄血，应益气摄血，同时注意饮食调理及生活起居，不可过劳，以免损伤脾胃，加重病情；瘀斑黑紫，反复出现，经久不愈，面色晦暗，心悸失眠，舌紫暗或有紫斑，脉涩，多属于瘀血阻络，应活血祛瘀生血，同时避免受寒，以免寒凝血瘀而加重病情。另外，还应调畅情志，避免七情内伤而致肝气郁结，气滞血瘀，疾病缠绵难愈。

二、疾病调护

初发期，起病急、病情重者需绝对卧床；缓解期应注意休息，适当锻炼身体，避免过劳，避免外伤。缓解期每周复查血常规，及时了解血小板数量的增减情况，按时、按量服药，切勿随意增减药物，以免引起疾病反复；定期复查肝肾功能，如果发现肝肾功能异常，要及时调整用药或停药，并用护肝、护肾药物，待功能恢复后再考虑服用。

《素问玄机原病式·六气为病热类》中指出“凡五志所伤皆热也……情之所伤，则皆属于火热。”突然强烈或持续、反复精神刺激，可导致人体气机内乱，气血阴阳失衡而发病，而且情绪波动可使病情恶化。心情舒畅、精神愉悦，则使机体气血调畅，阴阳调和，有利于疾病康复；尤其是严重疲乏患者，调节情志是克服病证的重要措施。不良情绪可加重机体免疫功能紊乱的程度，应努力做到思想上淡定清静，不贪欲妄想，保持真气和顺，精神内守，以增强机体正气抗邪能力，预防疾病的发生或进展。

调理饮食是健脾和胃的关键。出血是本病的主要表现，食物以补血、止血为主。根据不同的辨证，采取相应的食疗方案，应避免食用辛辣刺激、积热动血之品。软而细的食物有助于固护脾胃，使脾气恢复，同时是预防胃肠道出血的重要措施。每日保证摄入一定量的蔬菜和水果、瘦肉、豆制品，少食生冷、厚味、炙烤及腥味食物。若同时伴有贫血，宜进食含铁丰富的食物，如动物肝脏、蛋黄，以及菠菜、芥菜、西红柿等。使用糖皮质激素的患者，应保证每日饮用一定数量的牛奶以补充钙质，同时加大蔬菜、水果的摄入以预防缺钾。

【辨证调护】

一、辨证候

1. 血热妄行证

调护原则：清热解毒，凉血止血。

辨证施护：①应严密观察病情变化，随时观察有无出血倾向。一旦有大出血倾向，立即配合医师对症处理；应绝对卧床休息，生活上给予全面悉心护理；鼻衄、齿衄时，可局部使用云南白药或三七粉棉球填塞或压迫止血。②中药温服，避免药物过凉引起胃肠不适。出血期间，中药可偏凉口服，防止过热加重出血。③食疗以清热解毒，凉血止血为原则。应进食高蛋白、高维生素、清淡、易消化的食物；应以偏凉或性平者为宜，多选蔬菜、水果性凉者，对止血有利；有出血倾向者，进食无渣饮食或半流食，温度不宜过高；忌食生硬及热性食物，如羊肉、辣椒、酒等，多食新鲜蔬菜和水果、鸡蛋、豆制品、鸭肉、银耳等。

2. 阴虚火旺证

调护原则：滋阴降火，宁络止血。

辨证施护：①应注意观察出血的部位、颜色及出血量，活动时注意轻稳缓慢，避免磕碰；不挖鼻腔，不用牙签剔牙，用软毛牙刷刷牙，勤漱口；有出血时，禁止刷牙；女性患者要注意经期护理；及时做好抢救准备工作。②中药适宜温凉服用。少量多次饮水，进食凉润之品，可适当食用鲜藕、荸荠、梨、荠菜、墨鱼、甲鱼、空心菜、丝瓜、鸭肉等滋阴凉血之物；忌食或慎用温散、燥热、助阳之品，以免发生心烦急躁、不得安寐等虚热迫扰证。③养成良好的生活习惯，不熬夜，不贪睡；节房事，禁愤怒，保持心情舒畅，精神愉悦，有利于疾病恢复。出血严重时，应卧床休息，减少活动；缓解期注意适当活动，增强体质，但要避免劳累。

3. 气不摄血证

调护原则：补气摄血。

辨证施护：①根据体力情况，适当进行锻炼，如散步、慢跑、太极拳、八段锦、五禽戏等，以增强体质，气机调畅，血脉流通；但要注意休息，避免劳累。②中药温服。宜食用甘温之品，少食多餐，注意饮食卫生，如进食牛肉、鸽子肉、大枣、南瓜、山药、莲子等益气摄血之品；忌食或少食冬瓜、葫芦、苦瓜、茭白、香蕉等性凉、损气之物，忌食辛辣、油腻及不易消化的食物，以及烟酒等刺激性的物品。③保持心情舒畅，避免精神过度紧张，要保持好个人卫生，预防各种感染。

4. 瘀血内阻证

调护原则：活血止血。

辨证施护：①起居作息有规律，不要熬夜，保证良好的睡眠。居住环境要温暖舒适，避免寒冷刺激；随天气变化及时增减衣物，注意保暖；保持皮肤清洁，避免抓挠皮肤。②中药温服，合理饮食，进食高蛋白、清淡、易消化的食物，可选用具有健胃、行气、活血化瘀功效的食物，如豆制品、山楂、平菇、茴香、香菇、茄子、油菜、杧果、海参、红糖等；凡寒凉、温燥、油腻、涩血的食物都应忌食，如乌梅、苦瓜、柿子、石榴、花生仁等。③注意锻炼身体，促进气血运行，如太极拳、五禽戏、散步、慢跑等。不宜做大强度、大负荷的运动锻炼，应采取中小负荷多次的锻炼。④根据“喜胜忧”的情志制约原则调摄心情，热爱生活，积极向上，保持心情舒畅，使体内气血运行通畅。

二、辨症状

1. 出血　外邪侵袭，入里化热或内热素盛，灼伤血脉，迫血妄行，造成血溢脉外。虚火内灼，火热灼伤脉络，溢于肌肤而出血。气虚不能摄血，脾虚不能统血，血失统摄则血不循常道而溢出脉外，造成出血。离经之血，日久不消，瘀阻脉络，使血液不循常道，亦可引起出血。

护理措施：①首先辨明出血的部位，再辨明脏腑病位、证候特征及虚实等。根据“急则治其标，缓则治其本”的原则，急性病患者（慢性病急性发作）出血较为严重，治以止血为要，多用清热凉血止血之法治疗。慢性病患者，出血并不严重，且多见虚损证候，宜采用益气摄血、滋阴清热止血、温阳摄血等治疗，以预防或治疗出血。②鼻衄时，协助患者取坐位或半坐位；及时报告医师，遵医嘱使用云南白药或三七粉棉球填塞鼻腔；如出血量大且部位较深时，请耳鼻喉会诊给予填塞；遵医嘱予耳穴贴压，取内鼻、肺、肾上腺、脾等穴位，双耳交替进行。③齿衄时，加强口腔护理，遵医嘱用棉球蘸止血药物按压局部止血，或用涂有云南白药或三七粉棉球按压局部，或遵医嘱给予凉血止血的中药汤含漱止血。④皮肤黏膜出血时，注意观察出血的部位、颜色及量，做好皮肤护理；穿着应柔软宽松，避免穿着过紧而加重皮肤出血；勿抓挠皮肤；治疗或注射后，穿刺部位应按压超过 5 分钟，避免局部出血。

2. 贫血 饮食不节，劳倦过度，或久病不愈，致肾阳虚而无以温养脾阳；或脾阳久虚，无以充养肾阳，则导致脾肾阳气俱虚。脾虚则运化水谷精微功能失常，调节水液代谢作用减弱；脾气亏虚，心气不足，失于统摄血液，加之反复出血，气随血脱，故气虚不能摄血，脾虚不能统血，血失统摄则血不循常道而溢出脉外。临床出现面色苍白或萎黄，食少倦怠，心悸乏力，脉细数等症。治疗采取补气养血、滋阴助阳之法。

护理措施：①注意气机调畅，血脉流通，应食用滋阴补肾生血的食物，如红枣、山药、鸭肉、枸杞子、桑椹、红米等，同时加用益气摄血健脾药物以调畅气血，达到生血目的。②注意调补阴阳，因人因时因地制宜的同时，要阴中求阳，阳中求阴，温阳而不伤阴，滋阴而不碍阳，温补脾肾本着“温者，温存以养”之旨，选择性味温润平和之品。③贫血症状明显患者应卧床休息，生活上给予患者帮助，避免骤起骤立，防止因体位变化发生晕厥摔伤事件。轻型贫血的患者可以活动，但要适度，避免劳累。④休养环境要求安静、整洁、舒适，阳光充足，空气流通。地面应做到防滑，厕所墙壁应安装扶手。感觉障碍、意识不清的患者，应安装床挡，床旁桌不放置暖瓶，防止打翻而烫伤。做到生活有规律，睡眠充足，注意保暖。

3. 发热 急性 ITP 常见发热症状。外感六淫之邪、温热疫毒之气，正邪相争，营卫不和而发热。

护理措施：①密切观察患者体温变化，准确测量，记录体温；②如果体温在 38.5℃以上，给予物理降温，可用温水擦浴，忌用酒精擦浴。遵医嘱给予退热药物，热退汗出时，及时更换衣被，防止受凉。③注意休息，保证充足的睡眠，限制陪护和探视，避免交叉感染。④保持口腔清洁卫生，少量多次饮水，注意饮食卫生。

【特别调护】

一、生活起居

血小板计数高于 50×10^9/L 时，应适当锻炼身体，增加机体抵抗力；血小板计数低于 50×10^9/L 时，应减少活动，增加卧床时间；血小板计数低于 20×10^9/L 以下时，应卧床休息。学会自我防护，避免身体受外伤，如跌倒、碰撞；纠正挖鼻、耳的习惯，不吃易塞牙的食物，以免剔牙引发出血；保持大便通畅；着装应柔软、宽松，避免穿过紧的衣裤。

二、情志调护

调节情绪，避免情绪波动或精神刺激而激发或加重出血。《素问 · 举痛论》指出“百病生于气也，怒则气上，喜则气缓，悲则气消，恐则气下，惊则气乱，劳则气耗，思则气结”，说明情志变化对疾病有影响。

三、饮食调护

饮食上选择易于消化、富于营养的高蛋白质、高热量、富含维生素的食物，如鱼类、瘦肉、牛奶、豆制品等。避免硬固、油炸、粗糙、肥甘厚味的食物；饮水、食物温度不宜过高。中医认为，血热则妄行，出血属热者，可选用性偏寒凉的食物；蔬菜和水果中性凉者，多对止血有利，可在餐中加用荸荠、莲藕、荠菜、黑木耳、梨、鲜枣等。患者伴有贫血时，宜进食含铁丰富的食物，如动物肝脏、瘦肉、蛋黄等；含铁量较高的蔬菜，如马兰头、油菜、荠菜、芹菜、大头菜、黄花菜、苋菜、菠菜、番茄等；也可在烹饪菜肴中加入面筋、麦麸、银耳、蘑菇、香菇等。患者在出血少而渐停时，食疗宜以健脾、益气、摄血为原则，此时可选择红枣、花生配制成药膳、菜肴，也可以每日适量嚼食红枣、花生、无花果、葡萄干等。属久病气虚、神疲乏力者，食疗中还可用黄芪、红枣、山药、花生米、枸杞子、龙眼肉、党参、藕节、墨莲草、仙鹤草、羊骨、花生衣、黑豆、扁豆、核桃仁等药食佳品煲粥、煨汤或煎汁食服。

四、用药调护

1. 糖皮质激素 糖皮质激素能有效控制出血症状，提高血小板数量，从而缓解病情。但长期服用此类药物，会出现各种不良反应。

护理措施：①长期使用此类药物，可引起类肾上腺皮质功能亢进，出现向心性肥胖、满月脸、痤疮、高血脂、高血压、高血糖等，一般不需特殊处理，停药后会逐渐消失，恢复正常。必要时，加用降压、降糖药物，采用低盐、低糖、高蛋白质饮食。②此类药物可抑制蛋白质合成，妨碍钙的吸收，导致骨质疏松。长期使用时，应补充维生素D及钙盐。③使用此类药物，需严格按照医嘱剂量按时用药，不得随意加减药物，以免造成原有症状迅速重现或病情加重。④使用此类药物，可影响伤口愈合，诱发或加重溃疡。因此，使用前应整体评估患者的免疫状态，需要排查潜在的感染。⑤此类药物能刺激胃酸、胃蛋白酶的分泌并抑制胃黏液分泌，降低胃黏膜的抵抗力，可诱发或加剧消化性溃疡，同时也能掩盖溃疡的初期症状，以致出现突发胃出血和穿孔等严重并发症，应加以注意。

2. 免疫抑制剂 口服免疫抑制剂时，要按医嘱服用，在服药过程中应注意：①定期复查肝、肾功能及药物浓度，规律服用药物，并根据药物浓度及时调整剂量。②服用期间应避免食用高钾的食物、药物及保钾利尿药。③应避免与有肾毒性的药物一起使用。

3. 中药调护 初病多属实证，中药汤剂宜温凉服用（温度不超过 40℃）；久病多属虚，中药汤剂温服；中药一般在饭后服用。

（李 玲）

第二节 过敏性紫癜（紫癜风病）

过敏性紫癜（allergic purpura）是一种常见的全身小血管炎症，属血管变态反应性出血疾病，亦为免疫性血管性疾病、出血性毛细血管中毒症或许兰 – 亨诺（Henoch–Schönlein purpura，HSP）综合征。该病以非血小板减少性皮肤紫癜为主，伴或不伴腹痛、关节疼痛、肾炎，部分患者也可以出现血管神经性水肿。本病多见于青少年，但成年人也有患病，一般发生于 7 ～ 14 岁儿童，男女比例为 1.4∶1，发病有明显季节性．春秋季发病多见，夏季少见。2019 年，经中医血液病专家充分讨论，建议将“紫癜风”改为“紫癜风病”。

【病因病机】

一、内伤因素

禀赋不足，或疾病反复发作，卫外不固，气血耗损，脏腑失调，虚火内生，损伤脉络，脏腑受累，气不能摄血，血液不循脉道运行，溢出脉外，留滞于肌肤脏腑，出现紫癜、便血、尿血等症。

二、外邪因素

1. 禀赋不足，感受六淫邪气，尤其是风、热、燥、火等外邪是紫癜风最常见的病因。患者发病前常有感冒、咽痛、风温肺热、腹泻、淋病、疮疖等原发疾病，持续 1 ～ 2 周后出现紫癜风。外邪从口鼻而入，肺卫损伤，热伤肺脉，郁蒸肌肤，灼伤脉络，血不循经，渗于脉外，溢于肌肤，积于皮下，出现紫癜。因蜂、蛇、蝎子、蚊虫咬伤，以及花粉、柳絮、宠物的皮毛、油漆、汽油、尘埃、化学物品、农药、化学纤维等物质刺激，感染链球菌、病毒等均可导致抗原与抗体复合物结合，形成免疫复合物在血管壁沉积，使毛细血管和小血管壁及其周围产生炎症，血管壁通透性增高，导致过敏性紫癜。

2. 饮食不节，过食辛辣厚味伤及脾胃，脾胃运化失司，导致湿热内蕴，血随湿热外溢而外发于肌肤，则现紫癜；或湿热内蕴，耗伤胃阴，阴虚火旺，虚火灼伤脉络，迫血妄行，可致紫癜；过食生冷，损伤脾胃，脾胃阳气亏虚，气虚失于摄血，血溢肌肤，亦致紫癜。

3. 素患他病，过度治疗或用药不当，药毒蓄积，中伤五脏六腑，致使气血阴阳失调，导致血液外溢，形成紫癜；或药毒直接损伤脉道，加之卫气不足，收摄能力减退，血液不能正常在脉道中循行而溢出脉外，形成紫癜。现代研究证实，某些抗生素及治疗高血压、糖尿病等其他系统疾病的药物均可引起过敏性紫癜。

【临床特征】

一、症状特征

急性发作前伴有发热恶寒、咽痛、咳嗽等外感表证；发作时表现为针头至黄豆大小瘀点、瘀斑或荨麻疹样皮疹或粉红色斑丘疹，压之不褪色。紫癜多分布在负重部位，好发于四肢伸侧，尤其是双下肢、踝关节周围和臀部。皮损对称分布，成批出现，且容易复发。紫癜可融合成片，最后变为棕色。一般 1 ～ 2 周内消退，不留痕迹。严重者，可发生水疱、血疱、坏死，甚至溃疡。慢性期或稳定期则仅有乏力等症状。

1. 腹痛与便血　约 2/3 患者出现消化道症状，以腹痛与便血为特征，症状一般出现在紫癜发生 1 周以内；多为阵发性脐周痛、绞痛，可有压痛，少见反跳痛，同时伴有呕吐。部分患者可有血便，甚则呕血。

2. 腰痛与尿血　多数患者于紫癜后 2 ～ 4 周出现肉眼血尿，或显微镜下血尿及蛋白尿，或管型尿。症状可在病程的任何时期发生，也可于皮疹消退后或疾病静止期出现。病情轻重不等，重症可出现严重的肾功能衰竭。

3. 关节肿胀与疼痛　大多数患者仅表现为关节及其周围肿胀、疼痛、触痛或关节炎，可同时伴有活动受限。膝关节、踝关节等大关节最常受累，腕关节、肘关节及手指也有波及。关节病变常为一过性，多在数日内消失而不留关节畸形。

二、临床证候

1. 血热风盛证　皮肤紫癜成片，高出皮面，瘙痒，发热恶风，口干咽痛，有时伴尿血、腹痛、便血、关节肿痛。舌红，苔薄黄，脉弦数或滑数。

2. 阴虚火旺证　皮肤瘀斑，时重时轻，反复发作，伴腰膝酸软，五心烦热，潮热盗汗，病情缠绵难愈。舌红，少苔，脉细数。

3. 气血亏虚证　皮肤紫斑，遇劳则重，伴疲乏气短。舌淡，苔薄白，脉细弱。

4. 湿热内蕴证　皮肤紫斑，下肢及臀部多见，缠绵难愈；伴头重身倦，脘闷，腹痛时作，或有呕吐，纳呆；湿热下注膀胱则见尿赤。舌红，苔黄腻，脉濡数。

【调护评估】

一、病因评估

1. 感受外邪　感受风热毒邪，如感冒、发热、腹泻等；是否接触过花粉、油漆、化学物品、农药等易致敏物质。

2. 饮食不节　或嗜食荤腥动物血之品；或过食生冷及误食某些致敏食物，如海鲜、水果等。

3. 药物所伤　发病前是否接种疫苗等。

4. 禀赋不足　评估素体先天性肾气充盛与否，有无体质薄弱等病理现象。

二、疾病评估

1. 血常规　红细胞及血红蛋白正常，白细胞计数正常或轻度升高，中性粒细胞百分比增高，合并寄生虫可有嗜酸性粒细胞增高。

2. 尿常规　若肾脏受累，尿液中可见红细胞、白细胞、蛋白或管型。

3. 大便常规　腹型过敏性紫癜的大便潜血可呈阳性；有寄生虫感染时，可找到虫卵。

4. 凝血机制　约 50% 以上患者束臂试验呈阳性。血小板计数、血小板功能及出血时间、凝血时间均正常。

【调护要点】

一、病因调护

首先，要注意预防感染，如各种细菌、病毒、寄生虫等致病微生物的感染；其次，要注意饮食有节，合理搭配饮食摄入种类，避免摄入动物性蛋白，以及易致敏的食物及水果。此外，应注意药物致敏因素，如磺胺类、解热止痛剂、各种抗生素、镇静剂等应遵从医嘱，谨慎服用；机体抵抗力差时，避免注射疫苗；在春夏季应避免吸入易致敏花粉，可佩戴口罩预防；避免蚊虫叮咬，去户外时应穿长衣、长裤，做好个人防护。合理安排日常生活和工作，避免过度劳累，适当户外运动，提高机体抗病能力。

二、疾病调护

本病紫癜多分布于下肢及臀部，还可出现膝关节及踝关节疼痛，腹痛、便血及血尿。

1. 病情观察 ①注意观察紫癜变化情况。②关节痛者，应卧床休息，减少活动。③有腹痛、便血及血尿者，应注意观察排便及排尿的颜色、性质及总量，如有黑便、血尿应暂禁食并及时通知医师。

2. 用药调护 服用糖皮质激素应遵从医嘱，勿随意增减剂量或停服。

3. 起居调护 注意避风寒，防外感，合理安排日常生活，勿劳累。急性期应严格卧床休息，待急性期症状缓解后，可逐渐增加活动量。

4. 情志调护 保持情绪乐观，避免思虑；幼儿患者避免哭闹，防止情志过极而加重疾病。

【辨证调护】

一、辨证候

1. 血热风盛证

调护原则：清热解毒，凉血止血。

辨证施护：①密切观察患者体温、口腔咽部黏膜变化，有无汗出、恶风、头痛、尿血、腹痛、便血、关节肿痛等，必要时遵医嘱予物理降温或使用清热解表药，皮肤瘙痒时可遵医嘱用中药涂擦皮肤。②中药适宜温凉服用，必要时予中药含漱，指导患者仰头含漱，含漱液含口中 1 ～ 2 分钟吐出，30 分钟后方可用清水漱口、进食。③饮食上宜食清热凉血的食物，如丝瓜、雪梨、苦瓜等，禁动物性蛋白，忌海鲜发物、辛辣刺激性食物及煎烤、固硬之物。

2. 阴虚火旺证

调护原则：滋阴降火，宁络止血。

辨证施护：①观察患者紫癜分布、色泽及瘀斑变化，有无腰膝酸软、出汗等症状，护理操作集中进行，穿刺时避开瘀斑处，加强皮肤护理，定期修剪指甲，避免抓伤引起感染，患者衣被宜柔软为宜。②中药宜凉服，以清热降火，宜食滋阴降火的食品，如山药、枸杞子、黄瓜等，忌温热辛辣的食品，如羊肉、狗肉、辣椒等。③因长时间限制饮食引起的焦虑，可采用移情易性法，尽量满足患者合理需求，家属多陪伴，安排同病种患者于同一病房，以保持饮食原则的一致性。

3. 气血亏虚证

调护原则：健脾益气，摄血止血。

辨证施护：①嘱患者卧床休息，减少活动，必要时遵医嘱予氧气吸入；疼痛关节不宜热敷，为患儿的床加床挡，做好安全防护工作。②中药宜温服，避免服用过凉、过热之品，宜食用益气养血的食品，如红枣、桂圆、枸杞子等。③治疗过程中减少不良应激事件的刺激，鼓励支持患者诉说自身感受，培养兴趣爱好，多听五行音乐，多与其他患者交流，可采用移情法，树立患者治愈疾病的信心和耐心。

4. 湿热内蕴证

调护原则：清热化湿，凉血止血。

辨证施护：①观察患者有无腹痛、恶心、呕吐等伴随症状，注意腹痛的性质、持续时间，观察大小便频次及颜色、质、量。②中药不凉服，切记过热；宜食用有清热除湿功效的食品，如绿豆汤、山药、薏苡仁、冬瓜等，腹痛患者，宜进食半流食、少渣食物，少食多餐，不可过饱，忌食肥甘厚腻的食品，如肥肉、奶油等。③因病情反复发作引起的疑惑和顾虑，可采用释怀解惑法，消除患者不良情绪。

二、辨症状

1. 皮肤紫癜　风热毒邪为阳邪且风邪具有善行数变的特点，故起病急，病程短，伤及血脉，迫血妄行，血溢脉外，瘀于肌肤则见皮肤青紫斑点或斑块、色红或紫，皮肤瘙痒或起风团。

护理措施：①加强皮肤护理，宜穿棉质衣物，使用中性香皂和洗衣液；修剪指甲，防止划伤皮肤；洗澡时，水温不可过高。②注意减少活动，避免下肢紫癜加重。

2. 腹痛与便血　热盛伤及胃肠之络，气滞血瘀，则有腹痛或便血。

护理措施：应做好病情观察，观察腹痛的部位、性质、程度、伴随症状，观察排便次数、颜色、质、量。若出现黑便及血色便时，应及时告知医师，给予相应治疗措施。

3. 腰痛与尿血　风热之邪，侵犯肾脏，导致腰痛，热扰膀胱，损伤血络，则见尿血。

护理措施：①急性期卧床休息，减少活动。②做好病情观察，注意腰痛的性质、程度，排尿次数、颜色、质、量。

4. 关节肿胀疼痛　邪热阻滞经络，则关节肿痛。关节痛是紫癜风病的临床常见症状，影响行走功能，给患者带来痛苦。

护理措施：①急性期卧床休息，减少活动，注意保暖，疼痛关节忌热敷。②疼痛缓解后，可逐渐离床活动。注意护理安全，幼儿患者注意防止跌倒，加床挡防坠床。

【特别调护】

一、生活起居

1. 避免再次接触已知过敏原。

2. 顺应四时，调理阴阳，春夏养阳，秋冬养阴。

3. 起居有常，随天气变化增减衣物，防外感。

4. 病室环境宜整洁舒适，空气清新。气血亏虚患者应安置在阳光充足、室温略高的病室，阴虚火旺证患者的病室温度则不宜过高。

5. 劳逸结合，增强体质。病情恢复期，患者可适当锻炼，如八段锦、太极拳等，应循序渐进，逐渐增加运动时间和运动量。

二、情志调护

1. 采用释疑解惑法，向患者讲解疾病相关知识，解除其思想顾虑，树立治疗信心。

2. 采用移情易性法，解除患者紧张情绪，保持情绪稳定。幼儿患者注意转移注意力，如发放儿童图书、乐高玩具，以及限时观看动画片等。避免患儿因禁食哭闹不止，导致情志过极，气机逆乱，加重腹痛。

3. 保持乐观情绪，勿过度思虑。

三、饮食调护

1. 禁食已知过敏的食物；忌腥膻发物，如海鲜（鱼、虾、蟹）及韭菜、香菜等。急性期禁食动植物性蛋白质（蛋、奶、牛肉、羊肉、豆制品等）、辛辣刺激性食物如胡椒、葱、蒜、姜等以及煎烤、坚硬之物。

2. 可食粥、馒头、白菜、土豆、茄子、炖菜等。

3. 腹痛者，应进软质饮食及半流食。若有呕吐、便血者，应暂禁食，待症状缓解后，可逐渐进食流食、半流食、软食等易消化、少渣食物，少食多餐，不可饱餐。

4. 腰痛者，应低盐饮食。

5. 如无新的紫癜出现，逐渐添加其他蔬菜、应季水果，以及面条和米饭。

6. 可根据不同证型给予相应辨证饮食指导。血热风盛证，宜食用清热解毒、凉血止血之品，如白菜、黄瓜、冬瓜、苦瓜、西瓜、香蕉、雪梨等。阴虚火旺证，宜食用滋阴降火之品，如番茄、山药、百合、枸杞子、黄瓜、苹果等。气血亏虚证，宜食用健脾益气养血之品，如南瓜、芋头、红枣、龙眼肉等。湿热内蕴证，宜食用清热除湿、凉血止血功效之品，如山药、薏苡仁、冬瓜等。

7. 尽量安排同病种患儿于同一病房，以保持饮食原则的同一性。

8. 病情痊愈后，蛋白类食物应少量逐一添加，先添加植物蛋白，然后动物蛋白，添加顺序为豆腐、鸡肉、鸡蛋、猪肉、鱼肉等；添加食物时，食用量应从少量开始。

四、用药调护

1. 中药汤剂

（1）服用中药汤剂期间，忌食生冷、辛辣食物。

（2）补益剂、解表剂应热服，清热、解毒、止血剂应凉服。

（3）幼儿患者宜少量频服。

（4）服用解表剂有汗出者，注意保暖避风。

2. 应用糖皮质激素　口服该类药物，应按医嘱服用，向患者告知服用注意事项。

（1）按医嘱服药，按时、按量、按疗程，不可随意减量、停服。

（2）尽量晨起服药，利于药物的吸收。

（3）出现不良反应时，不必紧张（如满月脸、水牛背、皮肤痤疮、向心性肥胖、月经紊乱等），停药后症状可逐渐缓解。

（4）用药期间注意监测体重、血压、血糖及大便色、质、量等。

（5）用药期间控制饮食摄入总量，注意补充钙和维生素 D，戒烟酒。

（6）注意个人卫生，保持皮肤、会阴、肛门清洁，预防继发感染。

（7）糖皮质激素属于燥热之品，饮食要低糖、低盐，并注意控制饮食总摄入量，可食黄瓜、冬瓜、萝卜、梨、莲子、百合等清热润肺之物。

3. 静脉营养液　腹痛禁食患者，在静脉滴注氨基酸、脂肪乳、维生素 C、氯化钾营养液时，应注意：①做好口腔护理，预防继发感染。②幼儿患者做好情志调护，避免患儿因不能进食而哭闹不止。可用移情易性法分散患儿注意力，转移患儿对饮食的专注力。③注意护理安全，如输液速度、按时巡视、观察静脉有无外渗。如静脉滴注患肢疼痛时，可予芒硝或硫酸镁纱布湿敷，缓解疼痛。

（邹　鹏）

第三节　血友病（血溢病）

血友病（hemophilia）是一组遗传性凝血功能障碍的出血性疾病，包括：①血友病 A（hemophilia A），即凝血因子Ⅷ缺乏症（又称抗血友病球蛋白，AHG）；②血友病 B（hemophilia B）即凝血因子Ⅸ缺乏症（又称血浆凝血活酶成分，PTC）；③血友病 C 即凝血因子Ⅺ缺乏症（又称血浆凝血活酶前质，PTA）。血友病的共同特征是活性凝血活酶生成障碍，凝血时间延长，终身具有轻微创伤后出血倾向。重症患者没有明显外伤时，也可发生“自发性”出血。血友病因其以全身多个部位出血、持久难以自止为主要临床表现。2019 年，经中华中医药学会血液病分会组织全国部分血液病专家讨论，确定用“血溢病”为其中医病名。

【病因病机】

中医学认为，本病的发生与先天禀赋不足，外邪、饮食、七情内伤、劳倦过度以及金刃创伤等有关。如《三因极一病证方论・失血叙论》曰："血之周流于人身荣、经、府、俞，外不为四气所伤，内不为七情所郁，自然顺适。"凡各种原因伤及脉络，均可致血液溢出脉外，导致出血或血肿。

一、内伤因素

1. 先天精血不足 禀赋不足，精血亏虚，血脉脆弱是血溢病发病的关键。《素问・宝命全形论》谓："人以天地之气生，四时之法成。"《灵枢・本神》亦称："生之来谓之精，两精相搏谓之神。"《易经》亦谓："男女构精，万物化生。"明代张介宾《类经》云："太极动而生阳，静而生阴，阴阳二气，各有其精。"因此，先天肾之精血来源于父母，乃父母之阴阳交感而生。若先天禀赋不足，肾精亏虚，真阴不足，水不济火，相火容易妄动，如相火灼伤脉络，血溢脉外而见出血诸症；或肾气不足，命门火衰，血脉脆弱，摄血无力，稍有诱因即血溢于外。

2. 饮食不节 嗜食膏粱厚味，或饮酒过多，或过食辛辣，助湿生热，湿热内盛，扰动血脉而诱发血溢。

3. 七情所伤 思虑恼怒过度，肝气郁滞，郁而化火，损伤脉络而诱发血溢。《素问・举痛论》谓："怒则气逆，甚则呕血。"清代林珮琴《类证治裁・郁证》曰："七情内起之郁，久则津凝为痰，血瘀、痰浊互结而伤气，继必及血。"元代朱丹溪《脉因证治・衄血论》亦云："恼怒伤肝，肝火易动，阴血随火上升，错经妄越，则内伤衄血之证作矣。"

4. 劳倦过度 劳倦过度易损伤心、脾、肾。若伤脾，易致气虚气不能摄血；若伤肾，易致阴虚火旺，损伤脉络，进而诱发血溢。正如明代张景岳《景岳全书・血证》所说："有以劳倦色欲动火者，有以劳倦色欲而伤阴者……皆动火之因也。"

二、外邪因素

1. 外邪侵袭 外邪侵袭机体，伤及脉络而引起出血，其中以感受热邪者居多。尤其小儿，形气未充，感受外邪易从火化而诱发出血。

2. 金刃所伤 素体血脉脆弱，稍有碰撞或金刃损伤，易致脉络破损而诱发血溢。若气血郁滞脉外，易成血肿。

【临床特征】

一、症状特征

1. 常见症状与体征 血溢病为发作性疾病，临床主要表现为异常出血和反复出血。出血多因外伤或手术后导致，若不治疗，常可持续数日或数周不止。出血部位可在消化道、泌尿道、腹腔内及腹膜后，而颅内出血、肺部出血少见。出血是血溢病患者最主要的临床表现，多为自发性出血，表现为磕碰伤、流鼻血、小手术（如拔牙、扁桃体摘除）后出血不止。其中血溢病 A 出血较重，血溢病 B 较轻。

2. 特异性症状与体征

（1）血肿及压迫表现：深部血肿常见于重型患者，血肿以腓肠肌、大腿和前臂部位多见，局部可有疼痛和肿胀；严重者，局部水肿明显。若血肿久不吸收，可引起无菌性坏死或缺血性损伤及纤维性变。血肿压迫神经，可致神经病变；压迫口腔底部、咽后壁、喉部等，可致呼吸困难，甚至窒息；压迫血管，可致相应供血部位缺血性坏死或瘀血、水肿。

（2）关节积血：关节积血以膝关节为多见，次之为肘、踝、肩、腕、髋关节等；具体表现为关节局部发热、疼痛及触痛，经数日或数周自行吸收。若反复积血，则可导致滑膜增厚，软骨面粗糙，关节腔变窄，以致变形、僵硬，最终形成血友病关节。

二、临床证候

1. 血热妄行证 多部位出血，量多色鲜红，见鼻衄、齿衄或便血、尿血；可伴烦躁不安，身热汗出，口渴喜冷饮，小便黄赤，大便干结。舌红，苔黄，脉弦数或滑数。

2. 阴虚内热证 鼻衄、齿衄或其他部位出血，血色鲜红；颧红潮热，手足心热，心烦，口渴，盗汗。舌红，苔少，脉细数。

3. 气不摄血证 慢性病程，反复发作，出血绵绵，血色淡；伴神疲乏力，面白，头晕目眩，心悸气短，动则加重，或自汗。舌淡，苔薄白，脉细弱。

4. 瘀血阻络证 出血色紫暗，关节肿痛，痛有定处，面色萎黄或黧黑；或自觉身体热，口干咽燥。舌黯淡或有瘀点，脉细涩。

【调护评估】

一、病因评估

血溢病是先天遗传类疾病，证属中医“血证”的范畴，出血的病机可概括为“火盛”和“气伤”两个方面。由于先天禀赋不足，血脉脆弱，肾精亏虚，虚火内盛，迫血妄行；或劳倦过度，气血不足，脾气亏虚，无力统摄血液；或感受外感火热邪气，蕴生内热，血热妄行，血溢脉外而出血。

本病的评估先要辨明虚实，实火者应清热泻火，虚火者应滋阴降火，血瘀者应活血化瘀，气血亏虚者应补气养血。护理上应根据辨证予以个性化指导。

二、疾病评估

1. 临床表现

（1）常见出血：出血部位为皮下组织、肌肉及关节，以关节出血最为常见，可反复发作。血热妄行证患者虽发病急，出血量多，但经积极的治疗后，出血可完全吸收，功能恢复正常。其他证型往往出血反复，缠绵难愈，可导致关节肿大、变形，甚至功能丧失。

（2）其他部位出血：如鼻衄、齿衄等，呕血、便血、咳血少见。

2. 实验室检查

根据血常规、凝血四项、基因检测及临床症状等，对血友病进行疾病评估（表4-1）。

表 4-1 血友病 A 疾病评估分型

分型	因子活性水平 F Ⅷ:C（%）	临床出血特点
重型	＜1	关节、肌肉、深部组织出血，关节畸形，假肿瘤
中型	1 ～ 5	关节、肌肉、深部组织出血，关节畸形较轻
轻型	6 ～ 25	关节肌肉出血很少，无关节畸形
亚临床型	26 ～ 45	仅在严重创伤或手术后出血

【调护要点】

一、病因调护

血溢病患者的先天血脉脆弱，脏腑失调，气不摄血，宜益气养血、固摄止血。针对病因，充分做好心理疏导，指导患者保持愉悦的心情，改善患者消极、抑郁的情绪，避免七情内伤、恼怒过度；慎重从事高强度体力劳动，避免劳倦过度，气阴损伤、金刃外伤、血脉不固等诱发因素的发生，尽量避免各种大创伤手术；饮食有节，少食辛辣刺激之品，慎重食用多刺、硬质的食物，如鱼类、海鲜等；日常生活中嘱患者动作轻柔，剪短指甲，衣着宽松，谨防外伤及关节损伤，克服挖鼻腔、剔牙等不良习惯。

二、疾病调护

血溢病为少见的遗传性疾病，临床依据轻重分型分别护理。

1. 重型或中型 尽量避免不必要的穿刺或注射，如病情需要，应在注射后的穿刺部位按压 5 分钟以上，直至出血停止。出血期间严禁热敷，因热敷会促使血管扩张，不利于止血。

（1）关节腔出血者，早期应给予局部冰敷并抬高患肢及固定关节并制动；抬高患肢要保持功能体位，以减少疼痛，减少出血。

（2）消化道出血者，早期应禁食，腹部冰敷，可减轻疼痛、呕吐，减少出血，按医嘱予以输注Ⅷ凝血因子或冷沉淀物。输血时，应注意预防输血反应，减少输血不良反应发生。

（3）口腔出血者，要保持安静，用冷敷疗法，用毛巾包裹医用冰袋置于患侧颌面，使局部血管收缩；禁用抗凝及影响血小板功能的药物；避免进食边缘锐利的食物或使用吸管，避免局部损伤。

（4）颅内出血者，是血友病最严重的并发症，应密切观察患者意识、精神、瞳孔及生命体征，以及有无出现头痛、头晕、呕吐等症状。如有颅内出血倾向，立即停止活动，禁止搬动患者，及时给予降颅内压、止血及吸氧。

2. 轻型或亚临床型 限制患者剧烈活动，如打篮球、排球等，禁止从事高强度体力劳动，避免外伤。如伤口出血不止，应进行止血处理，尤其要注意与出血相关的体征，如皮肤黏膜有无瘀点、瘀斑及大小、分布情况，有无鼻腔、牙龈出血，有无关节出血、肿胀、压痛等。

【辨证调护】

一、辨证候

1. 血热妄行证

调护原则：清热解毒。

辨证施护：①急性出血期患者需绝对卧床休息，身穿宽松衣物，避免磕碰。②密切观察病情变化，注意观察患者脉搏、呼吸、血压及意识变化情况。消化道出血者，要观察其呕血与便血量的大小并予以记录；泌尿系统出血者，需观察患者尿色、尿量。③饮食宜清淡，出血倾向者以半流食或软质饮食为主，多饮水，多食用新鲜水果、蔬菜，以补充津液。忌食辛辣、煎炸食物，戒烟酒。可用白茅根、麦冬等益气养阴、清热凉血之品煎汤代茶饮。

2. 阴虚内热证

调护原则：滋阴润燥。

辨证施护：①观察出血的部位、颜色、出血量。②限制患者活动，避免发生各种外伤，告知患者禁止拔牙等各种手术。③患者应多饮水以补充津液，忌食温燥发散之物，多食清淡凉润之品，如梨、甘蔗、鲜藕等，可配百合银耳粥、西洋参茶、沙参麦冬茶以益气养阴。④七情有常，调畅情志，保持积极乐观的心态。

3. 气不摄血证

调护原则：益气养血。

辨证施护：①日常起居中，应注意给予患者全面悉心护理；克服挖鼻腔、剔牙等不良习惯，防止外伤。②患者可适当进行体育锻炼，增强正气，如散步、慢跑、练习八段锦等；宜多食用温性食物如龙眼肉、莲子、鸽子肉等，亦可进食山药粥、黄芪大枣粥等健脾益气养血之物。

4. 瘀血阻络证

调护原则：活血化瘀。

辨证施护：①适当进行体育活动，避免过度劳累，保持心情愉悦，避免精神紧张、易怒等不良情绪。②加强调摄养生，饮食宜清淡、易消化；可进食活血化瘀、疏肝气之品，如佛手、玫瑰茶、柑橘、山楂果茶、陈皮粥、桃仁粥等，忌食煎炸、粗糙、坚硬之品，戒烟酒。③关节肿痛者，可予以冷敷。

二、辨症状

1. 出血 观察出血的性质、出血量、出血颜色等，四诊合参辨别患者的证型。

护理措施：①急性出血、血色鲜红者，多为火热邪气迫血妄行，采用清热凉血之法；慢性出血见血色淡，出血反复不止者，多为气虚无力固摄血液，血溢脉外，采用补心益气健脾之法。②局部出血的处理。皮肤表面出血者，可采用压迫止血法；鼻腔、牙龈出血者，可使用云南白药或三七粉棉球等加压止血，养成良好的生活习惯，嘱患者不挖鼻腔，勤漱口，用软毛刷刷牙；咽喉部出血或血肿形成时，应协助患者头偏一侧，避免血肿压迫呼吸道而引起窒息，必要时用吸引器将血吸出，并做好气管插管或切开准备。

2. 关节炎 血溢病患者可出现关节反复出血，常见于负重关节如膝关节等。由于关节出血时，患者需绝对卧床，久而久之有发生失用综合征的风险。

护理措施：①关节出血期，应绝对卧床休息，可采用冷敷、抬高患肢等方式帮助止血，可用四黄散湿敷以活血止痛，促进瘀血消散。②定期进行关节评估，包括外形、关节活动能力、有无压痛等，以判断关节病变处于急性期或缓解期。③急性期应局部制动并保持肢体、关节处于功能位，在关节肿胀未完全消退、肌肉力量未恢复之前，切勿使患肢负重，以预防反复的关节腔出血。④对患者做好健康宣教和心理支持，提供疾病相关知识，缓解患者不安、恐惧等情绪。关节出血缓解后，应当进行关节康复训练，如股四头肌收缩功能训练、膝关节屈伸练习等。

3. 疼痛 这是血溢病的常见症状，应向患者做好宣教，说明疼痛、肿胀、出血的相关性。为患者做护理操作时，动作轻柔。

护理措施：①可用弹性绷带或弹性袜包扎关节，轻柔的压力有助于限制出血和减轻关节肿胀、疼痛。对于肌肉出血，如果怀疑有神经受损，则慎用压迫法。②将出血部位抬高至心脏高度以上，减低出血部位的压力，减缓疼痛程度。③头部出血疼痛时，观察患者有无恶心、呕吐，鼻部或耳内有无血迹，以及有无头痛、头晕、乏力、视物模糊、走路姿势异常等症状。④颈和背部出血疼痛时，需观察患者有无手臂或腿酸痛无力、麻木刺痛或如厕困难等情况。⑤肌肉和关节出血疼痛时，需观察患者手臂和大腿活动是否正常，以及局部有无发烫、肿胀、紧绷感、跛行、疼痛等情况。

【特别调护】

一、生活起居

保持病房环境安静、整洁、舒适，热盛者应适当降低病房温度与湿度，定时通风。注意起居有常，劳逸结合，根据体质情况适当运动，出血期应绝对卧床休息，缓解期或低风险患者可加强锻炼，强身健体，增强正气。

二、情志调护

血友病由于病情较重，患者往往容易有情绪波动，大怒不止则肝气上逆，血随气溢，易出血；思虑过度则伤脾，脾胃受损运化无力，更加重血虚；恐伤肾，肾主骨生髓，肾虚则精血不足，体虚更甚。日常调护中应正视疾病，调畅情志。

1. 气功导引　气功强调“入静，意守”，是加强内抑制的自控方法。如练习八段锦、太极拳，疏通经络，调畅气息；静坐养神，以中正心态坦然面对事物，平衡五脏六腑的气机；腹式呼吸吐纳法，调整、平衡自身气机的流通，回归平和的状态。

2. 语言开导　通过语言交往，亲切关怀，取得患者信任，了解其心理状态，针对性地运用语言作为心理疗法的手段，告知患者情绪反应与病情发展及转归密切相关，帮助患者解除思想疑虑，增强抗病信心，达到康复目的；鼓励亲朋好友给予患者情感支持，病友间交流疾病防治经验，提高认识。

3. 音韵感应　用五音中“抑、扬、顿、挫、高低”的商调音乐，针对性地陶冶情志。如大怒伤肝者，可用凄婉的曲调以抑之；悲忧伤肺者，可用高亢曲调以扬之；思虑伤脾者，可用快曲调以发之；惊恐伤肾者，可用和缓曲调以宁之。抒发情感，达到调理气血阴阳的作用。

4. 怡情逸志　要有适当的文娱爱好，以培养情操，活跃情趣。如线上观赏健康的戏剧、歌舞，听相声、小品。针对忧思恼怒、恐惧紧张，指导移情相制疗法，转移其注意力，淡化，甚至消除不良情志。针对焦虑、抑郁的情绪变化，采用暗示疗法或顺情从欲法，提高自我调控及心理应急能力。

三、饮食调护

1. 宜　以高蛋白质、富含维生素和少渣、清淡营养、易消化的食物为主，对增强体质，防止出血，提高凝血因子数量有益，如苜蓿、菜花、蛋黄、动物肝脏及所有新鲜的绿叶蔬菜，可补充促凝血物质，减少出血机会；多食用质软易烂食物，进食应细嚼慢咽；多吃水果和蔬菜，预防便秘。体质虚、气血两亏者，可进食牛奶粥、人参粥、大枣粥、山药粥、木耳粥、黄芪粥、鸡汁粥；吐血量大或频频吐血者，应暂予禁食，并积极治疗原发疾病。

2. 忌　脾胃为后天之本，血友病患者素体虚弱，脾胃更甚，但凡香燥滋腻、生冷不洁之物都应忌口。饮食有节，不宜偏热性、辛辣、厚味，如羊肉、狗肉、辣椒、肥肉及烟酒等；避免进食坚硬、油炸食物，以免造成口腔血疱、牙龈出血。若有牙龈出血，食物的温度不宜过高。因胃肠道容易发生出血，粗纤维及带有机械性刺激的食物如带皮玉米、竹笋、鱼刺、肉骨头等，应避免食用。药方中有行气活血功效的中药材，要避开有通、泄功能的食物，常见的有香蕉、萝卜、西葫芦。中药治疗过程中，还需要避免食用鱼腥、发物。

四、用药调护

1. 人凝血因子Ⅷ 人凝血因子Ⅷ是正常血浆的组成成分，在血液凝固过程中起着必不可少的作用。因此，当出现使用人凝血因子Ⅷ纠正Ⅷ缺乏而致的严重出血时，要严格无菌操作，对未开盖的稀释液和浓缩剂进行加温，温度不能超过 37℃。注射速度应根据患者的反应，5 ～ 10 分钟或更短时间内注射完。输冷沉淀物时，冷沉淀于 37℃水浴（不能超过 37℃）进行快速融化，融化后必须在 4 小时内输注完毕。输注的速度以患者可耐受的最快速度输入。冷沉淀黏度较大，如经静脉注射，最好在注射器内加入少量枸橼酸钠溶液，以免注射时发生凝集而阻塞针头。若病情许可，每袋可用少量生理盐水（10 ～ 15mL）稀释后，经输血器静脉输注，输注时要注意预防过敏反应。

2. 凝血酶原复合物

（1）采用输血器时，应在短时间内以患者能耐受的速度输注，同时观察患者有无发热、寒战、头痛等不良反应。

（2）输注新鲜冰冻血浆时，应在血浆融化后尽快输注，一般 200mL 血浆在 30 分钟内输毕。血浆融化后不可再复冻，因各种原因患者暂时不能输注血浆时，应将其置 4℃冰箱保存，但不能超过 24 小时。

除上述外，特别提醒：①血友病因为体内缺乏Ⅷ凝血因子，因此临床用药时需要高度关注对凝血功能有影响的药物或食物，药物如阿司匹林、保泰松、双嘧达莫、右旋糖酐等；食物如生姜、大蒜、西红柿等。②做好病情观察，尤其注意与出血相关的体征，如皮肤黏膜有无瘀点、瘀斑及其大小、分布情况，有无鼻腔、牙龈出血，有无关节出血、肿胀、压痛等；如患者有发热，严禁用酒精擦浴，以免加重出血。

（2）去氨升压素适用于轻型血友病和血友病传递者，使用时应静脉快速滴入。由于水钠潴留等，此药幼儿慎用，2 岁以下儿童禁用。氨基已酸和氨甲环酸抗纤溶药物通过保护已形成的纤维蛋白凝块不被溶解而发挥止血作用。泌尿系统出血时禁用，避免与凝血酶原复合物同时使用。

（3）血友病 B 的疗效观察可以通过输注凝血因子Ⅸ制剂（或含凝血因子Ⅸ的血浆制剂）后，观察患者出血症状的改善或 F Ⅸ∶C 水平上升来判断。按照预定剂量输注后，若症状未见明显改善或 F Ⅸ∶C 水平没有变化，需要警惕抑制物的产生。

（杨燕卿　于天启　王校宇）

第四节　弥散性血管内凝血（血凝证）

弥散性血管内凝血（disseminated intravascular coagulation，DIC）是一种在严重原发病基础之上，以机体广泛的微血栓形成，伴随继发性纤维蛋白溶解亢进为特征的获得性全身性血栓 - 出血综合征。因 DIC（血凝证）以微循环中广泛而散在地发生血小板聚集、纤维蛋白沉积或血液凝固，导致血小板和凝血因子大量消耗，继而激活纤维蛋白溶解（纤溶）系统，出现多脏器的功能障碍和广泛而严重的出血为临床特征。2019 年，经中华中医药学会血液病分会组织全国部分血液病专家讨论，确定“血凝证”为其中医病名。

【病因病机】

一、内伤因素

各种大病失治、久病暗耗，导致脏腑虚损，耗伤正气，气虚不能行血和统血，血不归经，发为出血，离经之血停滞而为瘀血。或耗伤机体阴液，阴津亏耗，阴血耗伤，不足以载血运行，致血行不畅，甚者血液瘀滞而阻络导致出血。

二、外邪因素

正气虚弱，感受外邪，邪气入里，郁而化热，煎熬津液，血行不畅，凝滞成瘀，瘀阻脉络；热伤脉络，血不循经，溢出脉外，而见出血诸证；瘀血导致出血，出血加重血瘀，二者互相交织，造成恶性循环，致使病情加重、恶化，直至出现脉道不通，气血消亡，阴阳离决的危重症。

【临床特征】

一、症状特征

1. 一般症状　出血是首发症状，并呈进行性加重。初期表现为皮肤瘀斑、瘀点，并呈斑纹状，进而有大量出血，如牙龈及鼻出血（齿衄、鼻衄）、胃肠道出血（呕血、便血），严重者见尿血或颅内出血（尿血、中风），穿刺部位或伤口渗血不止。

2. 特殊症状

（1）不易用原发病解释的脉络损伤的病机变化或阴阳离决的危候，如面色苍白或青灰、发绀、精神萎靡、肢端凉、尿少等。

（2）由于脉道瘀阻，可导致各脏腑发生功能障碍，并出现相应的临床症状。如瘀阻肝、肾、消化道，则见恶心、呕吐、腹痛、胃肠道出血、血尿，甚至肾功能衰竭；瘀阻肺脉，可出现胸痛、呼吸困难、发绀、咯血、呼吸衰竭等；瘀阻脑络，可出现昏迷、惊厥。

（3）黄疸为血液败坏所致（微血管病性溶血性）。轻者仅有血虚表现，重者表现为发热、全身发黄、腰背疼痛、面色苍白等。

二、临床证候

1. 热毒血瘀证　皮肤发斑，其色紫暗，甚则衄血、咯血、便血、尿血等；身热口渴，或神昏谵语。舌红绛或紫暗，无苔，脉沉细数。

2. 瘀血内阻证　皮肤青紫肿痛，痛如针刺，固定拒按，夜间加重；重者见咯血、呕血、便血、尿血，色暗红，唇甲青紫，眼下紫斑，肌肤甲错。舌紫暗、紫斑、紫点，舌下脉络曲张，或舌边有青紫色条状线，脉涩或结代。

3. 血虚血瘀证 皮肤紫斑，呕血、咯血或便血、尿血；面色白而无华，心悸，头晕目眩。舌淡或有瘀点，苔白，脉细数无力。

4. 气虚血瘀证 皮肤紫斑或有咯血、呕血、便血、尿血等，伴见神疲懒言，气短自汗。舌胖嫩，苔白，脉沉无力或脉微欲绝。

5. 阳虚血瘀证 皮肤紫斑，呕血、咯血、便血、尿血；或腹大肢肿，按之如泥，喜暖畏寒，四肢不温。舌暗淡有瘀斑，脉沉细涩。

【调护评估】

一、病因评估

按照导致 DIC（血凝证）的病因，对患者进行病因评估。病变初期，多为毒热内盛证，与初期由感染引起机体炎症反应过程相类似，护理应采取清热解毒兼以凉血的方法，具体方药可用清瘟败毒饮、黄连解毒汤，注意增减衣物及防寒保暖。中期可因热毒内陷，损伤脏腑及阴血，造成腑气不通证及血瘀证。护理上应注意饮食清淡规律、严密观察疾病进展情况。进入后期，疾病造成的影响广泛，累及各个脏腑之气、血、阴、阳，病性多虚实夹杂形式存在，与弥散性血管内凝血终末期发生多脏器功能障碍及衰竭相类似；此期治疗难度较大，应在活血化瘀同时兼顾扶正固本，并根据气、血、阴、阳的虚衰程度分别予以益气、补血、滋阴、温阳等方法。

二、疾病评估

许多疾病可诱发 DIC（血凝证）。如各种病原体感染，血液肿瘤和实体瘤，早产或其他新生儿疾病，组织器官损伤如严重创伤、挤压伤、颅脑损伤、大手术等，免疫性疾病如溶血性输血反应、系统性红斑狼疮等、其他因素如血管瘤、重症中暑、毒蛇或昆虫咬伤、药物、癫痫持续状态等。对于可治愈的原发病引发的 DIC，在病因治疗基础上，予以辨证调护，往往恢复很快，甚至痊愈。由重大疾病、严重感染、严重创伤、多器官功能衰竭等引发的，即使积极治疗，预后仍然不佳。因此，病因在很大程度上决定了疾病治疗与调护难度。

【调护要点】

一、病因调护

本病瘀血的成因很多。调护重点是监测生命体征，确定有无活动性内出血迹象，准确记录出血量；重度贫血患者需卧床休息，限制探视，避免打扰；加强患者口腔、皮肤、会阴护理；鼓励患者多喝水，监测每日尿量，避免感染、脱水、失血诱发急性肾衰竭；消化道出血及意识障碍缺乏气道保护者，应予禁食，静脉营养支持。

二、疾病调护

DIC 患者，毒、热、瘀邪互结，极易伤及气血，耗竭阴津，导致阴竭阳脱证，病情凶急。护理方面应将危重患者安置于方便抢救的床位，准备好抢救仪器。一旦发生危险，立即施救，将患者平卧于床，不可随意搬动，建立静脉通道给药，保证气道畅通，充足给氧，处理要及时、准确。保持室内通风，环境清洁，注意保暖，及时送检标本，随时观察并做好特护记录，于床头交接班。

【辨证调护】

一、辨证候

1. 热毒血瘀证

调护原则：清热凉血，解毒化瘀。

辨证施护：①体温上升期，是发热的起始阶段。按照卫气营血辨证，邪在卫分，治疗为“汗之可也”。护理的重点在于取汗，应避风、保暖，服药后可给热粥以助药力，并稍加盖被使之出汗，以淅淅汗出为宜，注意切不可汗之太过。②高热持续期，表证已无，转为里热，是机体代谢及生理功能的亢盛期，见于气分证、气营两燔证及血分证。针对热扰心神的烦躁不安者，护理时可辅以物理降温，并配合针刺合谷、曲池、大椎、三阴交等穴，可协助退热；热结肠腑而出现便秘、腹胀、痛而拒按时，可用大黄、芒硝、玄参各 15g，煎水保留灌肠，泻火通便，排除毒素，既可彰显釜底抽薪、顿挫热势以存阴之妙，又可奏清热凉血、祛瘀解毒之功；饮食宜高热量、易消化的流质饮食，适度补充优质蛋白质，忌食油腻、辛辣；密切观察病势走向，传变出现脱证时，应速投人参、附子急救回阳。③体温下降期，为邪退正虚。应注意巩固治疗，治宜清热益气生津，用竹叶石膏汤加减。护理时注意区分寒热真假，“热深厥亦深”；高热患者突然热退出现四末厥逆时，应注意查验舌脉；热退阴伤时，时时注意保阴，建议多食新鲜果汁。如用梨 100g，荸荠 50g，莲藕 50g，麦冬 10g，芦根 20g，洗净切碎，混合后，用纱布包好绞汁或榨汁饮，具有清热生津、养胃止渴之功。忌峻补，忌食辛辣之品，以防“虚邪留恋”“死灰复燃”；阴虚盗汗者，加强皮肤护理。

2. 瘀血内阻证

调护原则：活血化瘀。

辨证施护：①发热时间长，脾胃功能不足，容易引起口腔溃疡，应加强患者的口腔护理。勤漱口，清洁口腔，如用银荷漱口液做口腔护理（金银花、虎杖、防风等）。每次 30mL 含漱，让药物在口中停留 10 ～ 15 分钟，每日 3 次，疗程 7 日。若不能自行漱口时，可用上述药液行口腔护理，每次 30mL，每日 3 次 ，能有效地减少患者口腔感染的发生，改善已有的口腔感染，并有利于减少深部感染的发生。口唇干燥者，涂以甘油、植物油等；口腔溃疡者，在溃疡面撒布外涂喉风散或冰硼散等。②鼓励患者多饮水，指导患者进食清热生津之品，如马蹄芦根水、西瓜汁、梨汁等。不能饮水者，应用鼻饲法或静脉输液等方法快速补充体液。③使用灌肠法清除肠源性内毒素血症时，灌肠药液温度应保持在 37 ～ 39℃，早晚各 1 次。灌肠后，观察患者大便次数、性状及根据症状来调节用药的剂数。④痰多者，按医嘱予以金喉雾化剂雾化吸入，配合针刺双丰隆穴以宣肺化痰。针刺丰隆、膻中、肺俞、列缺、尺泽等穴以平喘，喘重者加天突、定喘穴，均用泻法。

3. 血虚血瘀证

调护原则：补血化瘀。

辨证施护：①卧床时间较长者，要注意预防褥疮发生。②痰黏难咯者，应尽量将痰咳出。患者采取适当体位，并予以化痰消炎药物以雾化吸入，适当叩击后背，必要时给予吸痰，以利呼吸道通畅。③腹胀者，用加味大承气汤保留灌肠，改善肠功能，保护肠屏障，防止肠道内毒素、细菌移位；电针双侧足三里，加强胃肠功能，促进排气排便；吴茱萸热敷脐部（神阙穴），促进胃肠蠕动；可用大黄粉加酒精敷神阙穴，亦可达到促进排便，通胃肠道的作用。④中药宜温服，参附汤频服。喂药时要小心，谨防呛入气管，必要时采取鼻饲喂药。⑤可予鲜藿香、鲜佩兰、薄荷等泡水代茶饮；适当进食活血化瘀之品，如丹参、田七煲瘦肉等。⑥腹胀、腹泻者，可针刺中脘、脾俞，或拔罐脾经穴位。

4. 气虚血瘀证

调护原则：益气活血。

辨证施护：①注意有无神昏、烦躁、肢冷面白、出血等。②高热伴出血者，静卧少活动，密切观察眼结膜、口腔黏膜、皮肤等出血情况。③做好排痰护理，保持呼吸道通畅。

5. 阳虚血瘀证

调护原则：温阳益气，活血化瘀。

辨证施护：①做好抢救工作，尽早应用回阳固脱、益气养阴法等治疗。以回阳救逆法为主，使用参麦注射液、参附注射液均能使患者血压上升，减慢心率与呼吸，并使意识转清、汗出停止、四肢转温、脉转有力。②使用机械通气、床边血透时，做好相关护理。③做好保暖工作。④艾灸百会、神阙、关元以回阳。⑤饮食宜低盐，以清淡、易消化、富含营养、少量多餐为原则，限制饮水量。适当进食西洋参汤可益气养阴补虚，鲤鱼赤小豆炖汤、薏苡仁大枣粥、赤小豆粥利尿，必要时禁食。

二、辨症状

1. 出血 患者因正气虚弱，感受外邪，热伤脉络，血不循经，瘀血导致出血，而出血加重血瘀，二者互相交织，造成恶性循环，致使病情加重、恶化。

护理措施：①先辨清出血部位，根据“急则治其标，缓则治其本”的原则，对于出血暴急量多者，急投止血药以治其标。②密切观察意识、瞳孔、体温、脉搏、呼吸及血压变化，发现异常，及时报告医师进行处理。③病室宜安静、卫生，调节室内温度。④饮食宜清淡、易消化的半流食，忌辛辣甘肥之品，进食细嚼慢咽，可选用萝卜、冬瓜、龙眼肉、鱼、瘦肉、蛋、甲鱼等。⑤中药少量多次频服，防止咳呛呕吐。⑥缓解患者焦虑情绪，保持心情舒畅，避免情绪过激。⑦随气候变化增减衣物，防止正虚邪袭，变生他证。

2. 休克（厥证） 因邪毒侵扰，脏腑败伤，气血受损，阴阳互不维系所致。以突然汗出、目合口开、二便自遗、脉微欲绝为主要临床表现。

护理措施：①密切观察患者的生命体征，如出现异常，立即报告医师，并配合处理。正确记录出入量。②患者若出现四肢逆冷、大汗淋漓时，立即报告医师，并配合处理，注意保暖。③尿失禁者，遵医嘱留置导尿管，保持外阴清洁；大便失禁者，保持肛周皮肤清洁、干燥。④饮食宜营养丰富、易消化的流质或半流食。⑤四肢不温、汗出者，可予四肢放置热水袋等保暖，或遵医嘱给予参附汤或艾灸等。高热患者，可遵医嘱给予十宣穴放血。⑥应劝慰元气衰弱患者稳定情绪，注意静养。做好患者家属的劝慰工作，关心患者。

【特别调护】

一、生活起居

1. 最好给予干燥通风、采光好的单间。若没有单间，四周用窗帘或屏风隔离，形成单间隔离效果。不与其他病情危重、免疫系统低下或者留置管道多的患者同住一间病室，以防其抵抗力低而感染。

2. 保持病房空气清新、干燥，一般室温宜 24 ～ 28℃，湿度为 45% ～ 55%。

3. 长期卧床者，衣着宜宽松，厚薄适宜，床单整洁，无皱褶。注意给患者修剪指甲，嘱患者不可用指甲抓挠，以免引起皮肤感染，加重病情。

4. 生活不能自理者，护士须加强基础护理。

5. 二便失禁者，应勤换纸尿布，避免污染皮损及周围皮肤，护理时动作应该轻柔，避免拖、拉、拽等动作，努力提高患者的舒适度。鼓励和帮助患者经常更换体位，减少局部汗湿部位。

二、情志调护

1. 告知患者“情志不畅对病情控制相对不利”，使其了解情志调节对控制自身病情的作用。同时，主动与患者沟通、交流，了解其情志失调原因及表现，对其进行针对性的情志疏导，树立战胜疾病的信心。

2. 告知患者如何保持精神放松状态，尽可能地保持良好的心态，避免过度精神刺激。

三、饮食调护

1. 患者常表现为食欲缺乏、消化不良等，宜高热量、易消化流质饮食，适度补充优质蛋白质；忌食油腻、辛辣，避免进食容易引起肠道感染的不洁饮食，避免暴饮暴食及过度饮酒。

2. 以少量多餐为原则，限制饮水量，密切观察病势走向。

四、用药调护

1. 抗凝治疗

（1）普通肝素：一般每日不超过 12500U，每 6 小时用量不超过 2500U，静脉或皮下注射；根据病情决定疗程，一般连用 3 ～ 5 日。

护理措施：①用药前，先测定凝血时间；用药后 2 小时，再次测定凝血时间。②护士应注意观察患者可能出现的皮下瘀斑、出血等情况。③注意过敏反应的发生，轻者出现荨麻疹，重者可引起支气管痉挛、过敏性休克。④如药物使用过量，可引起消化道、泌尿系、胸腔或颅内出血，部分患者可发生严重出血。若大出血不止，则须用鱼精蛋白拮抗。鱼精蛋白 1mg 可中和肝素 100U。注射鱼精蛋白速度不宜太快，以免抑制心肌，引起血压下降、心动过缓和呼吸困难。

（2）低分子肝素：剂量为每日 3000 ～ 5000U，皮下注射，根据病情决定疗程，一般连用 3 ～ 5 日。低分子肝素常规剂量下无须严格血液学监测。

2. 替代治疗 以控制出血风险和临床活动性出血为目的。适用于有明显血小板或凝血因子减少证据且已进行病因及抗凝治疗、DIC 未能得到良好的控制、有明显出血表现者。常用的血液制品有新鲜冷冻血浆、血小板悬液、凝血酶原复合物等。

护理措施：①护士应加强对成分输血和凝血机制的认识。②操作中严格执行“三查十对”。③因库存血中缺乏凝血成分，可引起严重的凝血障碍，应避免大量使用库存血或低温输入库血。④输血结束后，认真检查静脉穿刺部位有无血肿或渗血现象并做相应处理。若有输血不良反应，应在处理不良反应的同时填写反应卡反馈给输血科。

（张　涛）

第五章 骨髓增殖性疾病护理

第一节 真性红细胞增多症（髓毒血积病）

真性红细胞增多症（polycythemia vera，PV）是一种以克隆性红细胞异常增多为主的慢性骨髓增殖性疾病。实验室检查为外周血红细胞比容增加，血液黏稠度增高，常伴有白细胞和血小板增多、脾大；病程中，可出现血栓和出血并发症。2019 年，经中华中医药学会血液病分会讨论，确定用“髓毒血积病”为其中医病名。

【病因病机】

一、内伤因素

1. 由于父母体弱多病、高龄生育，或母体妊娠时失于调养，或禀赋不足，胎毒内生，导致毒瘀骨髓，损及精髓，败坏气血，耗损阴阳。

2. 后天疾病影响，如心病（先天性心脏病）、肺病（慢性阻塞性肺气肿）、血虚证（氧亲和力过高或携氧能力减低的异常血红蛋白病）、肾脏疾病等导致气血虚损、阴液不足、阳气虚弱均可导致血行不畅，血液瘀积。瘀阻经脉和肌肤，脉络不通，则见肢体麻木，皮肤、黏膜暗红，疼痛等；瘀阻肝脏或胁下，可见癥积肿块等；瘀阻脾胃（肠道），则见上腹饱胀感、口渴、反酸、嗳气、便秘等；瘀阻心脉，则见心慌、怔忡、气短、胸闷或真心痛；瘀阻肺脏，则见咳嗽、喘息等；瘀阻泌尿生殖器官，则见血尿、月经过多，甚至膀胱、阴道、子宫出血及肾脏肿块等；瘀阻脑络，则见头晕、头痛、头胀、眩晕、耳鸣等。

二、外邪因素

1. 电离辐射属于热毒火邪，侵入机体，蕴伏营血，煎熬血液、津液成块，结于肌肤或脏腑。

2. 久居毒污之地，或高原生活、吸烟等因素，可以导致毒邪侵袭，入里化热，热伤血液并煎熬成块。

3. 机体虚弱，感受外毒（病毒感染），滞留机体，损伤血液或人体正气，正气虚弱无力推运血行而致血液瘀滞于肌肤或脏腑。

4. 长期用药（雄激素药物、促红细胞生成素等）可致血液瘀积。

【临床特征】

一、症状特征

1. 一般症状 临床见颜面潮红或暗红，口唇青紫，舌下脉络青紫，头昏，头疼，耳鸣，乏力，健忘，皮肤瘙痒及肢体麻木；严重者，可有复视、视物模糊、多汗、足痛及体重减轻，或出现偏瘫、语言謇涩、步行艰难等。

2. 特殊症状

（1）脉道中血液瘀滞（血管与神经系统症状）：由于脉道瘀阻，血流不畅，导致各脏器供血不足，功能减退，早期可出现头痛、眩晕、眼花等。

（2）血脉闭阻（血栓形成、栓塞或静脉炎）：当脉道中血液瘀滞进一步加重时，可以导致脉道闭阻（血栓形成和梗死），出现相应症状与体征，如腹痛、昏迷、真心痛等。

（3）出血：血脉瘀滞，血不循经，溢出脉外，导致机体多部位出血，如皮肤瘀斑、瘀点、牙龈出血，或创伤或手术后出血不止等。

（4）皮肤瘙痒：血脉瘀阻，肌肤供血失调，可导致血虚生风症状。

（5）其他：血液瘀滞，脉络不通，可出现关节疼痛、行走不便等；脉络瘀阻，气血阴阳失调，可致肝阳上亢证（头晕、头痛、昏矇等）。

二、临床证候

1. 热毒血瘀证 面色红赤，貌如醉酒，肌似溢血，发热，口苦目眩，咽干舌燥，尿赤便干，心悸不宁，食欲缺乏，烦躁易怒，失眠多梦，皮肤瘙痒，或有骨痛。舌红绛，或伴瘀斑、瘀点，苔薄黄或黄腻，脉弦滑有力。

2. 气滞血瘀证 面色暗红或紫暗，口唇紫暗，胸胁满闷，心下痞满，肌肤甲错，或呃逆不适，或胁下积块，痛有定处。舌暗红，或有瘀点、瘀斑，脉弦细或涩。

3. 阴虚血瘀证 颧红耳赤，低热虚烦，手足心热，午后潮热，口燥咽干，腰膝酸软；衄血、便血、尿血、呕血，血色鲜红；兼见血瘀证候，或有骨痛。舌红或红绛，见瘀点、瘀斑，脉细或兼数。

4. 阳虚血瘀证 面目暗红、虚浮，神疲乏力，畏寒肢冷，肢体麻木或痿废不用，或局部固定刺痛，便溏，阳痿。舌淡胖或有瘀点、瘀斑，脉沉迟或涩。

【调护评估】

一、病因评估

1. 内部功能失调 先天遗传性即源于先天禀赋有异所致。评估患者父母体质是否体弱多病、适龄生育或母体妊娠时失于调养，或禀赋不足，胎毒内生，遗传下代。各脏器有无血液瘀积、脉络不通的表现，如瘀阻肝脏或胁下、瘀阻脾胃（肠道）、瘀阻心脉、瘀阻肺脏、瘀阻下焦、瘀阻脑络等。

2. 外部邪毒侵袭 评估患者的居住史、接触史，如接触电离辐射、久居毒污之地，或高原生活、吸烟、饮酒等。感受外毒（病毒感染）、长期用（雄激素、促红细胞生成素等）、疾病发展等均可导致血液瘀积的病机变化。

二、疾病评估

参照中华医学会血液学分会白血病淋巴瘤学组 2016 年发布的《真性红细胞增多症诊断与治疗中国专家共识》执行。

1. 主要标准 ①男性血红蛋白＞165g/L、女性血红蛋白＞160g/L，或男性血细胞比容＞49%、女性血细胞比容＞48%；红细胞容量（RCN）升高。②骨髓活检示三系高度增生伴多形性巨核细胞。③有 JAK2 突变。

2. 次要标准 血清促红细胞生成素水平低于正常参考值水平。诊断需符合 3 条主要标准或第 1、第 2 条主要标准和次要标准。

【调护要点】

一、病因调护

髓毒血积病患者常见病因主要是先天禀赋不足或久病累及脾肾等内因，以及外在邪毒侵袭，或药毒中伤等内因。因此，病因调护因针对预防或避免病因为主。如开展科普宣教，普及毒污环境、电离辐射导致本病的机制，引发社会重视，正确规避外在邪毒侵袭；涉及易致髓毒血积病的药物时需严格遵循用药规范，严密观察用药反应，避免药毒损伤。其他疾病中病后积极治疗原发疾病，避免久病伤里而引发髓毒血积病。

二、疾病调护

髓毒血积病主要表现为外周血的血细胞比容增加，血液黏稠度增高，伴有白细胞和血小板增多、脾大，病程中可出现血栓和出血并发症。一旦确诊本病，应积极治疗。

调护要点：①饮食护理，宜进食清洁、软质、易消化的饮食，少食多餐，忌食辛辣、生冷、腥膻、油腻及有刺激性的食物。②生活护理，避风寒，慎起居，适劳逸，保持皮肤清洁，避免剧烈搔抓、挫伤、染发、蚊虫叮咬等。③情志调理，加强疾病常识宣教，正确认识疾病，学会心理的自我调节，保持心情舒畅，避免情志刺激。④用药指导，按照中药汤剂、丸剂、注射剂等不同类型，给予护理专业指导。口服药物遵医嘱适时服药，注射剂宜现配现用。

【辨证调护】

一、辨证候

1. 热毒血瘀证

调护原则：清热解毒，活血化瘀。

辨证施护：①应严密观察病情变化，加强对发热、目眩、心悸、皮肤瘙痒、口腔、皮肤的护理。出现目眩、心悸时，卧床休息。发热者，密切监测记录体温，遵医嘱进行经穴推拿，选取合谷、曲池、耳尖等穴。皮肤瘙痒者，饮食宜清淡，忌辛辣刺激性食物及海鲜发物。保持皮肤清洁，沐浴时可在浴水中加少许食盐，水温勿过高，勤换内衣，选择棉质、宽松、柔软的内衣。勿搔抓皮肤，可用打圈的方式轻揉皮肤，以缓解瘙痒。遵医嘱予中药涂擦，或中药冷敷。便秘者，增加饮水量，指导排便时沿下腹顺时针走向轻轻按摩，每日 2～3 次，每次 10～15 分钟；可用大黄粉穴位贴敷神阙、天枢穴 4～6 小时，每日 1 次；予耳穴压豆，实秘取大肠、直肠、肺、交感、肝、胆，虚秘取大肠、直肠、皮质下、脾、胃、肾。②内服中药宜温服，避免药物过凉而刺激胃肠道。出血期间，口服中药应偏凉，不可过热，以防血热妄行，血溢脉外，加重出血。③食疗原则为清热解毒，活血化瘀。应选择优质蛋白质、富含维生素、易消化的食物，如新鲜水果、蔬菜、豆制品、鸡蛋、瘦肉等。有出血倾向者，进食无渣半流食。忌热性食物如牛肉、羊肉、烟、酒、辣椒等。

2. 气滞血瘀证

调护原则：疏肝理气，化瘀解毒。

辨证施护：①宜居阳面，背北向南，避风，注意保暖。②适度活动，如练太极拳、八段锦、八邪操等，导引疏通，活血化瘀。不宜做大幅度、大负荷的运动，若遇头晕、恶心、呕吐、头痛等不适，需及时告知医师。③饮食宜选择行气活血之品，如桃仁、山楂、木耳、海带等。食疗方可选白萝卜排骨汤、莲藕汁、荷叶茶、茉莉花茶、玫瑰花茶，忌食生冷、冰冻之品。④配合医师做好皮内针及穴位放血疗法。

3. 阴虚血瘀证

调护原则：益气养阴，行气化瘀。

辨证施护：①因阴虚内热、迫血妄行，要注意观察患者不同部位的出血。嘱患者避免磕碰，不挖鼻腔，用软毛刷刷牙，勤漱口以防止鼻衄、齿衄的发生。对女性患者要做好经期的护理，及时做好抢救准备工作。②患者阴虚内热发热时要观察体温变化及伴随症状。保持室内空气新鲜，勤通风，每日紫外线消毒。热退汗出时应及时擦干，避免吹对流风，以防外感。③颧红耳赤，低热虚烦，手足心热，午后潮热，口燥咽干，中药宜偏凉服用。多饮清凉饮料，饮食宜清淡，优质蛋白为主，忌辛辣食品，戒烟限酒，以免辛燥动火，助血妄行。同时避免食用油炸食品，因油炸食品能劫阴使阴虚加重。④加强情志护理，消除紧张、焦虑情绪。适当休息，劳逸结合，适当参加体育锻炼。⑤居住环境宜阴凉，故患者应尽量安排在阴面病房治疗。⑥食疗原则补肾阴，养阴清热，如石斛、百合、胡萝卜、梨、猪肉、甲鱼等。忌食辛温香辣之品，如葱、蒜、辣椒等。

4. 阳虚血瘀证

调护原则：温中补阳，活血化瘀。

辨证施护：①病室宜安排在阳面。多穿衣盖被，注意手足腰部的保暖，睡前双足置热水袋，以热助阳。②进食热食，中药宜热服。③由于患者病体正气虚弱，六淫之邪易于侵袭，应春季防风，夏季防暑，长夏防湿，秋防燥，冬防寒，以免病中复感外邪。

④此类患者面色虚浮，神疲乏力，肢体麻木或痿废不用，需专人陪护，生活起居有节，适当运动，使体内的阳气生发，气血运动得以增强。可艾灸关元、气海、神阙、命门、肾俞、脾俞、足三里等穴。⑤便溏者注意腹部保暖，可选择艾灸中脘、气海、关元等穴。⑥食疗原则健脾益气、补肾壮阳。多食用如糯米、玉米、花生、牛肉、羊肉、鸡蛋、海参等。忌凉寒性食物，如西瓜、苦瓜、柿子、螃蟹等。

二、辨症状

1. 出血　血脉瘀滞，血不循经，溢出脉外，导致机体多部位出血，如皮肤瘀斑、瘀点，牙龈出血，或创伤或手术后出血不止等。

调护要点：①先辨清出血部位，再辨清脏腑病位及虚实、寒热、阴阳等。根据“急则治其标，缓则治其本”的原则，对于出血暴急量多者，急投止血药以治其标；血止后或出血轻者，采用清热凉血、滋阴降火、补气摄血等方法以治其本。②密切观察皮肤瘀点、瘀斑色泽及密集程度；鼻衄、齿衄发作时间、持续时间、量及伴随症状；出现呕血、黑便，尿血或意识不清及肢体欠利立即汇报医师。女性患者尤需关注月经情况。③皮肤出血时，活动的动作宜缓慢，勿磕碰。内衣应柔软、宽松，保持皮肤清洁，剪指甲，忌搔抓皮肤。尽量避免肌内、皮下注射，静脉穿刺时，应避免用力拍打及揉擦，扎止血带不宜过紧和时间过长，拔针后适当延长按压时间，必要时加压或包扎止血。④鼻衄时，应取坐位或半坐位，头略向前倾，勿抠挖鼻腔。遵医嘱予冷敷前额或颈后部，并予三七粉等药物撒于棉球上，填塞鼻腔出血部位，压迫止血。后鼻腔出血配合医师及时处理，遵医嘱予复方薄荷油滴鼻液滴鼻或黄芩油膏等涂药。⑤齿衄时，遵医嘱用三七粉、锡类散局部涂药止血，三餐前后用凉血止血中药浓煎漱口。饮食宜质软，温度不宜过高，软毛牙刷刷牙，勿用牙签剔牙。

2. 血栓形成与栓塞　血脉闭阻（血栓形成、栓塞）：当脉道中血液瘀滞进一步加重时，可以导致脉道闭阻（血栓形成和梗死）各组织器官，出现相应症状与体征，如肢体麻木、偏瘫、腹痛、昏迷、真心痛等。

调护要点：因患者的血液色深而稠，黏滞性高，容易形成血栓，常见于脑、四肢、冠状血管，故注意观察：①有无说话不流利、腿脚失灵等脑梗死的症状。②有无呕吐、腹胀、右腹痛等肝静脉血栓急腹症症状。③有无胸闷、胸痛、气促、心悸等心肌梗死症状。④有无呼吸困难、胸痛、晕厥、咯血等肺栓塞症状。如有该症状应及时报告医师处理。饮食护理，可选择高纤维素饮食、多饮水，每日 2000mL 以上，可饮绿茶。生活规律，戒烟，控制血压，降血脂，减肥，适当运动，如散步、打太极拳等。

3. 头痛、眩晕　瘀阻脑络，则见头晕、头痛、头胀、眩晕、耳鸣等。

调护要点：①休息与活动，解释头痛、头晕等原因，介绍治疗过程，消除紧张情绪，鼓励患者树立信心，积极配合治疗；保持环境安静、心情愉快，促进睡眠；适当运动，以不感疲劳为宜，可散步、打太极拳等；专人陪护，防止跌扑。②饮食护理，低盐、低脂、清淡饮食，适量蛋白质、高碳水化合物、高纤维素饮食，多食粗粮、蔬菜；多饮水，每日 2000mL 以上；坚持少量多餐，定时、定量、定餐。③积极控制危险因素，戒烟，控制血压，降血脂，减肥，避免接触造成骨髓损害的化学物质及放射性物质。④指导用药，避免服用造成骨髓损害的药物。

4. 皮肤瘙痒 血脉瘀阻，肌肤供血失调，可导致毒蕴血瘀、湿热邪毒症状。

调护要点：①饮食清淡，忌辛辣刺激性食物及海鲜发物，戒除烟酒。②保持皮肤清洁，沐浴时可在浴水中加少许食盐，使用中性的浴液或肥皂，水温勿过高，勿过度清洁皮肤。勤换内衣，选择棉质、宽松、柔软的内衣。③避免对皮肤刺激，勿搔抓皮肤，可用打圈的方式轻揉皮肤，以缓解瘙痒。④遵医嘱予中药涂擦，可用黄芩油膏外涂患处，3～4次/日。⑤遵医嘱予中药冷敷，可用皮炎洗剂浸湿纱布，外敷大于病变面积1～2cm，时间15分钟左右为宜。阳虚血瘀证及皮肤感觉减退的患者不宜冷敷。

【特别调护】

一、生活起居

1. 起居有节，注意气候变化，及时增添衣被。眩晕者起卧动作宜缓慢，防止跌扑。

2. 保持大便通畅，养成定时排便的习惯，排便时勿努责。

3. 做好皮肤护理，着宽松棉质内衣，涂抹润肤品，勿搔抓皮肤。

4. 适当参与室外锻炼，如散步、打太极拳、八段锦、八邪操等，以提高机体免疫力。

5. 发热患者遵医嘱给予退热药物，热退汗出时，及时更换衣裤、被褥，防止受凉。

6. 加强口腔、皮肤、肛周及外阴的清洁卫生。

二、情志调护

加强疾病知识宣教，正确认识疾病，保持心情舒畅，避免情志刺激，教会患者心理的自我调节方法。

1. 情志相胜法 七情相生相克，行“以偏纠偏”之法，根据患者情况对其七情进行明确定型，引导患者形成与之相克的另一种情志，克制原有情志。

2. 移情易性法 移情强调转移患者注意力，护士及家属在治疗期间帮助其选择娱乐形式，尽快适应角色转变；改变患者心志，排除或改变患者的焦虑、抑郁状态或错误认识，促使患者心态或习惯向正常转变。

3. 顺情从欲法 顺从患者的意志，满足其需求。

4. 叙事护理法 巧用叙事的五大技术引导患者。

三、饮食调护

饮食宜清洁、清淡、软质、易消化为主。忌食肥甘厚味、生冷辛辣之品。轻度出血可服用藕及荷叶等。

1. 热毒血瘀证 宜食清热解毒、活血化瘀之品，如苦瓜、莲藕、荸荠、黑木耳、绿豆、梨等。可选食六汁饮、藕节绿豆粥等。忌大辛大温之品，如辣椒、大葱、韭菜等，少食或不食牛肉、羊肉、狗肉等性温味腥油腻之品。

2. 气滞血瘀证 宜食疏肝理气、化瘀解毒之品，如山药、桃仁、当归、黑木耳、海带、丝瓜、玫瑰、红花、陈皮等。食疗方山药桃仁粥、玫瑰红花陈皮饮等。

3. 阴虚血瘀证 宜食滋阴清热、活血解毒之品，如鸭肉、石斛、银耳、百合、山药、茯苓。食疗方山药鸭肉汤、枸杞银耳粥。

4. 阳虚血瘀证 宜食温补肾阳、活血解毒之品，如山药、枸杞子、当归、海参、薏苡仁、黑豆、黑芝麻等。食疗方海参小米粥、枸杞羊肉汤。

四、用药调护

1. 降细胞治疗

（1）羟基脲：起始剂量为每日 30mg/kg 口服，1 周后改为 5 ～ 20mg/kg，需维持给药并调整用药剂量，治疗过程中需频繁监测血常规、肾功能。服药期间，增饮温水。

（2）IFN-α：用药量为每周（9 ～ 25）$\times 10^6$ U，分 3 次皮下注射。用药期间需观察血象、肝功能、中枢及外周神经系统等不良反应。

（3）芦可替尼：推荐起始剂量为 20mg/d，在开始治疗的前 4 周不进行剂量调整，每次剂量调整间隔不应少于 2 周，最大剂量不超过 50mg/d。用药期间，需观察血象、肝肾功能等。

2. 抗凝治疗 首选口服低剂量阿司匹林（100mg/d），注意观察有无上腹痛或腹部不适，服药期间定期行大便常规检查。

3. 中药特色治疗 血可舒浸膏，选用红花、丹参、地龙、僵蚕以活血化瘀、通络散结。用于皮肤瘀斑、唇甲紫暗，肢体麻木，胸痛腹痛，舌暗红等各种血瘀证。一次 5 ～ 10g，每日 3 次。

（余 娟）

第二节 原发性血小板增多症（髓毒血实病）

原发性血小板增多症（essential thrombocytosis，ET）是一种主要累及巨核细胞系的慢性克隆性骨髓增殖性疾病，亦称特发性血小板增多症或出血性血小板增多症。主要临床特点：血小板持续明显增多，高于 1000×10^9/L，骨髓中大型成熟巨核细胞过度增生；常伴有反复的自发性皮肤黏膜出血，可为全身性，但以鼻衄、齿衄、皮肤、消化道及呼吸道出血常见，出血多为自发性，也可发生于轻微损伤之后；血管内血栓形成，因血栓可发生于小腿静脉、足趾血管、肠系膜脾静脉、肾和脑等不同部位，故出现不同的症状，严重程度不一，肺、脑血栓则可导致死亡；脾大或肝大。因原发性血小板增多症为血小板过度增生，有形成血栓的风险，并具有肿瘤特征，2019 年，经中华中医药学会血液病分会组织全国部分血液病专家讨论，确定用“髓毒血实病”为其中医病名。

【病因病机】

中医学认为，禀赋薄弱、外感六淫、内伤七情、劳倦过度皆可致机体阴阳失衡，脏腑气血失调，血瘀气滞，脉络瘀阻。上述各种原因均可导致骨髓增殖偏胜、血实血瘀、血液积聚而发为本病。

一、内伤因素

1. 禀赋不足 先天禀赋不足，肾气亏弱，或阴虚火旺，内攻骨髓，或阳虚寒凝、血脉瘀滞，均可致血实血积，引发本病。

2. 情志过极 情志不舒，肝气偏旺，气滞血瘀，瘀血内结；或肝郁化火，郁火伤阴，肝热血瘀，亦可引起本病。如《灵枢·百病始生》说："若内伤于忧怒则气上逆，气上逆则六输不通，温气不行，凝血蕴里而不散。"

二、外邪因素

1. 外感邪毒 外感火热邪毒，或外感寒湿之邪，入里从阳化热，致邪热内蕴，热郁血分，内攻骨髓，可致热蕴血瘀气滞。

2. 劳倦过度 劳则气耗，气虚不摄血，以致血液外溢；抑或由于肾虚，阴液亏损以致血行不畅；或后天亏损，正气不足，气不帅血，无力推动血液运行而致血瘀。

3. 疾病转化 本病初期多属血瘀气滞的血积实证，部分患者合并血分郁热、肝经郁火、脾气亏虚、肾虚精亏证候。随病情进展，瘀毒、热邪可损伤正气、阴津而出现气虚、阴虚证。

【临床特征】

一、症状特征

1. 一般症状 该病起病隐匿，患者表现多不一致。轻者除疲劳、乏力外，无其他症状。部分患者有头痛、头昏、视物模糊、四肢末端麻木和烧灼感，偶尔有因体检发现血小板增多或脾大而被确诊。

2. 特殊症状

（1）出血：大多数人因出血倾向就诊而被发现，以牙龈出血、鼻出血、皮肤紫癜、消化道出血常见。少数因创伤和手术中止血困难得以发现，出血常呈现发作性，间歇期较长。出血原因主要是由于血小板功能缺陷。此外，微循环中的小血栓形成及继发的纤溶亢进亦可导致和增加出血风险。

（2）血栓和栓塞：由于血小板极度增多，部分患者血小板黏附下肢动静脉，及腹动脉、肢端动脉，常引起相应症状，下肢静脉血栓脱落可并发致死性肺栓塞。

（3）脾大：50% ～ 80% 患者有脾大，多为中度，巨脾少见；约 50% 患者肝轻度增大，一般无淋巴结增大；20% 的患者可有无症状的脾梗死，从而导致脾萎缩。本病禁忌行摘脾手术，因手术后血小板会进一步增加，使血栓性疾病发生率显著增加，往往会危及患者生命。此外，一般手术亦可刺激血小板升高，亦应慎重考虑。

二、临床证候

1. 肝郁脾虚夹瘀证　头晕，头痛，视朦，颈项不舒，胸闷胁痛，或胁下痞块，脉痹疼痛，肢体瘀肿；或四肢乏力，易疲劳，面色紫黯，口唇、爪甲青紫。舌淡红，苔白，脉弦细涩，或沉弦滑。

2. 肝郁血热夹瘀证　眩晕，头痛，面红目赤，胸胁胀满；伴胁痛，急躁易怒，身热汗出，口苦口干，出血鲜红，皮肤瘀斑，大便秘结，小便赤黄。舌红暗，苔少，脉弦数或弦滑数。兼见血瘀气滞之证。

3. 脾肾两虚夹瘀证　头昏，头晕，气短懒言，手足麻痹，体倦乏力，胸闷，心悸，胁下积块，肢体肿胀、溃烂，甚至坏疽；或见口眼歪斜、半身不遂，畏寒肢冷，便溏，小便清长，夜尿频多，面色㿠白或黯红，口淡，纳呆。舌淡胖、暗，有瘀点或瘀斑，苔白滑，脉沉细虚或沉细涩。

4. 肝肾阴虚夹瘀证　头晕耳鸣，精神不振，胁下痞块，脉痹疼痛，腰膝酸软，肢体瘀肿；或口眼歪斜，言语不利，半身不遂；或皮下紫癜，牙龈出血，鼻衄。肾阴虚火旺见五心烦热，口干咽燥，失眠多梦，潮热盗汗，舌黯红或光红，有瘀点、瘀斑，苔少，脉细涩数；肾阳亏虚可见面色苍白，畏寒肢冷，便溏不实，夜尿频多，舌暗红，或光红少苔，有瘀点或瘀斑，脉弦细涩数。

【调护评估】

一、病因评估

ET 的发生，可能与遗传、化学毒物、粒子放射、感染、慢性炎症刺激等有关。因此，应积极采取预防措施，加强劳动保护，避免接触一些有毒的化学有机物，如杀虫剂、除草剂、染发剂等；避免接触各类有害辐射；加强体育锻炼，增强营养，避免病毒等病原微生物感染；积极治疗慢性炎症性疾病，如结核病、骨髓炎、溃疡性结肠炎等。一旦确诊疾病，应在医师指导下用药，避免擅自滥用药物。

二、疾病评估

1. 外周血象　血小板多在（1000 ～ 3000）$\times 10^9$/L，外周血涂片可见血小板聚集成堆，大小不一。可见巨型血小板，偶见巨核细胞碎片。同时可见白细胞增多，常在（10 ～ 30）$\times 10^9$/L。部分有嗜酸性粒细胞和嗜碱性粒细胞增高，可有中、晚幼粒细胞。中性粒细胞碱性磷酸酶活性增高，少数患者可伴红细胞增多。

2. 检验指标

（1）*骨髓象*：各系细胞均明显增生，以巨核细胞增生为主，原始及幼稚巨核细胞均增多，并有大量血小板形成。骨髓活检有时伴轻至中度纤维组织增多。

（2）血小板及凝血功能试验：多数患者血小板黏附率降低，二磷酸腺苷诱发的血小板聚集功能异常，血小板因子Ⅲ有效性降低，凝血检查一般正常，少数患者呈高凝状态。出血时间、凝血酶原消耗试验及血块回缩等可不正常。

（3）染色体检查：检查结果不一。染色体可出现异常核型，多为C组染色体的增多或缺失，另可有P染色体、超二倍体、二倍体和G组染色体变化等。有部分学者认为，21q可能是本病染色体畸变的一个重要特征。

（4）其他分子生物学检查：约50%以上的ET患者可检测到*JAK2 V617F*突变，部分*JAK2 V617F*阴性的ET患者可检测到*MPL W515L/K*突变。

【调护要点】

一、病因调护

西医治疗ET的目的是减少血小板数，以控制和预防出血、血栓形成和栓塞。中医治疗则主要采用辨病和辨证相结合的原则，本病以气滞血瘀为主要证候，且贯穿疾病始终，故化瘀行滞为治疗基本原则，活血化瘀为本病治疗大法。

年轻患者多表现为眩晕头痛、胁肋胀痛、急躁易怒、烦热失眠，可从郁火、瘀热论治。采用铜砭刮痧，刮拭手三阴经、手三阳经，重点刮拭心经、心包经，同时重刮尺泽、少海、支沟、天泉、极泉，可疏肝解郁、理气行滞、凉血安神。

老年患者正气不足、精气渐衰，以及肝、脾、肾三脏亏虚，常伴有脾肾气虚的腰膝冷痛、倦怠乏力、腹胀纳呆等症状；或伴有肝肾亏虚的头晕目眩、形体消瘦、五心烦热、潮热盗汗等症状。后者宜选用补益肾、脾、肝三脏，以及清热降火、活血化瘀的治疗方案。可取陈皮瘦肉炖汤以理气健脾，或花旗参泡水以清火生津。

二、疾病调护

原发性血小板增多症为克隆性多能干细胞疾病，其特征是骨髓巨核细胞过度增生，外周血中血小板数量明显增多且伴有功能异常，临床主要表现为自发性出血倾向和（或）血栓形成，约50%患者可有脾大。

调护要点：①出血：注意胃肠道、呼吸道、口鼻腔、皮肤及黏膜等部位出血情况。②血栓：注意观察有无动静脉血栓形成，有无肢体麻木感、疼痛等症状。③心理指导：保持精神愉悦、心情舒畅，避免情绪激动，消除恐惧心情，正确对待疾病。④休息与活动指导：避免劳累及突然起立，起床宜稍坐片刻后再下床活动，蹲坐过久应缓慢扶持起身，以免出现晕厥。⑤饮食指导：进清淡、低脂、富含维生素、易消化食物，如瘦肉、鱼、大豆制品、蔬菜、新鲜水果等，多饮水，禁烟酒。

【辨证调护】

一、辨证候

1. 肝郁脾虚夹瘀证

调护原则：疏肝解郁、健脾化瘀。

辨证施护：①中药宜热服，以行气化瘀、温补脾阳。②饮食宜清淡，易消化，少食多餐，以进低盐、低脂、营养丰富的食物为原则，忌食肥甘厚腻和辛辣，可食桃仁粥以行气开郁。晚餐不可过饱，适当多食水果和蔬菜，保持大便通畅，平素养成定时排便的良好习惯。

2. 肝郁血热夹瘀证

调护原则：疏肝理气、泻火解毒、凉血祛瘀，结合患者具体脉证，再辅以清热泻火、燥湿化痰、消积散结等治法。

辨证施护：①饮食宜清淡，主食以大米、面食、玉米面为主，多吃瓜果、蔬菜，如苋菜、鲜藕等。②兼有气虚的，宜进补益之品，如鸡、蛋、奶、豆类、肝、骨头汤等，并配以大枣、山药、扁豆、饴糖、薏苡仁等。③忌食肥甘厚味、辛辣之品，以防胃肠积热。

3. 脾肾两虚夹瘀证

调护原则：温阳健脾，行气化瘀。

辨证施护：饮食宜温热，忌辛辣，生冷硬，油腻厚味伤脾胃的食物，少食多餐，避免暴饮暴食，增加胃肠道负担。宜食大麦饭、小米粥、党参猪脾粥、大枣粥、吴茱萸粥、山楂等。

4. 肝肾阴虚夹瘀证

调护原则：温肾助阳，养心补血。

辨证施护：①居室应温暖向阳，避免受凉；②饮食宜温热，营养丰富，性质温热，具有补益肾阳、温暖脾阳作用的食物，如籼米、淡菜、辣椒、刀豆、桑椹，肉桂等。忌食性质寒凉、易伤阳气，或滋腻味厚难以消化的食物，如粳米、荞麦、莜麦、豆腐、猪肉、鸭肉、松子、花生、黑木耳、苦瓜、茭白、芹菜、冬瓜、茄子、空心菜、菠菜、龙眼肉、香蕉、蜂蜜等。③同时坚持治疗，适度锻炼，增强体质。

二、辨症状

1. 出血　巡查病房，发现患者有出血倾向时，及时汇报医师，调整治疗方案。加强病情观察，重症者常规进行生命体征监测，当患者突发胸闷痛或口眼歪斜、肢体偏瘫时，即刻通知医师及影像科，做好检查前及术前准备。出血时，应卧床休息为主，消除紧张心理。

2. 血栓和栓塞　患者需特别关注防治血栓栓塞并发症，尤其是高龄、有心脑血管危险因素或既往有血栓栓塞史的患者；劝导患者戒烟限酒，减轻体重，积极管理血压、血糖、血脂等；对有血栓形成高危因素的患者进行降血小板治疗，综合应用中西医疗法，进行血小板单采术快速降低血小板数量，使用骨髓抑制药物、干扰素、阿那格雷等，选用复方丹参滴丸、银杏叶片等中成药，有效防治血栓栓塞并发症。

3. 脾大 患者出现脾大表现时，禁行摘脾手术，一般手术会刺激血小板升高，出现血栓栓塞性并发症的风险增加，重则危及生命，应慎重考虑。

【特别调护】

一、生活起居

起居有节，坐卧有时，忌劳累过度和房劳过度，以免损伤脾肾；适当运动，劳逸结合，增强体质，提高机体抗病能力；避风寒邪毒，防止感染，以免加重病情。出血时减少活动，避免碰撞，以卧床休息为宜，避免加重出血；血栓形成时，积极调治，防止肢体坏疽形成。

二、情志调护

健康、积极、乐观的情绪有利于气血运行，促进血脉通畅，对本病大有裨益。通过聆听舒缓的音乐、下棋、弹琴等轻体力活动，促进患者心平气和，避免过度忧愁、思虑和抑郁的心境，防止大怒。当患者合并出血、血栓形成时，更需注意情志护理。

三、饮食调护

饮食均衡，规律用餐，选择低热量、低盐、易消化的食物。主副食以高蛋白质、富含维生素为主，如小麦、玉米、小米、糯米、豆类、瘦肉、蛋类等。选择清淡凉润之品，如蔬菜和水果等，勿过食辛辣炙热、甘厚、味咸之品，以免滋生湿热，燥血伤阴。

四、用药调护

做到遵医嘱用药，定时、定量、规律服药，不得随意增、减药量。定时复查外周血象，及时调整用药及药量。

1. 临床常用阿司匹林抗血小板，防止血栓并发症。使用时，要从眼底充血情况、牙龈是否自主出血及皮肤有无瘀点、瘀斑等方面进行自我监测，谨防出血倾向。

2. 羟基脲可降低血小板计数，但同时使患者免疫功能受抑制。用药期间应避免接种疫苗，一般停药 3 个月至 1 年后方可接种；服药期间需多饮水，以增加尿量，促进尿酸排泄，减轻肾脏负担。

（陈二辉）

第三节 原发性骨髓纤维化（髓毒微癥病）

骨髓纤维化（myelofibrosis，MF）简称骨纤，是指骨髓造血组织被纤维组织所代替而影响造血功能所产生的病理状态，是一种原因不明的克隆性造血干细胞异常所致的慢性骨髓增殖性疾病。临床特征性表现是脾脏明显增大（多数为巨脾）和各器官的髓外造血；血液学特征表现为外周血细胞涂片中出现畸形的红细胞及数量不一的幼稚粒、红细胞；组织病理学显示骨髓纤维组织增生；病程中可和其他骨髓增殖性疾病相互转化；晚期出现骨髓衰竭。因原发性骨髓纤维化临床以骨髓纤维组织增生、贫血、肝脾大为特征，2019 年，经中华中医药学会血液病分会组织全国部分血液病专家讨论，确定用“髓毒微癥病”为其中医病名。

【病因病机】

一、内伤因素

由于父母体弱多病、老年得子，或母体妊娠时失于调养，或禀赋不足，胎毒内生，遗传下代，损及精髓，导致骨髓微型癥积（纤维组织增生）形成，进而耗损气血，损及阴阳。由于气血阴阳亏虚，导致气血运行不畅，停于胁下，形成胁下癥积（肝脾大）。

二、外邪因素

在原发病因基础上，下列因素可导致髓毒微癥病：

1. 疫疠之气 《内经》指出，感受疫疠之气，一可导致骨髓微型癥积的形成，二可影响气血的生化。播散性结核发生骨髓纤维化，也可能是原发性骨髓纤维化的并发症。其累及肺、胸腔、心、肝、胰、淋巴结、骨髓等脏器组织。胸骨、肋骨、脊柱等部位的骨髓均可被纤维结缔组织所替代，并出现脾、肝、淋巴结等髓外造血现象。

2. 邪气辐射 电离辐射可以直接损伤精血与骨髓，败坏血液，与好血不相容，或导致骨髓微型癥积，新血不生。

3. 药毒致病 许多化学药物均属药毒范围，其在治疗疾病的同时，可致髓毒微癥病的形成与进展。有与苯、四氯化碳等有机溶剂接触史的人群，其发生骨髓纤维化的风险高。

4. 疾病转化 大病久病，气血不足，血行不畅，瘀血阻于骨髓，可形成骨髓微型癥积，如红斑狼疮、甲状旁腺功能异常或维生素 D 代谢紊乱等疾病可产生继发性骨髓纤维化。

【临床特征】

一、症状特征

1. 一般症状 大多患者起病隐匿，进展缓慢，确诊后多见体倦乏力、形体消瘦、失眠多梦、潮热多汗、食欲减退等症状，部分患者可见胁下癥积形成。

2. 特殊症状

（1）胁下癥积：由于髓毒微癥病形成，影响气血生化，导致血瘀发生与进展。因而胁下癥积（肝脾大）是临床最重要的体征，发生率几乎为100%。胁下癥积与病程长短密切相关，癥积每1cm约代表一年病程，严重癥积形成可出现腹部饱满或沉重压迫或局部疼痛。

（2）血虚证：面色萎黄（轻度贫血）是疾病早期症状，随血虚证的加重，至晚期出现非常明显的面色苍白、疲乏、无力，以及体力活动后气促、心悸等症状。

（3）出血：在疾病发展过程中，由气不摄血而引起不同程度的出血现象，如皮肤紫癜或瘀斑。严重者，可见鼻衄、齿衄、尿血等。

（4）骨痛：中医理论认为，“不通则痛”。疾病早期，多由气血亏虚，气虚不能推动血液运行，气虚血瘀导致气血不通而痛；进展期，多由瘀阻骨髓和经脉，脉痹不通而致。

二、临床证候

1. 气滞血瘀证 情绪不稳，心烦易怒，胸闷短气，脘腹胀满，食欲缺乏，胁下癥积，固定不移，质地坚硬。舌红，苔薄白，脉艰涩。

2. 气虚血瘀证 面色萎黄，或无华，或苍白，气短懒言，语言低微，倦怠自汗，心悸失眠；并见胁下癥积，质地坚硬，推之不移。舌体胖大，舌淡红，苔薄白，脉细弱。

3. 血虚血瘀证 面色、口唇苍白，头目眩晕，心悸气短，失眠多梦，胁下癥积，固定不移，质地坚硬。舌质淡红，苔薄白，脉沉细。

4. 阴虚血瘀证 面色淡红，五心烦热，咽干舌燥，低热盗汗，失眠多梦；形体消瘦，胁下癥积，固定不移。舌淡红，苔剥脱或无苔，脉细数。

【调护评估】

一、病因评估

1. 原发因素 髓毒微癥病从形成到出现胁下癥积表征，是一个动态的变化过程，主要表现为以下三个阶段。

（1）早期阶段：主要病机变化为禀赋不足，脏腑、气血、阴阳平衡失调。此时，骨髓癥积虽逐渐形成，但尚不影响精髓转化为气血的基本功能，临床症状并不明显。现代骨髓涂片或骨髓病理证明，疾病早期阶段，骨髓纤维化开始形成，但骨髓细胞呈不同程度的增生。

（2）进展阶段：骨髓微型癥积已经形成，影响气血的生化，外在表征为气血不足，如面色无华或萎黄、疲乏无力、头晕眼花及胁下癥积等是进展阶段的主要临床表现。现代研究表明，中期阶段的骨髓萎缩与纤维化期纤维组织增生突出，造血细胞明显减少。

（3）终末阶段：骨髓微型癥积进一步发展，严重影响气血生化，外在表征为气血、阴阳亏虚；临床多见面色苍白，体倦乏力，心悸失眠，胁下癥积进一步增大。现代研究表明，骨髓纤维化的终末期以骨质的骨小梁增生为主，纤维及骨质硬化组织均显著增生，髓腔狭窄，除巨核细胞仍可见外，其他系造血细胞显著减少。

2. 继发因素　百病所生，不外乎外感内伤，邪正相搏致阴阳失衡。虚劳之缘由，早在《素问・宣明五气》中就有“五劳之伤”的记载。张仲景在五脏劳损之外又增七伤之论，无非饥饱越常、酒色嗜欲、忧思过度、劳倦罔顾、经络营卫气伤等致脏腑、气血、阴阳受损。此外，还提出“风气百疾”“内有干血”之说，认为虚损成劳因复感，不足之人可夹外邪、瘀郁，若内邪伏留，风气不去，瘀血留滞，久则成劳。是故，可认为骨纤与先天禀赋不足，后天外感邪毒，劳倦过度，七情内伤，饮食失常或药物失治误治等因素相关联，或邪毒直中深伏骨髓，胶着难去，或外邪乘虚入里，内外合邪，脏腑虚损，终致骨枯髓竭，气血难生。

二、疾病评估

1. 血象　大多数患者就诊时均有轻重不等的贫血，晚期可有严重贫血，通常属正细胞正色素性贫血。红细胞的形态有明显的大小不一及畸形，网织红细胞 2% ～ 5%。外周血出现泪滴样红细胞、幼红细胞及幼粒细胞或巨大血小板是本病的特征之一。

2. 骨髓穿刺涂片及活检　骨髓穿刺术出现“干抽现象”是本病的一个特点，骨髓涂片早期可为增生象，中晚期出现有核细胞增生低下；转为白血病时，原始细胞明显增多。骨髓活检可见到大量网状纤维组织，为诊断本病的依据，根据骨髓中保留的造血组织和纤维组织增生的程度不同，骨髓病理改变可分为三期：①早期全血细胞增生伴纤维组织增生；②中期骨髓萎缩与纤维化；③晚期骨髓纤维化和骨质硬化。

【调护要点】

一、病因调护

髓毒微癥病总体为虚实夹杂之病，实为毒邪瘀积骨髓，形成骨髓微型癥积，新血不得化生；虚为气血亏损，严重者出现阴阳亏虚。因此，当以《内经》提出的“虚则补之，实则泻之”为调护原则，避免接触化学物质，养成定期到医院进行身体检查的好习惯。患者应保持乐观、健康的心理状态，根据自己的身体情况进行适当的体育锻炼，例如打太极拳、散步和游泳等。勤换洗贴身的衣服，避免不洁的性交活动。饭前便后认真洗手，房间勤打扫，定期开窗通风换气。

二、疾病调护

疾病早期，正气尚存，应以活血解毒为主；疾病晚期，气血、阴阳亏虚，应以益气活血、养血活血、滋阴活血、温阳活血之法为主。起居规律，适当活动，避免劳累，防寒保暖，注意口腔及会阴、肛门清洁，预防感染；调畅情志，本病病程日久，会逐渐出现输血依赖，甚至不能脱离输血，注意避免抑郁、消极情绪。

【辨证调护】

一、辨证候

1. 气滞血瘀证

调护原则：行气化瘀。

辨证施护：①加强情志调护，对久病或情绪不畅者应多关心体贴，多加疏导；在生活上，应保持愉快的情绪，有助于改善气血运行；避免大怒、惊恐、忧思等不良情绪对气血运行的影响。②饮食调养宜选用有行气、活血功能的饮食，例如白萝卜、柑橘、大蒜、生姜、茴香等具有活血祛瘀作用的食物。③饮食少量多餐，不宜过饱；气滞血瘀体质宜少吃盐和味精，避免血黏度增高，加重血瘀的程度。④夏季使用空调降温，室温也不宜过低，一般宜保持在 25 ～ 26℃。

2. 气虚血瘀证

调护原则：益气养血，行气化瘀。

辨证施护：①卧床休息，起卧床时动作宜缓慢。②饮食以益气养血，佐以活血化瘀为主，忌辛辣、刺激之品。③不宜进食生冷，避免影响气血运行。④汗出较多时，及时擦干汗液，忌汗出当风。⑤注意保暖，在寒冷环境的时间不宜过久。

3. 血虚血瘀证

调护原则：生化气血，活血化瘀。

辨证施护：①宜进食温热柔软，清淡少渣、易消化食物以调畅气血，忌生冷瓜果等凉性食物。②在服药的同时，要注意多卧床休息，勿熬夜。③保持良好的情绪，避免过度的悲伤或欢喜，及时与家人沟通商量，以免因情绪失调加重病情。

4. 阴虚血瘀证

调护原则：滋阴养血，补血祛瘀。

辨证施护：①应经常与患者交谈，了解其心理状态，及时做好思想工作。②病房宜凉爽，安静，舒适。③保持稳定的作息时间与生活习惯，尽量减少熬夜。④食疗原则以活血化瘀为主，予高营养、高蛋白质饮食，忌海鲜，少吃辛辣或者刺激、生冷之物。

二、辨症状

1. 出血　原发性骨髓纤维化患者的气血津液输布失常，气血涩滞，不能宣通以各行其道，久病入络，瘀血居于内，新血不生，脏腑更损，虚劳益甚，可致出血，甚则髓枯气尽。

调护要点：①鼻出血时，鼻部冷敷，用 1∶1000 肾上腺素棉球填塞压迫止血；严重时，用油纱条止血粉做后鼻道填塞止血。遵医嘱行耳穴压豆，取耳穴内鼻、肺、肾上腺、额等穴。②牙龈出血时，保持口腔卫生，饭后漱口；或口腔护理，避免刷牙损伤黏膜，局部可用吸收性明胶海绵止血剂贴敷止血。遵医嘱予中药含漱，清热凉血。③消化道出血，如呕血、黑便，当出现头晕、心悸、脉细速、出冷汗、血压下降时，应及时抢救，给予止血和补充血容量。④头面部出血，如眼眶周围瘀斑、眼底出血时，患者应卧床休息，减少活动，按医嘱给予及时治疗。⑤颅内出血时，患者取平卧位，采用高流量吸氧，保持呼吸道通畅，按医嘱应用止血及降低颅内压药物，输注成分血。头部可给予冰袋或冰帽，严密观察病情，及时记录。

2. 感染 原发性骨髓纤维化与患者后天外感邪毒因素相关，或邪毒直中、深伏骨髓，胶着难去；或外邪乘虚入里，内外合邪，脏腑虚损，终致骨枯髓竭，气血难生。

调护要点：①保持病室环境清洁，定期做空气消毒，患者可戴口罩做自我保护，避免呼吸道感染。②口腔感染者给予口腔护理，每日 2 次，口腔黏膜有溃疡时可用锡类散涂敷，真菌感染时可涂制霉菌素甘油，每日 3 次。③保持全身皮肤清洁，特别要注意会阴、肛门的清洁，防止肛周脓肿。④高热患者应执行高热护理常规，但要避免酒精擦拭及应用能引起白细胞减少的退热药物。⑤遵医嘱行天灸，取合谷、曲池、大椎、太阳等穴。

3. 脾大 脾脏明显增大是原发性骨髓纤维化的主要症状之一，中医学认为胁下积块可由病邪侵袭机体，损耗阳气，以致阳虚化气不足 而阴胜成形太过所致，多虚实夹杂，积块渐大，质地变硬。

调护要点：①预防脾破裂。脾破裂可分为自发性或外因性，前者可由坐矮凳或排便、坐浴、由蹲位突然起立，致腹压改变引起，因此要帮助患者防止便秘，避免久蹲及用力排便，平时饮食上可增加纤维素的摄入，宜进食富含粗纤维、润肠通便的食物。②患者改变体位时动作宜缓慢，避免骤起骤坐，座位高度适宜，不能太高也勿太低。卧床休息时，协助患者翻身，防止脾脏撞击硬物。③排便、呕吐、剧咳等能使腹压增高时，用手按压腹部，以减轻腹压，防止脾破裂。外因性脾破裂多由脾区撞击硬物所致，因此必须防止剧烈运动和跌扑碰撞等意外损伤。④指导患者少食多餐，为患者提供易消化、高营养、富含高纤维素的食物。⑤如有心悸、呼吸困难等，协助患者半坐卧位，保持呼吸道通畅。

【特别调护】

一、生活起居

居室通风透气，温度和湿度适宜，生活起居有规律，适当加强锻炼，增强体质，可以进行慢跑、打太极、散步等有氧运动，提高身体素质，以减少发生感染的机会。

二、情志调护

保持心情舒畅、豁达的性格，减轻紧张、焦虑、烦躁的不良情绪，不要长期处于悲观、抑郁等状态之中。同时，患者家属也应该体谅患者，并全方位地对患者进行照顾。

三、饮食调护

饮食需注意合理营养，避免辛辣刺激、生冷、油腻食品的摄入，如煎炸类、熏烤类，以及辣椒、葱、姜、蒜、芥末、冰激凌、凉菜等的摄入；应多食新鲜蔬菜如带叶蔬菜，以及新鲜水果如苹果、葡萄；同时，宜食补益气血的大枣、核桃等。

四、用药调护

本病患者口服靶向药需严格遵医嘱服用，在服药期间应注意：①开始治疗之前，必须进行全血细胞计数，包括白细胞分类计数。②服药前期，每周监测全血细胞计数，包括白细胞、血小板和红细胞分类计数；服药 4 周后，可每 2 ～ 4 周监测一次全血细胞计数。③服药期间密切观察患者有无出血倾向，观察血小板，如血小板计数＜ 50×10^9/L，中性粒细胞＜ 0.5×10^9/L，或出现出血情况，立即告知医师，遵医嘱及时处理。④告知患者若自行中断靶向药治疗，骨髓纤维化的症状可能在大约一周后再次出现，故需在医师的指导下进行减量，不宜自行减撤药物。

（陆　泳）

第六章　淋巴与浆细胞疾病护理

第一节　急性淋巴细胞白血病（急淋毒病）

急性淋巴细胞白血病（acute lymphoblastic leukemia，ALL）是起源于单个 B 或 T 淋巴细胞前体细胞的恶性肿瘤，以骨髓、外周血和其他器官中未成熟淋巴细胞增殖为特征，主要表现为白细胞增多、贫血、出血、发热，以及肝脾大、淋巴结增大。2019 年，中华中医药学会血液病分会组织全国部分血液病专家讨论，确定用“急淋毒病”为其中医病名，并引入全国中医药行业高等教育“十三五”创新教材《中医血液病学》教科书中。

【病因病机】

一、内伤因素

1. 禀赋不足　父母体虚，胎中失养，致先天禀赋薄弱；或在孕育期间，母体感受邪毒，毒邪内侵于胎，蕴蓄不散，深伏于胎儿精血骨髓之内，导致先天不足；或因机体虚弱，气血阴阳失衡等损及脾肾，深及骨髓，耗伤气、血、阴、精而导致疾病的发生与发展。

2. 疾病转化　大病久病，久治不愈，或病机变化，形体羸弱，正虚邪侵，合而发病。其特点是病程日久，或虚或实的疾病相互转化，最终导致血液败坏，好血受损，而发展为 ALL。

二、外邪因素

1. 外感邪毒　《内经》指出“冬伤于寒，春必病温”。素体不健，或邪气太盛，感受风、寒、暑、湿、燥、火与疫疠之气，治疗不当或误治均可损伤人体正气，耗伤气血，或邪气侵入骨髓，骨髓损伤，败坏好血，新血不生，渐成此病。特别是感受疫疠之气，深入骨髓，急发此病。

2. 辐射毒邪　辐射毒邪是指放射源发出的高能射线，其作为一种电离辐射可以治疗疾病，也可以引发疾病。辐射毒邪进入体内能够直接损伤气血，或深入骨髓，败坏血液，与好血不容；或导致骨髓空虚，新血不生，故为此病。

3. 化学毒物　化学毒物一般是以小剂量进入机体，通过化学或物理作用能够导致健康受损的物质，如化学试剂、农药、装修材料中所含化学物质（甲醛），以及抗肿瘤或自身免疫病的化学药物等。这些化学毒物进入人体后，不但能够直接伤及气血，导致脏腑功能减退，还会深入骨髓，导致骨髓受损，败坏好血而使新血不生。

【临床特征】

一、症状特征

多数患者发病早期有发热、出血，面色无华或苍白，食欲缺乏，疲乏无力，头目眩晕，心悸气短等虚弱症状；少数患者可见五心烦热，或午后潮热，视物模糊等。

1. 痰核（淋巴结肿大） 痰核或瘰疬多发生在颈部、锁骨上窝、腋窝、腹股沟等部位，大小不等，质地中等或坚硬，无压痛，边缘光滑，与肌肤周围无粘连；部分患者因痰瘀积聚胸腔，可发生前纵隔巨大痰核（纵隔淋巴结肿大），并可压迫胸腔大血管和气管，引起胸闷、咳嗽、喘息、发绀、颜面水肿等。

2. 癥块（肝脾大） 大部分表现为轻至中度增大，质地较软，部分患者胁下癥块质地坚硬。

3. 疼痛 疼痛可以发生在肌肉、关节、骨骼等部位。其中，胸骨中下段压痛具有特异性。因血液瘀阻，脉络不通，肘关节、膝关节、下颌关节，以及全身肌肉均可见到疼痛，但痛处可无红肿，以酸痛、隐痛为主；部分患者因邪毒上行侵袭脑窍（侵犯中枢神经系统），加之痰瘀不散，瘀滞脑窍，可使脑窍脉络不通，临床多见恶心、呕吐、头痛、视物不清等症状。严重者，可发生癫痫、失语、神识昏迷、偏瘫等。

二、临床证候

1. 邪毒炽盛证 壮热口渴，汗出烦躁，尿赤便秘；或有口舌生疮，咽喉肿痛，甚者可有发斑、衄血等。舌红绛，苔黄燥，脉洪大或滑数。

2. 痰毒互结证 常见颈项或体表肿核硬实累累，推之不移，隐隐作痛；或见两胁癥积（肝脾大），胸闷气促，口干苦，大便干结。舌绛苔黄，舌下青筋，脉滑数。

3. 气阴两虚证 面色不华，头晕乏力；自汗、盗汗，时有低热，五心烦热，心悸失眠，可有衄血发斑。舌淡胖，有齿印，苔薄白或薄黄，脉细数或细弱。

4. 气血两虚证 头晕耳鸣，面色㿠白，唇甲色淡，纳呆食少，心悸气促，少寐多梦。舌淡，苔白，脉虚大或濡细。

【调护评估】

一、病因评估

1. 内伤因素 急淋毒病发病原因比较复杂，其内因先天已有“胎毒”内伏，或后天劳役、久病等导致正气不足，加之复感外邪瘟毒所致。①评估患者家族遗传病史：家族性白血病约占白血病的7‰，其中染色体异常也在急淋毒的发生过程中发挥一定的作用。②评估疾病史：一些骨髓增殖性疾病，在疾病进展时，体内会存在不同分化阶段的亚克隆，提示有转化急淋毒病的可能。

2. 外邪因素 《内经》中云“邪之所凑，其气必虚”，正气虚，导致外感，内外合邪而致病。外感邪毒（T 细胞白血病病毒 Ⅰ 型）、异常光线（电离辐射）、毒性物质（苯及苯类物质）、毒性药物（烷化剂等）、烟草，加之机体禀赋不足，正气亏虚，邪毒乘虚而入，蕴积于体内，日久化热，耗血伤气；或热毒凝结成块，或热毒煎熬血液成块，积于皮下、肌肤，形成痰核、瘰疬；邪毒由浅入深，侵入营血，损及肝肾，滞留骨髓，髓不生好血，而使败血增加，更伤好血，致使气血两虚，久之导致阴阳失衡，脏腑亏损。因此，外在因素为致病的必要条件，评估患者的居住史、生活环境等非常重要。

二、疾病评估

1. 血象 红细胞和血小板常减少，血涂片可见少量有核红细胞。血小板早期轻度减少，晚期明显减少，常伴有血小板功能异常。白细胞计数高低不一，约 2/3 的 ALL 患者诊断时，白细胞计数是增高的，大多为（10 ～ 100）$\times 10^9$/L，少数大于 100×10^9/L，高白细胞以 T–ALL 和早期 B–ALL 较多见。外周血涂片中，大多数患者可见到原始和幼稚细胞。

2. 骨髓象 骨髓片中原始 / 幼稚淋巴细胞比例≥ 20%，镜下原始 / 幼稚淋巴细胞相对较小，细胞质呈浅蓝色，或可见细胞质中的粗大紫红色颗粒，颗粒多聚于细胞质一侧。

3. 免疫学 根据免疫表型不同分为三类：B 系 ALL、T 系 ALL 和伴髓系抗原表达的 ALL。

4. 细胞遗传学 结合染色体结构和数量的改变，根据有无 Ph 染色体（费城染色体）可分为 Ph 阴性 ALL 和 Ph 阳性 ALL 两大类。此外，还包括其他影响临床预后的染色体变化。

5. 分子生物学 通常采用荧光原位杂交（fluorescence in situ hybridization，FISH）技术和反转录聚合酶链反应（reverse transcription polymerase chain reaction，RT–PCR）技术，可以鉴定标准核型分析无法检测到的重要亚显微基因改变。

【调护要点】

一、病因调护

急淋毒病的致病原因比较复杂，其内因正气不足而先天已有“胎毒”内伏，又复感邪毒由表入里致脏腑受邪，骨髓受损。中医预防包括未病先防、既病防变。因此，要尽量避免热毒、温毒、秽浊不洁之水源、污染腐败之食物、电离辐射、药毒损伤，注意环境卫生，适应环境变化，防御毒邪侵害。内在精神、情志因素对“急淋毒病”的发生、发展同样有重要的影响，注意情志调理。房事不节、疲劳过度都可损耗精气，正气受损则邪气易于侵凌。劳逸适度，节制房事，起居有常，亦可有效预防本病发生。

二、疾病调护

急淋毒病是具有高度异质性的恶性克隆性疾病。由于造血干/祖细胞的异常增殖，导致白血病细胞逐步取代正常骨髓组织，抑制正常红细胞、白细胞和血小板的增生，表现为贫血、感染和出血等症候群。疾病发病急、进展快、死亡率高，一经确诊，应积极治疗。

调护要点：每周监测血象，及时了解血红蛋白、红细胞、白细胞及血小板的增减情况。做好情志调理，辅导患者以积极的心态配合治疗。嘱患者按时、定量服药，勿自行乱用药物。嘱患者避免过于劳累，如遇高热、皮下出血、骨痛、头晕、乏力等，必须卧床休息。保证充足的休息和睡眠，注意保暖，避免受凉，注意个人卫生和饮食卫生。身体恢复健康或接近正常时，可在医师指导下，适当参加劳动、工作。

【辨证调护】

一、辨症候

1. 邪毒炽盛证

调护原则：清热解毒。

辨证施护：①严密观察病情，加强出血护理，做好口腔皮肤护理。鼻腔出血者，可以复方薄荷脑滴鼻液滴鼻，每日数次。伴鼻腔干燥者，可以黄芩油膏外涂。牙龈出血者，可以三七粉涂擦，或遵医嘱予凉血止血中药方剂含漱。②内服中药一般要温服，避免药物太凉对胃肠道的刺激。出血期间，口服中药应偏凉，不可过于加热，以防血热妄行，使出血加重。③饮食宜选性凉之品，或兼有清热解毒、凉血止血之效。应进高蛋白质、富含维生素、易消化的食物。如可用金银花、白菊花、木蝴蝶等煎水代茶饮。有出血倾向者，进食无渣半流食。忌热性食物如牛肉、羊肉、烟、酒、辣椒之类，多进食新鲜水果和蔬菜及豆制品、鸡蛋、瘦猪肉等。

2. 痰毒互结证

调护原则：化痰祛湿。

辨证施护：①评估淋巴结部位、大小、性质，能否活动，有无压痛。遵医嘱予肿大淋巴结贴敷青敷膏（以青敷散加饴糖调制而成。具体药物组成：大黄、黄柏、姜黄各240g，白及180g，白芷、赤芍、天花粉、青黛、甘草各120g），具有清热凉血、活血化瘀的功效。②观察患者有无乏力、大便干结、呼吸困难等症状。疲乏者，可以艾灸双侧足三里；实秘者，可以大黄粉穴位贴敷；出现呼吸困难时，取半卧位休息，遵医嘱给予氧气吸入。③中药汤剂偏温服用。④饮食宜选兼有消痰散结、扶正解毒功效之品，如菌类、灵芝、薏苡仁、山药、决明子粥等。

3. 气阴两虚证

调护原则：益气养阴。

辨证施护：①头晕乏力者，注意休息，适当活动，可以黄芪粉贴敷双侧足三里穴。

②发热时，可在曲池、合谷行经穴推拿，中药湿敷大椎穴。汗出较多时，及时擦干汗液，更换衣被；辨清患者自汗或盗汗，及时报告医师，配合中药汤剂温服；遵医嘱穴位贴敷，五倍子贴敷于神阙穴。③饮食宜选兼有益气养阴、补肝益肾之品，如党参、黄芪、黄精、石斛、桑椹、麦冬、枸杞子、无花果等。

4. 气血两虚证

调护原则：益气养血。

辨证施护：①注意观察患者的面色、皮肤和黏膜以及自觉症状，关注血常规结果。②心慌气短伴头晕明显者，卧床休息，遵医嘱给予氧气吸入。③中药汤剂偏温服用。④饮食宜选兼有补气养血之品，如海参、猪肝、鸭血、龙眼肉、山药、红枣、麦仁、核桃、罗汉果、木耳等。

二、辨症状

1. 发热　患者因诸虚不足，抗邪无力，六淫之邪乘虚而入，束裹肺卫，气机不利，宣发失常；或外邪与内生邪毒联合致热，特别是虚弱之人，最易感受疫毒之邪，且易导致热入心包或引动肝风，出现高热惊厥等危重症。大病久病引起发热，即内伤发热，包括气、血、阴、阳与五脏诸虚不足。阴虚生内热，或阴虚阳亢，水不制火也可导致内伤发热。

调护要点：①密切观察患者面色、脉象、舌象、恶寒发热、汗出皮肤等情况，定时测体温。②高热者可在头部、腋下、腹股沟等处放置冰袋物理降温；遵医嘱给予退热药物。热退汗出时，及时擦干汗液，更换衣裤、被褥，防止受凉。③保证休息，限制陪护和探视，避免交叉感染。④保持病室环境安静，空气流通，每日开窗通风两次，每次 30 分钟，避免吹对流风。热毒炽盛者病室宜凉爽湿润。⑤鼓励多饮水，或饮西瓜汁、梨汁、绿豆汤等以清热解毒。⑥加强口腔护理，可用金银花、白菊花、藿香煎水含漱。

2. 出血　患者因先天母体虚弱，精气亏虚，遗传下代，致使禀赋薄弱，诸虚不足。气虚统摄无权而致血液外溢；血虚脉管失养，摄血功能减弱，血液不得循经而溢于脉外；阴虚生内热，热迫血行而使血液溢出脉外；阳虚，血液不得固摄而溢于脉外。大病久病之后阴液耗伤，阴虚火旺，迫血妄行，血液溢出脉外；气虚血弱，气不摄血，血不循经而溢于脉外；久病入络，血脉瘀阻，血行不畅，血不循经而溢于脉外。

调护要点：①先辨清出血部位，再辨脏腑病位及虚实、寒热、阴阳等。根据“急则治其标，缓则治其本”的原则，对于出血暴急量多者，急投止血药以治其标；血止后或出血轻者，采用清热凉血、滋阴降火、补气摄血等方法以治其本。②严密观察出血的色、质、量，及时汇报医师并注意出血的诱发因素。③鼻腔出血时，应取坐位或半坐位，头略向前倾，勿抠挖鼻腔。遵医嘱予冷敷前额或颈后部，并予三七粉等药物撒于棉球上，填塞鼻腔出血部位，压迫止血。后鼻腔出血，应配合医师及时处理，遵医嘱予复方薄荷油滴鼻液滴鼻或黄芩油膏中药涂药。④牙龈出血时，遵医嘱用三七粉、锡类散局部中药涂药止血。⑤口腔黏膜有血疱时，禁止挑破，主张自行吸收。遵医嘱给予患者三餐前后用凉血止血中药浓煎漱口。饮食宜质软，温度不宜过高，软毛牙刷刷牙，勿用牙签剔牙。⑥皮肤黏膜出血时，活动时的动作宜缓慢，勿磕碰。内衣应柔软、宽大，保持皮肤清洁，勤剪指甲，忌搔抓皮肤。尽量避免肌内、皮下注射，静脉穿刺时应避免用力拍打及揉擦，扎止血带不宜过紧及时间过长，拔针后适当延长按压时间，必要时加压或包扎止血。遵医嘱，用黄芩油膏、尿酸软膏中药外涂。

3. 贫血 患者因先天禀赋不足，母体虚弱，肾精亏虚，遗传下代，致使精血不足，骨髓失养，精髓空虚，生血功能障碍；或脏腑虚弱，运化失常，以致诸虚不足而出现血虚；大病久病耗伤血液，或原发疾病进展或恶化，或疾病失于调治，影响气血生化，并累及营气、津液、阴阳、精神等；药毒缓慢侵入骨髓，导致骨髓损伤；或毒瘀骨髓，使骨髓藏精、化血功能降低；或出血发生缓慢或反复出血，未及时补充，而致气血亏虚。采用补气养血、滋阴助阳之法。

调护要点：①注意调畅气机，因“气为血之帅”“血为气之母”，气行则血行，应用血肉有情之品（如阿胶、龟板胶、鹿角胶）补肾益髓生血，并调之以气、补之以味，且加用行气药物以调畅气机，达到生血之目的。②注意调补阴阳，因阳虚易生寒，寒得温则通，阳虚易受补；阴虚生内热，阴虚火旺则易耗血动血，虚不受补，因此阳虚较阴虚易治，提出“阳虚易治，阴虚难调”。调补阴阳平衡因人因时因地制宜的同时，要阴中求阳、阳中求阴，相得益彰，但应补阳不助热，滋阴不恋邪，滋补肾阴，佐以少许助阳之品，使阴得阳助而源泉不竭，又可避阴盛碍阳之嫌；温补肾阳，酌加滋阴之品，令阳得阴助而生化不息，又有防止阳盛伤阴之弊，即所谓“存的一分津液，便有一分生机”。温补肾阳本着“温者，温存以养”之旨，选择性味温润平和之品，忌投刚燥暴烈之剂劫阴耗液。注意滋补肾阴，慎用苦寒凝滞之品，勿使太过或不及，以平调阴阳为要。

4. 骨痛 是急淋毒病患者的重要症状，多表现为弥漫性钝痛、胀痛，为疾病侵犯骨骼而引发疼痛。骨髓瘀血，精髓空虚，瘀血不去，新血不生；骨髓瘀血，脉络不通，不通则痛；大病久病，导致血脉闭阻，骨骼失养，形成骨痛；久病入络，脉络阻滞，形成瘀血，骨骼失养而致骨痛。

调护要点：①注意祛风散寒除湿。《医学心悟》云：“治行痹者，散风为主，而以除寒祛湿佐之。大抵参以补血之剂，所谓治风先治血，血行风自灭也。治痛痹者，散寒为主，而以疏风燥湿佐之，大抵参以补火之剂，所谓热则流通，寒则凝塞，通则不痛，痛则不通也。治着痹者，燥湿为主，而以祛风散寒佐之，大抵参以补脾之剂，盖土旺则能胜湿，而气足则无顽麻也。”②遵医嘱给予耳穴压豆止痛。③情志护理，解除患者恐惧焦虑情绪。

【特别调护】

一、生活起居

1. 防范外邪 因患者正气虚弱，不能抵御外邪，易招致外邪侵袭，所以要加强对外邪的防护。其中，保持居室或病房清洁、空气流通尤为重要。

2. 注意卫生 在公共场所要佩戴口罩，以防外邪侵袭；可利用清热解毒、利咽消肿中药煎汤漱口，以保持口腔清洁；以清热解毒中药煎汤坐浴或清洗外阴，保持肛周清洁卫生。

3. 起居有度 由于患者血液亏虚，加之毒邪侵袭，热伤血络，容易出血，应防范外伤。每日定时排便，保持大便通畅。

二、情志调护

护士应采用适宜的心理护理技术，帮助患者正确对待疾病，减轻负性情绪，积极配合治疗。①评估患者的心理反应，针对患者不同时期的心理变化，进行针对性护理。②采用积极心理学、叙事护理、中医五行音乐等进行技术干预。耐心倾听患者的诉说，鼓励患者表达出内心的悲伤情感，对患者的进步及时给予肯定与鼓励。③向患者介绍疾病特点、先进有效的治疗方法及已缓解的典型病例，以及组织病友进行养病经验交流，以增强患者的信心。④鼓励家庭成员参与，共同努力缓解患者的悲观情绪，建立家庭社会支持系统。⑤请心理咨询师协同心理疏导。

三、饮食调护

调护要点：①饮食清洁、卫生及有节制。注意饮食卫生，避免服食生冷、隔夜食品，以防引起腹泻、腹痛等。②治疗期间，忌食肥甘厚味，以免损伤脾胃；忌食辛香走窜及辛辣之品，如狗肉、羊肉、乌龟、甲鱼等。多食用薏苡仁、山药、芡实等具有健脾止泻、淡渗利湿之品。③血虚患者，可食用猪肝、芝麻、花生等；出血患者，可食用木耳、香菇、莲藕、荠菜等；发热患者，可食用豆豉、葱白、白果、绿豆、紫菜等；痰核患者，可食用荔枝、牡蛎、百合、荸荠等。

四、用药调护

1. 口服 6– 巯基嘌呤 6– 巯基嘌呤（6–MP）是 ALL 维持治疗期的重要药物，其给药期间易发生肝功能损害和骨髓抑制等不良反应。

用药护理：①根据血象改变调整剂量，遵医嘱用药。②胃肠道反应有食欲减退、恶心、呕吐、腹泻、口腔炎、口腔溃疡。③骨髓抑制，出现白细胞和血小板下降，严重者可有全血象抑制。④少数患者有肝功能损害，可出现黄疸。敏感患者可有血尿酸过高、尿酸结晶尿及肾功能障碍，用药期间定期监测肝肾功能。

2. 注射氨甲蝶呤 氨甲蝶呤常见的不良反应有骨髓抑制及口腔黏膜炎等。大剂量应用时，由于本品和其代谢产物沉积在肾小管而致高尿酸血症肾病。

用药护理：①大剂量氨甲蝶呤应采用“甲基四氢叶酸解救”。②配制氨甲蝶呤注射液时，必须由受过训练的专业人员在指定地点完成（最好在细胞毒性层流柜中），按照细胞毒性药物操作规程执行操作。如果溶液意外与皮肤或黏膜接触，污染部位应立即用肥皂和清水彻底清洗。③预防口腔黏膜损伤，遵医嘱使用四氢叶酸稀释液漱口，做好口腔护理及饮食宣教。④要密切监测肾功能和氨甲蝶呤血清水平以发现潜在的毒性，为防止酸性尿液条件下药物的肾脏蓄积，建议碱化尿液及增大尿量。

3. 注射门冬酰胺酶 门冬酰胺酶较常见的有过敏反应、肝损害等。过敏反应的主要表现为突然发作的呼吸困难、关节肿痛、皮疹、皮肤瘙痒、面部水肿，严重者可发生呼吸窘迫、休克，甚至致死。

用药护理：①患者必须住院，每次注射前须备有抗过敏反应的药物及抢救器械。②凡首次采用本品，或已用过本品但已停药一周及其以上的患者，在注射本品前须做皮试。③操作时，按照药品说明书的要求配制皮试液20U/mL，皮内注射0.1mL，1小时后观察皮试结果，患者必须皮试阴性后才能接受本品治疗。④用药期间遵医嘱使用心电监护，监测生命体征。一旦出现过敏反应或休克的表现时，应立即配合医师组织抢救。

（周　霞）

第二节　恶性淋巴瘤（恶核）

恶性淋巴瘤（malignant lymphoma，ML）是一类原发于淋巴结或结外部位淋巴组织和器官的免疫细胞肿瘤的总称。按病理和临床特点，分为霍奇金淋巴瘤（Hodgkin's lymphoma，HL）和非霍奇金淋巴瘤（non-Hodgkin's lymphoma，NHL）两大类。淋巴瘤发生率呈逐年上升趋势，已为我国常见十大恶性肿瘤之一。淋巴瘤常以颈部、腋下及腹股沟淋巴结肿大且质地坚硬为主要临床表现。2019年，经中华中医药学会血液病分会组织全国部分血液病专家讨论，确定用“恶核”为其中医病名。

【病因病机】

一、内伤因素

1. 先天禀赋不足 《续名医类案》中指出：“元气大亏，阴寒所聚，所谓石疽是也。”先天禀赋薄弱，或后天失养，以致元阴元阳不足。元阳不足，虚寒内生，寒性凝滞，血脉痹阻；或阳气虚弱，鼓脉无力，血液运行缓慢而瘀滞，导致经脉瘀血，引发本病。阴液（精血）不足，百脉失养，血液瘀滞；或阴虚生内热，热邪煎熬血液成瘀，导致经脉瘀血，引发本病。

2. 机体功能失调 脏腑、气血、阴阳功能失调是导致疾病发生的关键因素。脾脏功能失调，痰湿内生，凝聚成块；肾脏功能失调，水液代谢紊乱，水湿内停，与热搏结，凝而成痰；肝脏功能失调，疏泄功能降低，肝气郁结；肺脏功能失调，水液输布不畅，停滞体内，日久生痰；心脏功能失调，推动血液运行无力，血液凝滞而为瘀血。

二、外邪因素

1. 外感六淫邪毒 《诸病源候论》在描述石疽病因时指出：“此由寒气客于经络，与血气相搏，血涩结而成疽也。”宋代《小儿卫生总微论方》也提出：“小儿腑脏不和，及遇项边经络虚隙，为风热毒气所干，与血气相搏于项边，结成核子，复遇风寒所加，则不消不溃，名曰恶核。”可见六淫邪气乘虚而入，或外邪亢盛，直入脏腑，可变生疾病。其中，寒邪入侵，凝滞血脉，血流缓慢，瘀滞脏腑，阻塞经脉，以及风热毒邪入侵，煎熬血液成瘀；或湿邪入侵，聚而不散，久之转化为痰湿，流窜经脉、肌肤之间，均可形成本病。

2. 遭受辐射毒邪 辐射毒邪是指电离发出的光线，其作为一种射线可以治疗疾病，也可以导致疾病。辐射毒邪进入体内能够直接损伤气血，或热毒凝结血液成块，最终导致此病。

3. 化学毒物侵袭 一般是指以小剂量进入机体，通过化学或物理作用，能够导致健康受损的物质，如化学试剂、农药、装修材料中所含化学物质（甲醛），以及抗肿瘤或自身免疫病的化学药物等。这些化学毒物进入人体后，能够直接伤及气血，导致脏腑失调和机体功能紊乱，诸虚不足，渐成本病。

【临床特征】

一、症状特征

1. 一般症状 发热、盗汗，皮肤瘙痒，疲乏无力，头目眩晕，食欲减退，消瘦，骨蒸劳热，骨痛等。ML 可伴有一系列的神经系统和皮肤的非特异性表现。神经系统病变可表现为运动性周围神经病变，多发性肌病，进行性多灶性脑白质病、亚急性坏死性脊髓病等。

2. 特殊症状 颈项、耳下、腋下或鼠蹊等处肿核，不痛不痒，皮色如常，坚硬如石，进行性增大。①若发生于咽部则咽痛，则影响进食。②若发生于鼻腔，则出现鼻塞、涕血、耳鸣、听力减退等症状。③若发生于胸部，则多出现胸闷、憋气、咳嗽等症，甚则头颈部肿胀、呼吸困难、不能平卧、颈胸部表浅静脉怒张等。④若发生于胃肠道，则易出现呕血、黑便、腹痛、腹泻、贫血、消瘦等症。⑤若发生于皮肤，则见皮肤结节，甚至可见破溃、糜烂等。

二、临床证候

1. 寒痰凝滞证 颈项、耳旁、缺盆、腋下、鼠蹊等处肿核，不痛不痒，皮色如常，坚硬如石；兼见面白少华，形寒肢冷，神疲乏力。舌质淡，苔白或腻，脉沉或细。

2. 热毒痰结证 颈项、耳旁、缺盆、腋下、鼠蹊等处肿核，或胁下痞块、坚硬如石、皮色发红，或伴瘙痒；兼见口舌生疮，高热不退，咽喉肿痛，口干欲饮，溲赤便结。舌红，脉洪数。

3. 痰瘀互结证 颈项、耳旁、缺盆、腋下、鼠蹊等处肿核，或胁下痞块、时而疼痛；兼见面色晦暗，形体消瘦；或腹大如鼓，腹部癥块，皮肤瘀斑。或有黑便，舌暗或红绛；或有瘀斑，苔黄腻，脉涩或数。

4. 正虚邪实证 多处肿核已消，或消及大半，质硬不甚，皮色如常，不痛或痒；兼见面色无华，消瘦脱形，语声低微，乏力倦怠，心悸气短，头晕目眩，恶风，自汗或盗汗，虚烦不眠。舌淡或暗，苔少或滑，脉弱或细。

【调护评估】

一、病因评估

1. 外邪侵袭 邪毒在一定的条件下侵入人体的脏腑经络，由表及里，深入骨髓而发病。评估患者发病前有无感受外邪，如细菌、病毒感染等。

2. 避免毒物接触 接触毒物是导致本病的重要病因之一，如放射线、化学试剂、农药、装修材料中所含化学物质（甲醛），以及抗肿瘤或自身免疫病的化学药物。因此，需要评估患者的居住史、工作生活环境等，避免长期毒物接触，减少电离辐射。

二、疾病评估

关于 ML 的临床分期，可采用 Ann Arbor–Cotswolds 分期系统，依据侵及范围，可分为Ⅰ、Ⅱ、Ⅲ、Ⅳ期。临床分期所涉及的内容主要有以下几个方面。

1. 体格检查 全面检查，查清浅表淋巴结受侵范围，评价一般情况。

2. 实验室检查 全血细胞计数、LDH、红细胞沉降率、β_2 微球蛋白、EB 病毒、巨细胞病毒和肝肾功能检查等。

3. 影像学检查 包括颈胸腹盆腔 CT、全身正电子发射体层成像（positron emission tomography，PET）–CT、磁共振成像（MRI）等全面评价肿瘤侵犯范围，评估疾病分期及疗效随访等。

4. 骨髓检查 了解是否骨髓受侵。

此外，疾病评估还要结合淋巴瘤的侵袭程度和病理类型。每两个周期按照 2014 年修订的 Lugano 标准进行疗效评判（具体标准详见疗效监测）。

【调护要点】

一、病因调护

1. 内伤因素 依据患者的症状、体征特点，结合舌象、脉象特征，判断内伤的部位，性质，以及脏腑、气血、阴阳虚损的程度，据此进行辨证施护。如脾阳虚伴有心悸、浮肿、食欲缺乏等，可给予桂枝茯苓粥饮食调护，并艾灸神阙穴、足三里穴等。

2. 外邪因素 依据患者的症状、体征特点，结合舌象、脉象特征，判断外邪的性质及侵犯的部位，以此进行辨证施护。如寒痰凝滞经络伴有颈部，或腋下，或腹股沟处淋巴结增大等，可给予中药热罨包热敷以达温经散寒化痰之效。

二、疾病调护

虽然淋巴瘤（恶核）是临床常见血液病的恶性肿瘤。但在疾病诊断与治疗过程中，有诸多因素可影响疾病治疗效果。

调护要点：①患者是否存在着影响治疗的相关因素，如担心化疗带来不良反应，或在既往治疗过程中已经产生不良反应，甚至有严重不良反应的心理负担等，及时评估是否需要进行有效干预。②在现阶段治疗过程中，患者对治疗药物的耐受程度及其产生不良反应的克服效果，进行评估预防和协助治疗。③评估疾病有无复发或者转移的可能。护理过程中，同样可以协助医师进行复发 / 转移的及早发现及辅助治疗。此外，对于治疗相关不良反应，譬如静脉化疗带来的不良反应，如静脉炎、血栓等，同样需要及早防治。

【辨证调护】

一、辨证候

1. 寒痰凝滞证

调护原则：温阳散寒、化痰散结。

辨证施护：①根据“寒者热之”的原则，可用大热的肉桂温经散寒祛痰，同时配以辛温发散的麻黄，使寒邪透表而出；天南星、夏枯草消肿散结，解毒祛痰。②配合艾灸、辛温散寒中药外敷、控制室温、穴位按压等调护措施，均有助于疾病治疗与康复。

2. 热毒痰结证

调护原则：清热解毒、化痰散结。

辨证施护：中药可配以赤芍清热凉血，散瘀止痛；重楼清热解毒，消肿止痛。中药当温凉服，注意观察服药后反应。

3. 痰瘀互结证

调护原则：活血化痰、软坚散结。

辨证施护：此证多归于肝气郁结所致的疏泄失职，因“司疏泄者肝也”。肝气可疏通、条畅全身气机，中药可使用柴胡疏肝理气，配合化痰祛瘀之膳食。

4. 正虚邪实证

调护原则：扶正祛邪，软坚散结。

辨证施护：选用熟地黄补肝肾阴、填精益髓，兼能补血；山药健脾固肾；枸杞子滋补肝肾，兼以明目；女贞子补肝肾、清虚热，兼以壮腰膝；鳖甲善滋阴而潜阳，可清虚火以退热，又能消积破癥、软坚散结。

二、辨症状

1. 恶核累累 淋巴结多数无痛、表面光滑、质韧饱满，早期大小不等、孤立或散在，后期相互融合、与皮肤粘连、固定或破溃。主要表现为发青、发紫、触之冰凉、不易移动、疼痛不明显，中医护理主要以温阳散寒、艾灸、生姜温阳通络为主。

2. 发热 多由于毒瘀、痰湿、阴虚、气血虚等导致。寒湿凝滞型，往往发热不明显，以低热等为主；发热微恶寒、无汗或少汗，头身困重，恶心纳呆。中医护理主要以散寒化湿为主，可选用藿香正气口服液等。

3. 皮肤瘙痒 多由于血虚风燥，风热瘀毒所致。然烫洗虽能暂时缓解瘙痒症状，但不利于风热瘀毒去除，而且会刺激皮肤，有时加剧瘙痒。故皮肤干燥者，应适当延长洗澡间隔时间，少用或不用肥皂，洗澡后涂抹润肤之品。贴身穿纯棉织品，避免化纤、皮毛的刺激。

4. 盗汗 多由于阴虚或气阴两虚所致，往往夜间汗出明显，入睡后汗出异常，醒后汗泄即止。中医护理应强调加强必要的体育锻炼，养成有规律的生活习惯，注意劳逸结合。如证属阴虚、血热及阴虚火旺者，应禁食辛辣动火的食物，切勿饮酒，并多食一些养阴清热的新鲜蔬菜等。在条件允许时，建议适当调节居住环境的温度与湿度，如阴虚血热者的居住环境应当稍偏凉一些。

5. 消瘦 多由于气血津液匮乏，不能濡养肢体所致，而同时多伴毒邪深入，故预后通常不良。气血不足、脾胃虚弱、生化乏源，故表现为皮肤无华、表情淡漠、肌肉削脱、饮食欠佳。中医护理需嘱患者加强营养，多食用易消化的食物，少食用辛辣、刺激、油腻及不易消化的食物。

【特别调护】

一、生活起居

1. 避免接触放射线及其他有害物质，慎用免疫抑制剂。在工作及生活中接触电离辐射及有毒化学物质的人员，要加强防护。

2. 注意卫生，尽量减少细菌及病毒感染，慢性炎症要积极治疗。

3. 起居有节，饮食规律，戒烟戒酒，适当运动，如散步、慢跑、打太极拳等。

二、情志调护

恶性淋巴瘤的患者大多表现为忧虑及担心过度，容易产生负性心理情绪。护理人员在工作中应加强疾病知识的宣教，使患者能正确认识疾病及适应角色转变；保持心情舒畅，避免情志刺激；指导患者自我调节方法，转移情绪，避免过度关注疾病；可让患者根据自己的兴趣爱好选择娱乐形式，转移注意力，减轻心理负担，帮助患者树立治疗信心。

三、饮食调护

1. 合理饮食 淋巴瘤患者以高热量、高蛋白质、富含维生素、易消化饮食为主。①淋巴结增大者，宜吃荸荠、核桃仁、荔枝、田螺、羊肚、牡蛎。②发热者，宜吃豆腐渣、无花果、大麦、绿豆、苦瓜。③盗汗者，宜吃猪心、羊肚、燕麦、高粱、豆腐皮、木瓜汁、番茄、橘子、胡萝卜等食物，可以增强人体免疫力。④放疗、化疗的患者，应多食滋阴清淡、甘寒生津的食物，如冬瓜、西瓜、绿豆、荸荠、鸭梨、鲜藕、香菇、银耳等。

2. 饮食禁忌 淋巴瘤患者切忌饮咖啡等兴奋性饮料，忌食葱、姜、桂皮等辛辣刺激性调料，忌食肥腻、油煎、霉变、腌制食物、海鲜等发物，以及羊肉、狗肉、韭菜、胡椒等温热性食物。

四、用药调护

1. 表柔比星　表柔比星的主要副作用是心脏毒性。使用该药时应注意：①治疗期间应使用心电监护，密切监测患者生命体征。②在确定表柔比星最大量蓄积剂量时，与任何具有潜在心脏毒性的药物联用时应慎重。③当表柔比星总累计剂量超过 900mg/m^2 时，充血性心力衰竭发生率明显增加，同时也有引发原发性心肌病的风险。因此，在用药期间应定期检查血常规、肝肾功能、心电图，对心脏毒性进行严密的监测。

2. 长春新碱　长春新碱的不良反应为神经毒性，主要引起外周神经症状，如手指、足趾麻木、腱反射迟钝或消失、外周神经炎等。可选用中药局部熏洗，以益气活血、舒筋通络缓解外周神经症状。用药过程中如出现严重的四肢麻木、腱反射消失、肝功能损害等症状应遵医嘱停药或减量。

3. 环磷酰胺　环磷酰胺的不良反应有骨髓抑制、出血性膀胱炎、肝功能损害、胃肠道反应（食欲减退、恶心或呕吐）等。应鼓励患者多饮水，必要时遵医嘱静脉补液水化治疗，保证足够的输入量和尿量，大剂量环磷酰胺应同时给予美司钠，以预防和减少尿路并发症。用药期间应监测血常规、尿常规、肝肾功能等。

（张彩琳）

第三节　多发性骨髓瘤（骨髓瘤病）

多发性骨髓瘤（multiple myeloma，MM）是一种以骨髓单克隆浆细胞大量增生为特征的恶性疾病。克隆性浆细胞直接浸润组织和器官及其分泌的 M 蛋白，导致各种症状。根据疾病临床症状，历代书中将其归属于中医学“骨痹”“骨蚀”“骨痿”等范畴。2019 年，中华中医药学会内科分会血液病专业委员会组织全国部分高校、科研院所从事血液病临床与科研专家就常见血液病中医病症名进行专题讨论，并达成共识，确定用“骨髓瘤病”为其中医病名。

【病因病机】

一、内伤因素

先天禀赋不足，肾气亏虚，不能化精生髓，而致精气亏虚，易为外邪所伤；或因七情内伤，耗伤精气，邪毒侵入骨髓，气血运行不畅，瘀毒内结而发为本病。后天失养，水谷精气不充，体质薄弱；或烦劳过度，忧郁思虑，脾失健运，心脾损伤，致使脏腑气血阴阳失调，毒邪内蕴，阻碍气机运行，精血亏虚而引发本病。

二、外邪因素

由于气候潮湿、涉水淋雨、水中作业、汗出当风、贪凉露宿等外感六淫邪气，特别是感受湿寒之邪，直入脏腑，深入骨髓，从而影响气血阴阳之生化，促使病证内生。除气候因素外，工业废气、石棉、煤焦烟炱、放射性物质、化学毒物等邪毒之气同样可以内侵。若正气不能抗邪，则致外邪久留；脏腑亏损，气血虚弱，阴阳失调，外邪注于肌腠经络，滞留于关节筋骨，可致气血瘀滞、痰浊互阻而引发疾病。

【临床特征】

一、症状特征

1. 一般特征 多发性骨髓瘤起病缓慢，早期无明显症状。临床表现为疲乏无力，头晕眼花，失眠多梦，骨骼疼痛，腰膝酸软，食欲缺乏等；感受外邪内侵，可出现发热、寒战、咳嗽、咳痰、尿血等。若毒损脑络（神经系统髓外浆细胞瘤），可出现肢体瘫痪、嗜睡、昏迷、复视、失明等。由于经脉或脏腑瘀阻，则可出现肿块或脉管阻塞等症状。

2. 特殊症状 特殊症状多由肿瘤本身所致的病理变化引起。

（1）骨痹疼痛：气血不足，骨骼失养，出现骨蚀（骨髓瘤细胞分泌破骨细胞活性因子而激活破骨细胞，使骨质溶解、破坏）后，骨骼疼痛是最常见的症状，多为腰骶、胸骨、肋骨疼痛。

（2）血证：面色萎黄或苍白、头晕目眩、心悸失眠常为首发表现，随疾病进展日益加重。皮肤、黏膜出血多见，严重者可见内脏及颅内出血。

（3）肾精亏虚：表现为腰膝酸软、腰背疼痛、行走无力、周身水肿，甚至出现尿浊、尿血、慢性肾衰竭等。

二、临床证候

1. 气血亏虚证 面色少华，倦怠乏力，心悸气短，食少纳呆，腹胀便溏。舌淡，苔白或少苔，脉濡细或细弱等。

2. 肝肾阴虚证 腰酸腰痛，耳鸣，消瘦，颧红，盗汗，尿频数色深黄，肢体屈伸不利，目干，视物模糊。舌暗红，苔薄黄微腻而干，脉弦大而数，重按无力。

3. 脾肾阳虚证 面色无华，形寒肢冷，小便清长，大便溏薄，颜面、下肢水肿，气喘不能平卧，心悸气短。舌淡苔薄，脉沉细。

4. 痰瘀痹阻证 胸胁疼痛，腰痛，胁下痰核肿大。舌暗红，苔腻，脉弦滑。

【调护评估】

一、病因评估

本病的发生是多因素联合作用的结果。禀赋不足、脏腑虚损是疾病发生的内伤基础，外感邪毒、饮食所伤是疾病发生的外在条件。

1. 内伤因素　内因胎中失养，后天水谷精微不足；又由于烦劳过度，积思不解，不仅影响机体的生理活动，妨碍脾气的运化功能，而且还会导致气滞、气结，或心脾损伤，气血亏虚。

2. 外邪因素　居住环境恶劣，如长期居住于有毒环境之中或接触化学毒物（化学试剂、农药、甲醛）、有毒物质或放射线，会直接耗伤气血、损及阴阳、侵害脏腑和毒邪阻闭，使得机体血行不畅、四肢不得禀水谷气、气日以衰。因此，评估患者的居住环境、工作环境等非常重要。

二、疾病评估

1. 外周血象　贫血可为首见征象，多为正细胞正色素性贫血，血片中红细胞呈缗钱状排列。白细胞总数正常或减少，晚期可见大量浆细胞，血小板计数多数正常，有时可减少。

2. 骨髓象　骨髓中单克隆浆细胞≥ 10% 和 / 或组织活检证明有浆细胞瘤。

3. 理化指标　血清和 / 或尿出现单克隆 M 蛋白，血钙常升高，肾功能受损，大多见于病程中、晚期。无靶器官损伤，则需满足骨髓单克隆浆细胞比例≥ 60%，受累 / 非受累血清游离轻链比≥ 100%。

4. 影像学检查　多见于扁骨病变。经 X 线、CT、MRI 或 PET-CT 等检查评估，提示存在弥漫性骨质疏松、溶骨病变、病理性骨折等骨质改变。

【调护要点】

一、病因调护

骨髓瘤病的病因复杂，其禀赋薄弱，外感邪毒，伤及正气，致气虚血弱，阴阳失调；外邪滞留于关节筋骨，致气血瘀滞，引发本病。中医预防包括未病先防、既病防变。因此，避免长期接触苯及其衍化物、甲醛等，减少电离辐射，特别是高强度电离辐射；若必须接触，则应做好防护并定期体检。预防外邪入侵，勿久居潮湿之地。注意劳逸结合，避免精神刺激，保持心情舒畅，调理情志是预防本病发生的关键。

二、疾病调护

骨髓瘤病是起源于浆细胞的恶性克隆性疾病，克隆性浆细胞直接浸润组织和器官，出现胸腰背疼痛、高钙血症、贫血、水肿等典型症状，常见于中老年群体，发病率呈现逐年升高的趋势。一经确诊，应积极治疗。

调护要点：了解患者内心深处的想法，给予心理疏导，使其积极面对疾病；对于绝对卧床的患者，按时调整体位；指导伴有高钙血症的患者多饮水，保证每日 2000mL 以上，控制其摄入含钙较多的食物；贫血患者卧床休息，保证充足睡眠，减少正气耗伤，多食高热量、富含维生素、易消化的食物。

【辨证调护】

一、辨证候

1. 气血亏虚证

调护原则：以扶正为主，兼清瘀毒。

辨证施护：①患者倦怠乏力，少气懒言，应注意休息，可适当散步，使体内的阳气得以升发，气血运动得以增强。②按压太溪、三阴交、足三里、气海、关元等穴位，使气血经络通畅，阴阳自和，有利于疾病的恢复。

2. 肝肾阴虚证

调护原则：补肾固元，养阴生血。

辨证施护：①素体不足或中老年人耗伤阴血，致肝肾阴虚，筋骨失养，则发骨痛、举止无力、腰膝酸软。缓解腰膝酸软症状，可明显改善患者生存质量，促进疾病康复。②给予山药、枸杞子等药食同源之品，对改善腰膝酸软等症状有一定的帮助。

3. 脾肾阳虚证

调护原则：温补脾肾。

辨证施护：①遵“善补阳者，必于阴中求阳”之法，在补阳之时，当加入补阴之品；同时，给予积极的营养支持。②对于重度贫血的患者，应卧床休息，限制探视。

4. 痰瘀痹阻证

调护原则：化痰祛瘀。

辨证施护：该型患者因病程较长，骨痛剧烈，难以忍受且反复发作，故往往表现出悲观、抑郁、焦虑等负性情绪。在护理过程中，做好患者的思想工作，保持乐观情绪，勿大怒大悲，保持气血和畅，阴阳平衡，鼓励患者增强战胜疾病的意志和信心，减轻或消除引起痛苦的各种不良情绪和行为。

二、辨症状

1. 骨痛 气血不足，骨骼失养，出现骨蚀（骨髓瘤细胞分泌破骨细胞活性因子而激活破骨细胞，使骨质溶解、破坏）后，骨骼疼痛部位多为腰骶部、胸骨、肋骨等为主。患者的疼痛累及范围较大，疼痛程度相对剧烈，且症状的持续时间相对较长。转移患者注意力，指导患者通过呼吸法、针灸法、音乐疗法、局部按摩等非侵入性镇痛方法缓解疼痛。严格遵医嘱，选择镇痛药物，控制用药剂量。

2. 恶心、呕吐 化疗药物可引起恶心、呕吐、食欲差等消化道反应。消化道反应有较大的个体差异。患者一般第一次用药时反应较重，以后逐渐减轻。消化道反应给患者带来的最大损害是体能的消耗，常在化疗后出现明显的消瘦和体重下降，机体抵抗力降低。

调护要点：①给患者提供安静、舒适、通风良好的休息环境，避免不良刺激。②饮食宜清淡、可口，少量多餐，避免产气、辛辣和油腻之品。当患者恶心、呕吐时，不要让其进食，及时清除呕吐物，保持口腔清洁。③遵医嘱给予穴位贴敷，取神阙、天枢、足三里、内关等穴位，可以调和脏腑气血、温通经络，缓解症状。

3. 发热　正常多克隆免疫球蛋白产生受抑及中性粒细胞减少，且久病消耗，患者免疫力严重低下，易发生各种感染。

调护要点：①保持房间通风，环境清洁。患者可佩戴口罩自我保护，有条件的可入层流罩进行保护。②肛周脓肿者，用药物外洗坐浴；③口腔溃疡者，给予漱口水漱口，能清除口腔残留物，具有杀菌作用。较大溃疡伴黏液增多者，可用短波紫外线照射口腔，起到良好的杀菌、控制感染作用，小剂量紫外线照射口腔，可促进细胞生长，有利于创口愈合，也具有明显的镇痛作用。

4. 出血　疾病严重者，可出现气不摄血的现象，以皮肤、黏膜出血多见，甚者内脏及颅内出血。患者应卧床休息，起卧动作缓慢，严密观察患者的生命体征及意识变化，包括有无头痛、黑便等情况。如有以上症状，及时通知医师并做紧急处理。

【特别调护】

一、生活起居

1. 病室安静整洁，空气清新，温度和湿度适宜。

2. 充分休息，限制陪护和探视，重症患者卧床休息，粒细胞缺乏的患者实行保护性隔离。

3. 骨痛明显伴有骨折的患者，应卧硬板床休息，避免剧烈运动。翻身时，动作缓慢，避免负荷过重、发生撞击。

4. 指导患者保持大便通畅，勿努责，便后用温水清洗肛周，女性患者注意经期卫生。

二、情志调护

1. 群体宣教　多发性骨髓瘤早期无明显症状，容易被忽视。大众人群因缺乏相关疾病知识，常常耽误疾病早诊断、早预防和早治疗的时机。群体教育至关重要，尤其中老年人，可采取多种宣教形式，向人群讲解疾病的发生率、病因病机、症状特点等相关知识，其目的是通过早发现、早诊断、早治疗而防止或减缓疾病发展。

2. 心理疏导　多发性骨髓瘤患者往往都伴有巨大的心理负担，容易产生负性心理情绪。根据不同患者所表现出的抑郁或焦虑等情绪，采用相应的中医情志护理。暴躁、焦虑、抑郁患者，可根据情志相胜、疏导调神等方法来调节患者情绪，如按患者喜好播放舒缓的音乐转移注意力、一对一倾听等，同时指导家属关心、呵护患者。入院时对患者进行心理干预，积极疏导患者的负性情绪，引导其正确看待病情和化疗操作。护理人员需要以真诚态度予以患者适当的关心和体贴，以便消除患者的心理障碍和顾虑，并获得患者及其家属的信任，提高其治疗的依从性。

三、饮食调护

1. 合理饮食 饮食宜清淡，给予高蛋白质、高热量、富含维生素、易消化的饮食。本病因先天禀赋不足，或后天失养，脾胃虚损，外邪乘虚侵袭机体，气血运行不畅，瘀毒搏结，阻滞经络，骨节经脉失于濡养而发。

（1）气血亏虚证：宜进补气养血解毒之品，如红枣、龙眼肉等。食疗方给予归芪猪蹄汤，黄芪配当归（5∶1）补气生血；猪蹄为血肉有情之品，能补益气血。

（2）肝肾阴虚证：宜进益气养阴、清热解毒食品，如蛋、鱼、龙眼肉、山药等。

（3）脾肾阳虚证：指导患者饮食有节，定时定量，少量多餐；进食富有营养，温热柔软，清淡少渣、少油脂而易于消化的温阳之品，忌生冷、肥甘、煎炸等伤脾碍胃之品。常食黄芪粥或莲子山药扁豆大枣薏苡仁粥，以健脾益气。

（4）痰瘀痹阻证：饮食以清淡为主，少食辛辣、油腻、厚味，可用薏苡仁、当归等煮粥常服。

2. 饮食禁忌 高钙血症者，应鼓励多饮水，使每日尿量达 2000mL 以上；同时，限制高钙食物摄入，如奶及奶制品、海带、虾、芝麻酱、豆类、绿色蔬菜等。避免辛辣、干硬和刺激性食物。

四、用药调护

地塞米松是糖皮质类激素，应向患者告知服用地塞米松的注意事项：①地塞米松可使机体代谢紊乱，减少钙、磷在肠内的吸收，增加在肾脏的排泄，影响骨质形成。②药物减量过快或骤停，出现精神沉郁、食欲缺乏、呕吐、体温升高、软弱无力、低血压、低血糖等现象，应按医嘱服用，不可随意减量。③易引起应激性溃疡，有胃溃疡的患者不宜应用。因为地塞米松能刺激胃液分泌，降低胃肠黏膜的抵抗力，可以加重溃疡的程度。此外，激素使用过程中同时需要监测和预防继发性真菌感染的发生。

（丁翠平）

第七章　造血干细胞移植护理

第一节　造血干细胞移植前护理

造血干细胞移植（hematopoietic stem cell transplantation，HSCT）是将他人或患者本人的造血干细胞移植到体内，以达到重建造血及免疫系统的目的，是目前临床治疗恶性血液病最有效的方法之一。然而，在造血干细胞移植的过程中，由于大剂量化疗和免疫抑制剂的使用，患者机体的免疫力极度低下，极易发生感染、出血等各种严重并发症。如何减少移植并发症的发生，提高移植治疗的存活率一直是临床的重点研究课题之一。据文献报道，造血干细胞移植的术前护理与术后并发症的发生具有显著的相关性，术前对患者进行全面评估和仔细观察、对各种感染灶和器官功能异常的筛查，可显著减少各种并发症的发生。因此，做好移植术前准备和对患者的观察、护理，帮助患者树立战胜疾病的信心，可有效地帮助患者度过移植治疗的危险期，减少各种并发症的发生。

【病因病机】

血液行于脉中，内流脏腑，外至肌肤，无处不到。血对全身各组织器官起营养、滋润作用。如有外邪侵袭，脏腑失调，就会导致血的生理功能失常而出现相应的病证。现代血液病是按照血细胞起源与血液某些功能进行分类的，如红细胞疾病、白细胞疾病、淋巴系统疾病、出血/凝血疾病等。中医血液病证分类则是按照类聚方式，将不同的血液学疾病归纳为同一类型的病或证。这种分类方法最能针对西医学疾病，体现了中医学同病异治、异病同治的思想。基于中医血液病学临床特点，中医血液原发病证是指由多种因素导致血液实质、数量、循行、部位等出现异常，或造血器官出现异常导致的病证，可分为三大类病证。

一、血虚病证

本病多由禀赋不足、药毒损伤、情志失调、饮食不节、久病不复、六淫外袭等因素导致，涉及脏腑主要有心、脾、胃、肾、骨髓。其主要病机变化可归纳为三个方面。

1. 血液耗损过多　新血未能及时补充，如溶血性贫血、阵发性睡眠性血红蛋白尿、急性失血性贫血等。

2. 血液生化不足　脾胃运化功能减退，造血原料吸收或利用不足，或骨髓造血功能减退，或瘀血阻络，局部血运障碍，影响新血化生，即所谓"瘀血不去，新血不生"，如缺铁性贫血、巨幼细胞贫血、再生障碍性贫血、骨髓纤维化等。

3. 毒损骨髓影响血液生化 外感邪毒、药毒损伤骨髓或毒瘀骨髓，与好血不相容，败血逐渐形成，如急性白血病、慢性白血病、恶性淋巴瘤、多发性骨髓瘤等。

二、出血病证

本病多由禀赋不足、后天失养、感受外邪、饮食不洁、情志失调、他病失治或药毒因素所致。病变部位涉及五脏六腑和肌肤腠理。其主要病机变化可归纳为三个方面。

1. 热伤血络 外感热邪、情志化火、阴虚内热，以及服用热毒之品，导致热伤血络、热迫血行而出血。

2. 气不摄血 禀赋不足、后天失养及脾胃虚弱导致气虚不能摄血，血液溢出脉外而引起出血。

3. 瘀阻脉络 多由情志失调、肝郁气滞，或气虚不运、跌打损伤等导致瘀血阻络，脉络不通，血不循经引起出血。

三、血瘀病证

气机失调、脏腑病变、六淫内侵、久病体虚、药毒损伤、内外创伤、出血等因素均可导致血瘀病证。在血液系统疾病中，其主要病机变化可归纳为四个方面。

1. 血液运行不畅 血液停积、凝聚于脏腑经络，或瘀血造成局部组织（骨髓、内脏）增生过度或不良，如慢性再生障碍性贫血、骨髓纤维化、脾功能亢进等。

2. 离经之血不散 出血时未排出体外的血液在体内淤积，如吐血、衄血、便血、崩漏、肌衄、内脏出血等。正如《血证论·瘀血》所云："吐衄便漏，其血无不离经……然既是离经之血，虽清血鲜血，亦是瘀血。"如血友病、血小板无力症等。

3. 污秽之血不去 污秽之血是指外感毒邪、内伤药毒、电离辐射等因素导致正常血液中存在的污秽成分滞留机体，既与好血不相容，又可以败伤好血，如急性白血病、慢性粒细胞白血病、多发性骨髓瘤，以及血液中存在的高凝状态等。

4. 久病入络成瘀 大病、久病及难治病是久病入络成瘀的病理学基础；久病入络成瘀后，又可影响新血化生，如此往复，使疾病难治难愈，如难治性白血病、难治性血小板减少症、难治性淋巴瘤等。

【临床特征】

一、血虚病证

面色无华、萎黄或苍白，眼睑、口唇、爪甲颜色淡白，头晕目眩，两目干涩，心悸失眠，健忘多梦，神疲乏力，手足麻木；或妇女月经量少、色淡，或经期延期，甚或经闭。舌淡，脉细无力。

二、出血病证

基于出血病证临床表现，可分为三种证候。

1. 血热妄行证　多以人体上半部位出血多见，常见鼻衄、齿衄、肌衄、咯血、吐血等；血色鲜红，出血量较多；或伴有身热口渴，小便短赤，大便秘结。舌红绛，苔黄，脉洪数。血热妄行证候又可以分实热和虚热两种，对确立治疗原则与组方遣药具有重要的意义，当仔细辨证。

2. 气不摄血证　多以人体下半部位出血为主，并具有慢性、反复发作、色泽淡暗等特征，如便血、尿血、月经过多或经期延长，舌淡，脉细弱。气不摄血证常伴有面色萎黄或苍白、神疲乏力、纳呆腹胀、大便溏薄等症状与体征。

3. 瘀血阻络证　全身各部位均能出现出血情况，出血量大，常见身有瘀斑、瘀点或斑马纹，舌紫暗，脉涩等，或伴有胁下瘀块、疼痛拒按，午后低热，脉细涩等。

三、血瘀病证

1. 疼痛　刺痛、定痛、久痛、夜痛及拒按是血瘀病证的五大特征。

2. 肿块　固定性肿块，如肝、脾、淋巴结增大，关节腔瘀血肿大等。

3. 出血　机体各部位急性或慢性出血，血色暗红或紫黑或兼有血块，或肌肤有瘀斑、瘀点等。

4. 发热　局部或全身出现发热症状。局部发热多由血肿郁热而致，常伴有红、肿、热、痛等。全身发热则见持续性高热，或寒热并见，也可见潮热或低热等。

5. 舌脉　舌黯淡、瘀紫，或舌体瘀斑、瘀点，脉涩、结、代或无脉等。

【调护评估】

一、病因评估

由于长期疾病困扰，久未根治，导致阴阳气血俱不足也；严重不足者，则阴阳俱竭，血气皆尽，五脏空虚，筋骨髓枯，老者绝灭，壮者不复矣。《圣济总录·卷第一百八十六》又云："人有身不自爱惜，竭精纵欲……精气不足，则骨髓枯竭，形体消瘦；气血既虚，则百病斯作，故为虚损也。"此为久病失治而致气血衰败、筋骨髓枯。

二、体能评估

1. 年龄与体能　评估应该基于患者生理状况而不局限于生物年龄。造血干细胞移植患者的年龄并无固定的上限或下限，随着移植技术的发展，移植患者的年龄也在拓宽。过去认为 50 岁以上老龄患者的脏腑功能减退，综合体能相对较差，一般认为异基因移植患者的年龄不超过 50 岁，近年减低毒性的移植使移植年龄上限扩展至 60 ～ 75 岁。

2. 患病时间长短与体能　血液病带病时间越久，机体也会随原发病合并多种慢性疾病，体能消耗大，脾胃功能受损，加大了造血干细胞移植的难度与调护的难度。应结合患者身体功能、并发症、移植方式和疾病的类型综合分析。

三、造血干细胞移植前的评估

1. 原发病的评估 了解患者疾病的种类，既往治疗的情况。对于恶性血液疾病及肿瘤，还要明确目前疾病的缓解情况，以确定最佳移植方案。

2. 重要脏器的评估 移植前对心脏、肝脏、脑、肺、肾等重要脏器行 X 线、CT、B 超等相关检查，并进行血常规、血型、凝血等血液指标的检查，以确保患者的各个脏器能承受移植预处理所带来的副作用。

3. 心理的评估 针对患者焦虑、抑郁等情绪进行评估，分析导致该情绪的深层原因，及时针对性地进行疏导，纠正患者所存在疾病相关的错误认知，向家属告知可能存在的并发症及费用等情况，适时将既往成功案例向患者进行举例，以增强患者信心。

【调护要点】

造血干细胞移植前，患者除了本身疾病的相关症状外，主要是一些焦虑、紧张等负性情绪。因此，在护理过程中应通过一些中医适宜技术以减轻患者的负性情绪，保证移植顺利开展。

【辨证调护】

一、辨证候

1. 血虚病证

调护原则：养血补血。

辨证施护：①血虚重者，应注意脑力和体力的休息。②血虚者多正气不足，易感外邪，固因顺应四时，慎避外邪。③宜多食具有补血作用的食物，如猪肝、羊肝、瘦肉等血肉有情之品。

2. 出血病证

调护原则：凉血止血，补养气血。

辨证施护：①注意观察出血情况，记录出现部位、出血量，尤其是比较隐秘的出血，如便血等。②出血期患者需卧床休息，根据出血部位不同给予相应的措施。待出血停止后逐渐增加活动。对易出血患者要注意安全，避免活动过度及外伤。③做好心理护理，减轻紧张焦虑情绪。④避免刺激性食物、过敏性食物以及粗、硬食物，有消化道出血时禁食，出血停止后给予冷、温流质，以后给予半流食、软食、普食。⑤保持大便通畅，避免用力排便。

3. 血瘀病证

调护原则：根据血瘀机制采取或行气化瘀，或活血化瘀，或温阳通瘀的原则。

辨证施护：①气行则血行，应注意情志护理。患者常因对治疗信心不足，情志不遂又进一步加重病情，故应设法开导，劝慰患者，可让患者了解有关的颐养知识，丰富病中生活。②宜食行气活血的食品，如萝卜、橘子、香橼、山楂、酒酿、桃仁等。

二、辨症状

1. 失眠　由于脏腑机能紊乱、气血亏虚、阴阳失调所致。

调护要点：①居室安静舒适，光线柔和，远离强光、噪音、异味刺激，指导患者建立有规律的作息时间。睡前避免情绪过度激动、兴奋，忌饮浓茶、咖啡、可乐等。②指导患者睡眠卫生，适当参加体力活动，促进睡眠。③因病痛而引发不寐者，及时去除相关病因。若呼吸困难、喘息等，给予半卧位，吸入氧气；身有痛处造成不寐，应根据不同情况采取按摩、针刺、拔罐、冷敷、热敷等方法缓解疼痛，使患者舒适入睡。

2. 出血　由于火热熏灼或气血不摄，致使血液不循常道，或上溢于口鼻诸窍，或下泻于前后二阴，或渗出于肌肤等。

调护要点：①保持病室整洁安静，及时清除污物，出血量多和体虚的患者应卧床休息。气血亏虚者，应安排温暖向阳的病室；阴虚火旺者，室温宜偏低。②为防止齿衄患者出血，禁用牙签剔牙和硬毛牙刷刷牙；牙龈出血时，用冷水含漱；咯血、吐血量多时，应保持呼吸道通畅，取侧卧位，头偏向一侧，防止窒息，加强口腔护理；便血及尿血患者保持肛周及会阴部清洁。③观察出血部位、颜色、性质、量、诱因和持续时间，注意患者意识、面色、血压、脉象、舌象及汗出等症状的变化。若血色鲜紫深红，质浓而稠，多为热盛；若血色黯淡，质稀散漫，多为气虚；若血色鲜紫夹杂血块，是为血瘀等。若出现头晕、心慌、面色苍白、汗出、四肢湿冷、呼吸急促、脉细数等征象，或有头痛呕吐、视物模糊、意识障碍等颅内出血症状时，应及时报告医师，配合救治，备好各种急救物品，并做好配血备血等。

3. 焦虑　由于情志不舒、气机郁滞而致脏腑功能失调，出现心情抑郁、情绪不宁或易怒易哭等症状。

调护要点：①居室环境宜整洁、安静，消除噪音干扰，避免强光刺激。②生活起居有规律，劳逸结合。观察患者精神、情绪、睡眠、饮食等情况，注意有无胸闷胁痛、吞咽梗阻及是否按时服药等。③饮食以易消化且富含营养为宜，忌食辛辣刺激之品；拒食者，应耐心劝说，以保证摄入充足的营养。④注意患者抑郁或悲忧喜哭等发作有无规律，有无明显的刺激诱因，是否通过暗示而使症状缓解或加重，有无嗜食异物习惯等，防止因抑郁、多疑、胆怯、悲忧、恼怒等情绪出现极端行为。⑤加强与患者的交流和沟通，建立良好的护患关系，增加患者的信任度，耐心回答患者问题，对易怒的患者应劝慰疏导，避免再度受到刺激而加重病情。肝气郁结的患者可采用转移疗法加以疏导，心神失养者可采用暗示疗法疏导情志。

【特别调护】

一、生活起居

病室宜清洁、舒适，空气新鲜，温度和湿度适中，避免直接吹风，以防在造血干细胞移植前出现其他症状而延缓整个疗程。

二、情志调护

造血干细胞移植作为血液系统恶性疾病的有效治疗手段，在一定程度上延长了患者的生存期。但随之而来的是带病生存过程中患者所存在的心理问题，尤其是在造血干细胞移植前，患者的心理问题更加凸显，易出现焦虑、抑郁等不良情绪，对后续的治疗、生存质量造成不利影响。因此，预见性及针对性的心理支持是造血干细胞移植前的一个重要环节。

鼓励患者主动寻求社会支持，良好的社会支持系统能缓解患者的无助感，改善患者的焦虑、抑郁等负性情绪，加强正向心理情感的引导；告知家人，其关心和爱护对于患者保持良好情绪的重要性，以期消除患者的负性情绪。完善患者及家属健康教育，提高患者及其家属对疾病的认知水平，指导患者及其家属在用药、饮食、生活、心理调节等方面的技能，促进患者养成良好的健康行为。

三、饮食调护

在患者移植前，采取个体化健康教育的方式告知预处理方案和移植不良反应，告知味觉改变可能对机体造成的影响，使患者和家属了解采取必要应对措施的重要性。采用药膳进行营养支持，饮食宜清淡，少食肥甘厚味，忌食辛辣刺激食物。

四、用药调护

该阶段患者移植相关治疗性用药还未开始，因此多以中医外治方法来缓解焦虑、紧张等负性情绪。

（程秋琴　吴筱莲）

第二节　造血干细胞移植中护理

造血干细胞移植（hematopoietic stem cell transplantation，HSCT）是将同种异体或自体的正常造血干细胞在患者接受超剂量化、放疗后，通过静脉输注，移植入受者体内，以替代原有的病理性造血干细胞，从而使正常的造血与免疫功能得以重建，达到治疗某些恶性或非恶性血液病的目的。我们将在回输供体造血干细胞（移植）前到回输供体造血干细胞（移植）时（0）天的大剂量化疗和（或）全身放疗，称为 HSCT 的预处理，这个时期也称为 HSCT 围手术期。预处理的主要作用是对于自体 HSCT 而言，目的是尽可能地清除基础性疾病；对于异基因 HSCT，其作用还包括提供造血龛和抑制患者免疫功能以确保移植物的植入。按照采集造血干细胞的来源不同分为骨髓血、脐带血、外周血 HSCT 等。

由于预处理药物有较为严重的不良反应，且移植期间容易并发心脏、肝脏、肾脏、中枢神经系统等相关并发症，因而理想的预处理方案是在具备自身应有作用的同时，最大限度地降低毒副反应，以减少并发症，提高移植成功率、生存率和生存质量。HSCT期间对患者的全面评估和观察，对各种感染灶和器官功能异常的及时鉴别、诊断、处理，以及行之有效的中医调护，可明显减少各种并发症的发生，有效地降低患者移植治疗风险。

【病因病机】

基于中医学基本理论，“髓”属中医“奇恒之腑”范畴，藏于阴而象于地，藏而不泻。根据部位不同，可分为“骨髓、脊髓、脑髓”。《灵素节注类编·四诊合参总论》云：“肾精充骨为髓，故骨为髓府，精竭髓枯，不能久立，行则振掉，不能正步，骨将惫矣。”肾为先天之本，主骨生髓而通于脑，可见“肾”同样为“髓之本”。

“造血干细胞”的中医属性，《素问经注节解·阴阳应象大论》云：“精不足，谓精髓枯竭也。气归精，精食气……精亏自宜培补气分，而此乃言补之以味……今精既枯竭，则已不能化气而气消亡，气消亡其能养精乎，于是无形之精气，不得不借有形之饮食以补之。”这是古籍对“髓枯”治法的概述，精枯则气消，单纯补气无以令有形之“精”速生，故主张补之以“有形”之饮食，与现代医学中的替代疗法相通。现代临床实际中，最佳的替代治疗当直接补之以“精髓”。但从阴阳物质性分析，“造血干细胞”即为阴，所谓“无形者为阳，有形者为阴”；但从功能性角度看，则包含属性为“阴”的造血细胞（红系、粒系、巨核系）及属性为“阳”的非造血细胞（包括淋巴系、单核系等）。因此，从功能层面定义“造血干细胞”的中医属性较为合理。以“元”进行定义，《说文解字》云：“元，始也，从一从兀。”清代段玉裁《说文解字》云：“元者，气之始也。”“造血干细胞”的物质属性为“髓”。“髓元”包含“髓阴”和“髓阳”。患者接受造血干细胞移植术，相当于“骨髓”重塑，在阴阳平衡的状态下，“髓元”有序地滋养脏腑、化生气血，肾虚得以纠正。

【临床特征】

症状特征：临床多为面色无华，眼睑、口唇、舌质、指甲等颜色淡白，头晕目眩，两目干涩，心悸失眠，健忘多梦，神疲乏力，舌淡，脉细无力。多与不同程度的预处理药物及疾病本身有关。

【调护评估】

一、病因评估

在移植预处理过程中，患者需要接受大剂量的化疗联合免疫抑制治疗（常规用药包含氟达拉滨、环磷酰胺、抗胸腺球蛋白）。此时患者可出现一派脾肾阳虚之象，表现为神疲乏力、形寒肢冷、腰膝酸软、胃纳不佳、舌胖大、脉沉细无力。这时的证型变化为药物耗阳所致，而患者本身的造血干细胞缺乏为阴虚，实为“阴阳两虚”。

基于此，护理上可着重于中医膳食指导及情志调节，为患者顺利度过造血干细胞移植这一过程提供帮助。

二、体能评估

在 HSCT 过程中，有些症状非常棘手，给治疗与调护带来一定的难度。最常见的症状是食欲缺乏、恶心、呕吐、腹痛、腹泻等。这些症状会不同程度地影响疾病治疗与调护，很难孤立地依据单一脏器功能或指标来评估对移植相关并发症的影响。一直以来，人们试图将多个指标归纳到一个评分系统。近年来，临床上将卡氏功能状态（KPS 评分标准）应用于造血干细胞移植受者移植评估。一般认为，只要移植成年患者 KPS 评分应该不低于 70 分、儿童患者（1 ～ 14 岁）不低于 60 分，才考虑 HSCT。

三、造血干细胞移植中的评估

1. 预处理方案　预处理方案的选择受患者疾病、移植时的疾病状态、合并症、脏器功能、体能状况、移植方式等因素影响。如自体 HSCT 预处理无须免疫抑制剂，而非血缘供体或者单倍型移植的免疫抑制强度需强于同胞相合移植。

2. 造血干细胞的剂量阈　有研究表明，供者造血干细胞中 $CD34^+$ 细胞计数，能够可靠地反映采集多少造血干细胞可以满足供者植入需要。国内多家移植中心认可 $CD34^+$ 细胞计数为（4 ～ 6）$\times 10^6$/kg 比较理想，这一标准同样适用于儿童患者。

【调护要点】

预处理使患者脏气亏虚，气血阴阳失调；加之外邪入侵，导致患者出现各类不良反应。因此，根据 HSCT 过程中的中医证候演变特点，治疗当阴阳双补、滋阴温阳、填精益髓。在护理上，应该饮食有节，保养精气，及早评估患者出现的各类症状，加强必要的防护措施，减轻患者的不适症状。

【辨证调护】

一、辨证候

1. 气阴两虚证

调护原则：健脾补肾，以益气养阴填精为主。

辨证施护：①阴虚盗汗，出汗较多者，晚上衣被不宜过暖；汗后及时擦干，勿受凉。汗出较多者，及时擦干，并可用黄芪、浮小麦、红枣煎汤服用，有益气敛阴止汗作用。②饮食宜增加营养，易消化。常食蛋类、奶类、豆浆、瘦肉及新鲜蔬菜和水果。忌辛辣、烟酒、温燥性食物。③切不可妄用温阳药物，以防进一步耗阴伤精。

2. 阴阳两虚证

调护原则：阴阳双补，滋阴温阳，填精益髓。

辨证施护：①可以尝试中医辅助物理治疗，如针灸、艾灸、拔罐、推拿等。这些治疗方法可以促进血液循环，加速身体能量的流动，缓解患者的症状。②多食用一些滋阴润燥的食品，如牛奶、银耳、莲子、百合、乌鸡等。同时，也可以减少辛辣刺激性食品的摄入。可以选择具有滋阴养阳作用的药物配合药膳治疗，如党参、黄芪、枸杞子、菟丝子等。

二、辨症状

1. 恶心、呕吐 恶心、呕吐主要由预处理期间的大剂量化疗药物引起，表现为呕吐频繁，胃脘灼热，疼痛或痞闷，心烦不寐，口干口苦，大便秘结，小便短赤，舌红或暗红，苔黄厚腻。

调护要点：①观察和记录呕吐物颜色、气味、性质、量、次数及伴随症状。呕吐剧烈、量多，呕吐物中带咖啡样物或鲜血时，及时报告医师并配合处理。②指导患者少量多餐，细嚼慢咽，以清淡、易消化食物为宜；在两餐间进食少量果汁、点心等，有助于缓解恶心不适。③药物引起的恶心、呕吐属于外邪犯胃，可选取胃、交感为主穴，肺、脾、大肠、小肠为配穴进行耳穴压豆，每穴自行按压 1 ～ 2 分钟，每日 2 ～ 3 次,2 ～ 3 日后更换另一侧耳穴，和胃降逆以求邪去胃安呕止。④止吐药的联合使用，包括苯甲酰胺、苯二氮䓬类、吩噻嗪类、抗组胺药、5-HT_3 受体拮抗剂和丁酰苯类。

2. 肠道功能紊乱 患者常主诉排便习惯改变，可能包括大便秘结，但更多的是便溏，中医调护有助于缓解肠道症状。

调护要点：①功能性便秘属于中医“脾约”“腹痛”等范畴，本病的病位在于大肠，与脾、胃、肺、肝、肾均有关。基本病机是大肠传导失司，腑气不通。通过辨证，选大肠、三焦、直肠、胃、皮质下为主穴。配穴：气秘，加肝；气虚秘，加肺、脾、肾；血虚秘，加脾进行耳穴压豆技术。每日自行按压 3 次，每穴每次按压 1 ～ 2 分钟，两耳交替，2 ～ 3 日更换 1 次。②便溏者，应严密观察排泄物的颜色、气味、性质、量、次数及伴随症状。早晨 5：00 左右泄泻者，为脾肾阳虚；紧张后泄泻，为肝郁乘脾。辨别其病因，选择合适的静脉营养支持治疗。

3. 感染 由于移植导致免疫系统功能受损，患者在整个移植过程中都有感染的风险。

调护要点：①入住百级层流仓进行 HSCT，全环境保护。对患者每日进行五官、会阴及肛周护理，口腔进行节点漱口及动态评估（早、晚各 1 次，三餐前、后各 1 次）。全身皮肤予 0.05% 葡萄糖酸氯己定消毒湿巾擦拭 2 ～ 3 次 / 周。层流室物品的消毒方法是根据所用物品的性能决定消毒方式，包括浸泡、季铵盐湿巾擦拭、高压灭菌、环氧乙烷及臭氧消毒等方法。②仔细监测感染，包括由感染监控员对层流室的空气、工作人员的手、物体表面、无菌物品、使用中的消毒液等进行每季度采样 1 次。患者自身病毒、细菌及真菌的监测，为快速而合理的给药提供依据。

4. 疲乏 是 HSCT 中常见的症状，可由许多因素造成，包括疾病过程和治疗因素，这些因素包括贫血、失眠、抑郁、恶心、呕吐、便溏、感染等。凡有疲乏者，应积极防治与调护，可以通过中药汤剂进行治疗，以补益、扶正为主要治疗原则，辅以祛邪，使机体阴阳平衡，以求症状好转。

5. 尿血 尿血是预处理药物（大剂量环磷酰胺）的不良反应。护士应每日监测患者体重、血压、出入量，观察尿液颜色、性质、量，监测尿常规、尿培养、电解质及心功能情况。

调护要点：①生理盐水持续膀胱冲洗，通常冲洗速度为200mL/h，根据血尿程度、血块等及时调整速度。②经穴推拿，取肾俞、膀胱俞、中极、合谷等穴，每穴推1分钟，每日1次，每次10～15分钟，10次为1个疗程。

【特别调护】

一、生活起居

安排患者入住层流病房进行保护性隔离，患者使用的拖鞋、脸盆、药盒等均用1∶1000的含氯消毒剂浸泡30分钟，每日1次。若有污染，随时更换。病室环境、病房内各物体表面及地面每日用1∶500的含氯消毒剂擦拭，每日2次。所有织物均需高温消毒后供患者使用。

二、情志调护

该阶段由于药物繁多，患者会出现各种症状，导致焦虑和失眠等，可以使用经穴推拿技术疏肝解郁，选取头面部及背部经络穴位，按揉百会、神门、印堂、风池等穴，有补益养血、滋养肝肾、疏肝解郁之功效；按揉脾俞、心俞、神门、内关等穴，有安神助眠之功效。

三、饮食调护

1. 规范饮食 HSCT中的饮食应注意卫生、新鲜，荤素搭配合理，营养均衡。预处理期间化疗药物引起的消化道反应明显，可进食易消化吸收、富含维生素和微量元素的清淡汤汁类少渣饮食，如藕粉、粥类、鸡蛋羹、水蒸蛋、鱼汤、自制水饺、馄饨或面类等，少量多餐，避免油腻、粗糙食物；少吃产酸产气食物，如地瓜、土豆、甜食、牛奶等。

2. 饮食禁忌 许多饮食可以干扰HSCT的治疗效果，如人参、蜂王浆、西洋参、党参、石斛、冬虫夏草、燕窝等具有增加机体免疫力、干扰免疫抑制剂的作用，甚至诱发排异反应，应适当规避。刺激性强的食物，如辣椒、大蒜等虽可刺激胃液分泌，增进食欲，但长期服用可损伤胃黏膜，与移植中使用的糖皮质激素协同可导致胃黏膜慢性炎症，甚至出血。

四、用药调护

1. 免疫抑制剂 这类药物在异基因HSCT中起决定作用，但这些药物强大的作用也会使患者处于严重并发症的危险中。因此，治疗中监测血药浓度维持在预定范围内是重中之重，确保适当的免疫抑制而无毒性。该类药物的代表药物是环孢素，该药常见不良反应包括厌食、恶心、呕吐等胃肠道反应，以及肝肾毒性、高血压等症状。护士要观察厌食、恶心、呕吐、高血压等不良反应；向患者告知药物的不良反应及防范要点；定期检测肝肾功能、体重、环孢素浓度；可选脾、胃、内分泌、三焦、肝、交感等穴位行耳穴压豆；取足三里、内关、丰隆、合谷、中脘、阴陵泉等穴进行经穴推拿。

2. 细胞毒性药物　主要用于移植预处理阶段，关注这类药物所带来的特有毒性。①白消安用药的同时，应在治疗前 12 小时给予抗惊厥药物，如苯妥英钠或左乙拉西坦片。②大剂量卡莫司汀与肺纤维化相关，用药期间需要关注肺功能。③大剂量的环磷酰胺需要水化和使用美司钠，以减少代谢产物丙烯醛的尿毒素反应。④美法仑的使用要关注黏膜炎的发生，常用于自体 HSCT。⑤阿糖胞苷的不良反应包括眼痛和中枢神经系统的问题。

（林婉冰　吴筱莲）

第三节　造血干细胞移植后护理

对造血干细胞移植整个照护最大的考验在移植后的最初 3 个月，除了预期中的移植物抗宿主病（graft versus host disease，GVHD）需克服，最令人紧张的就是感染的发生。因为做完预处理的患者完全没有抵抗力对付各种病原体，刚输注的供者干细胞又还没有重建完成，造血功能和免疫力低下，患者容易发生 GVHD 及各种感染（包括细菌感染、真菌感染或病毒感染）。

【病因病机】

HSCT 后感染的病因病机为患者的免疫功能下降，正气不足，脏腑、经络、组织器官的功能下降，气血生化不足，再加上邪气侵袭，导致不能发挥脏腑组织的正常功能，同时营养人体的精微物质生化失常，营气不足，以致元气虚损，进一步导致卫气御邪无力，邪毒久不去，郁而化热，或烧灼血络，或耗伤津液，以致病症百出。

GVHD 发生的前提是完成“移植物”的植入，“移植物”等同于“造血干细胞”，而上节当中说明了“造血干细胞”的阴阳属性。因此，GVHD 的病因病机为体内新生之“髓阳”与外源之“髓阴”逐渐交互、相长，患者本身的“髓阳”不断壮大，与外源之“髓阳”互制互用，两股“阳气”不平衡导致。外源之“髓阳”偏胜，而与植入之“髓阴”同源相生，令内源之“髓阳”渐衰。此时所生之“髓元”即为外源，相对于患者整体阴阳并非同源，无法进行有序转化，继而影响各脏腑的气血生化。脏腑失养，气血生化失司，内生邪毒，可与湿合、与痰结或感受外邪，留于脏或滞于腑，暴极可表现为泄泻、便血、黄疸等急症，相当于急性 GVHD。外源“髓阳”未得植入之外源“髓阴”助，而生化乏源，内源之“髓阳”相对偏胜。此时，“髓元”中阴阳的同源属性变化，发展到一定的程度时，同样可出现孤阴不长，临床可表现为晚期植入失败。外源之“髓阴”不敛内源“髓阳”，而令“髓阳”隔于外而游于周脏，而“髓阴”亦渐削弱。此时临床多见阴虚血瘀之象，出现口干咽燥、肌肤甲错等症，部分可见阴黄，相当于慢性

GVHD。

【临床特征】

临床症状多为面色㿠白，形寒肢冷，腰膝酸软，头晕乏力，自汗，食欲缺乏，气短懒言；或伴便溏，出血色淡。舌胖大苔白，边有齿痕，脉沉弱。有些症状类似于 HSCT 中出现的症状，在移植后并未改善；有些是 GVHD 特有的症状，如排便次数增多、粪质稀薄或完谷不化，甚至泻出如水样；严重者可有水样血便，脐腹作痛，泄后腹痛得止；皮肤浸淫，可见皮肤硬化、皮疹、色素沉着或脱失、脱屑、溃疡、水疱形成等；黄疸以目黄、身黄、小便黄为主症，其中目睛黄染是出现最早、消退最晚而最易发现的指征。

【调护评估】

一、病因评估

“造血干细胞”顺利植入后，一般经过 10 ～ 14 日，患者血象逐渐恢复。此时“阴虚”症状逐渐纠正，患者主要表现为脾肾阳虚之证。HSCT 中的多数患者以“虚证”为主，但仅是一般规律，临床实际过程中仍需注重辨证论治。在移植前同样可合并有实证邪毒内蕴的情况，此类患者在移植过程中的证候变化较为复杂，变证丛生，疾病转归迥异，治则治法同样需要相应调整。

二、体能评估

血液疾病患者的体能与贫血、出血、疲乏症状等密切相关，而这些症状取决于患者的血细胞计数。患者全血细胞计数（血小板计数> 50×10^9/L、血红蛋白> 80g/L、中性粒细胞> 1.0×10^9/L）时，一般自理活动不存在出血、跌倒等风险，鼓励患者自理。全血细胞计数［血小板计数（25 ～ 50）$\times10^9$/L 血红蛋白> 65 ～ 80g/L、中性粒细胞>（0.5 ～ 1.0）$\times10^9$/L］时，患者存在活动无耐力的现象，鼓励患者卧床休息，协助自理。全血细胞计数（血小板计数< 25×10^9/L、血红蛋白< 65g/L、中性粒细胞< 0.5×10^9/L）时，患者存在明显的活动无耐力及出血倾向等，需绝对卧床休息，完全协助自理。

三、造血干细胞移植后的评估

1. 外周血象植活标准　回输造血干细胞后，血细胞持续下降然后再回升，当连续 3 日中性粒细胞计数> 0.5×10^9/L，为白细胞植活；在不进行血小板输注的情况下，连续 7 日血小板计数> 20×10^9/L，为血小板植活。

2. 移植后的植入证据　在异基因 HSCT 中，供者造血干细胞的植入是 HSCT 成功的标志，通过嵌合体的检测可以找到植入的证据。植活的鉴定，可根据供、受者之间性别、红细胞血型和白细胞抗原（HLA）的不同，分别通过细胞学和分子遗传学（FISH 技术）方法、红细胞及白细胞抗原转化的实验方法获得植活的实验室证据。对于上述三项均相合者，则可采用短串联重复序列、单核苷酸序列多态性结合聚合酶链反应（PCR）技术分析取证。

【调护要点】

根据 HSCT 过程后的中医证候演变特点，待干细胞植入，造血恢复，患者免疫功能逐渐重建过程中，患者阴虚证最先被纠正，表现为脾肾阳虚之证。治疗当健脾补肾、温阳益气。护理上应该在饮食中适当增加营养，保养精气，及早评估患者出现的各类症状，加强必要的防护措施，减轻患者的不适症状。

【辨证调护】

一、脾肾阳虚证

面色苍白，形寒肢冷，腰膝酸软，头晕乏力，自汗，食欲缺乏，气短懒言；或伴便溏，出血色淡。舌胖大，苔白，边有齿痕，脉沉弱。治疗当健脾补肾、温阳益气。

二、移植后出现急性移植抗宿主病分湿热型和血热阴虚型

（1）湿热型：症见手足红胀、麻、痛，皮肤丘疹暗红，阴囊皮疹红肿，甚者表皮破溃；或伴面目浮肿，巩膜黄染，恶心，饮食无味，腹泻黄褐色稀水便，或尿赤。舌淡红或暗淡，边有齿痕，舌苔黄白厚腻或白腻，脉滑数或濡。

（2）血热阴虚型：症见手足赤胀，指端刺痛怕热，皮肤红疹，目赤涩，口腔溃疡，口角干裂溃烂，腹泻，黄疸；常伴血尿、尿频急痛，或有便血（消化道出血）。舌红，舌苔薄少或黄褐或裂纹，脉细弦数。

三、辨症状

1. 眩晕　护士应观察眩晕的特点，如时间、程度、性质，以及伴随症状如头痛、呕吐等。严密观察病情变化，定时监测血压，观察有无血压升高、头晕加重、头痛、肢体麻木等。

调护要点：①耳穴压豆，可选择神门、肝、脾、肾、心、交感等穴位，每日自行按压 3 次，以有痛感为度，每穴每次按压 1 ～ 2 分钟，两耳交替，2 ～ 3 日更换 1 次。②经穴推拿，可选择百会、风池、上星、头维、太阳、印堂等穴位，每次 20 分钟，每晚睡前 1 次。③穴位贴敷，可选择双足涌泉穴，每日 1 次。

2. 口疮　是 HSCT 中常见的并发症之一，主要发生在 HSCT 的低细胞期，中医调护有利于口疮愈合。

调护要点：①注意口腔卫生，晨起、睡前与饭后漱口，清除口腔残留物，保持口腔清洁。②溃疡面的调护，选择合适的漱口液，勤做“鼓腮运动”。具体步骤：先闭住口唇向外吹气，直至腮部鼓起，反复进行，然后上下齿轻轻相叩，舌头在舌根的带动下在口腔内前后蠕动，一般含漱时间为 1 ～ 3 分钟。溃疡疼痛明显时，可用康复新液冰块含

漱。康复新液具有清热解毒、去腐生肌的功效，而冷疗法可以使局部小血管收缩，减少局部组织的血流量，降低细胞中生物酶的活性、新陈代谢率和耗氧量，延缓口腔内细菌的繁殖速度，减轻黏膜的炎症反应，减少药物对细胞的毒性作用。③饮食调护，应进食温凉、少渣半流食，避免豆类、蔬菜、根茎类对溃疡面的刺激。

3. 泄泻 异基因移植后，肠道的GVHD表现为泄泻。护士应评估泄泻发作的原因，排便情况，记录大便的次数、性状、颜色、气味等；观察并记录腹痛的部位、性质、程度、规律、发作及持续时间。调护要点：①中药热熨敷，用盐熨，每次15～30分钟，每日1～2次，15日为1个疗程。②悬灸：取中脘、足三里、关元、神阙等穴，每次给予艾条灸10～15分钟，每日1次，10日为1个疗程；或隔姜灸，每次3壮，每日1次，7～14日为1个疗程。③平衡火罐：取双侧天枢、下脘、气海、神阙等脐周穴，随症加穴，每日1次，7日为1个疗程。

4. 黄疸 异基因移植后肝脏的GVHD表现为黄疸。护士应观察患者黄疸的部位、色泽、程度、消长情况，以及尿色深浅和大便变化；观察患者意识变化，警惕急黄的出现。

调护要点：①悬灸：艾灸腹部，以脐为中心，进行十字灸，或腹部予中药热熨敷技术。②耳穴压豆：取肝、胆、脾、胃等穴位，中等强度刺激，每次按压数次，3～5日更换1次。

5. 皮肤浸淫 异基因移植后，肠道的GVHD表现为皮肤浸淫。护士需每日观察皮肤有无硬化、色素沉着、脱屑、溃疡等反应。

调护要点：保持皮肤清洁，常规每日使用0.05%醋酸氯己定溶液进行全身擦浴，0.1%聚维酮碘溶液水肛周坐浴，每日2次。皮肤脱屑者，护士可先用生理盐水清洁皮肤，再予复方紫草油涂抹，每日3～4次，用指腹环形按摩。皮肤破溃者，应充分暴露患处皮肤，待创面彻底清洁后，用康复新液交替喷涂创面，刺激新的上皮细胞生长、分化。

6. 感染 由于移植导致免疫系统功能受损，患者在整个移植过程中后期都有感染的风险。调护可依据第二节中的措施进行。

【特别调护】

一、生活起居

病室宜清洁、舒适，空气新鲜，温度和湿度适中；避免直接吹风，以防出现外邪导致的全身症状。

二、情志调护

患者该阶段处于疾病恢复期，前期药物的大量使用，导致现阶段经常出现疲乏，可以通过以下两个方面进行调护。

1. 基于“静以养心，宁以安神”与“动以疏肝，畅以理气”的中医理论，将心理疏导、食疗、音乐疗法、教育引导、芳香疗法等非药物调护的综合应用，可以有效地改善患者焦虑引起的相关症状。芳香疗法就是通过辨证选取合适的精油涂抹于太阳穴、耳后、后颈部等部位进行经穴推拿，每穴 1 ～ 3 分钟，大约 30 分钟。该操作适合在患者临睡前使用，能有效地改善患者的失眠症状。

2. 有学者通过研究移植中患者中医证型的分布，发现该症状的发生是由正气不足，脏腑虚损，邪气入侵所致。因此，可以通过合适的中药汤剂进行治疗，以补益、扶正为主要治疗原则，辅以祛邪，使机体阴阳平衡，以求症状好转。

三、饮食调护

1. 营养与评估 采用欧洲营养风险筛查（Nutritional Risk Screening 2002，NRS2002）量表和患者主观营养不良风险评估法（Patient Generated-Subjective Global Assessment，PG-SGA）对患者进行营养不良风险筛查。初步筛查后，采用系统的营养评估方法，包括病史、体格检查、实验室检查、人体测量、疾病本身和治疗并发症等多项指标综合判断，以评估患者的营养状况。若患者经口摄入不足，则需进行营养支持治疗，同时定期监测患者的营养状况。患者如合并肠道 GVHD，当腹泻量＜ 500mL/d 时，推荐使用阶梯式经口饮食。严重胃肠功能衰竭者（腹泻量＞ 500mL/d），建议禁食禁饮，并且持续进行完全胃肠外营养。

2. 中医膳食指导

（1）低细胞期：宜进食清淡、细软、易消化的流食或半流食（菜粥、面条等），此阶段易腹泻，要加强饮食卫生，每顿饭菜量不宜过多，要少而精，少量多餐。

（2）恢复期：饮食从流食、半流食，逐渐过渡到软食、普食，给予富含蛋白质、维生素、适量脂肪的食物，可适量增加水果。常用食疗方如下。①八宝粳米粥：红枣 6 枚，山药 10g，龙眼肉 6g，芡实 10g，薏苡仁 10g，白扁豆 10g，莲子肉 10g，赤小豆 15g，粳米 50g，绵白糖 5g。益气健脾，和胃止泻。②藕粥：鲜藕 50g，粳米 50g，白糖适量。养血止血，调中开胃。③葡萄姜汁饮：鲜葡萄 50g，嫩姜 10g，红茶 3g。将鲜葡萄、嫩姜洗净，分别榨汁，红茶放入大杯中，用沸水冲泡，加盖焖 10 分钟，兑入鲜葡萄汁、嫩姜汁煮沸即成，滋养胃阴，和胃止吐。④银耳番茄汤：银耳 30g，番茄 120g，冰糖适量。银耳性平，味甘淡，有益气和血、强心补脑、滋阴降火功效；番茄性凉，味酸甘，有清热解毒、凉血平肝、生津止渴、健胃消食的功效。两者合而为汤，适用于虚火上炎的口腔溃疡。

四、用药调护

1. 糖皮质激素类 该药常见的不良反应，包括库欣综合征、恶心、呕吐等胃肠道反应、血糖异常及失眠等。护士应遵医嘱正确、按时、按途径、按剂量使用；观察有无水肿、血糖异常、高血压、头痛、胃溃疡、呕吐等药物不良反应；观察患者有无呕吐情况，有无水钠潴留发生；询问患者有无头痛，监测患者血压、大便颜色，预防各种感染。对失眠患者，可采取失眠方中药足浴、吴茱萸涌泉穴穴位贴敷、失眠推拿引阳入阴等中医适宜技术。

2. 抗排异药物 常用的有注射用巴利昔单抗，该药有便秘、尿道感染、疼痛、恶心、外周性水肿、高血压、贫血、高钾血症等不良反应。溶液一经配制，应尽快输注，输注时间为 20 ～ 30 分钟；在室温下可保存 4 小时，2 ～ 8℃冰箱可保存 24 小时。若配制液于 24 小时内未被应用，则将其丢弃。对于恶心的患者，可以进行姜半夏内关穴贴敷以减轻症状。

（毛小培　吴筱莲）

第八章　血液病常见症状护理

第一节　贫　血

贫血（anemia）是多种病因通过不同的发病过程而引起的一种病理结果，是指外周血单位体积中血红蛋白浓度、红细胞计数和（或）血细胞比容低于正常值。其中，以血红蛋白浓度降低最为重要。成年男性血红蛋白＜ 120g/L、女性血红蛋白＜ 110g/L，即可诊断为贫血。中医没有“贫血”病名，但根据患者临床所呈现的证候，如面色苍白、身倦无力、心悸、气短、眩晕、精神不振、脉见细象等，可归属于“血虚”“血枯”诸疾。

【病因病机】

《素问·腹中论》有云：“有病胸胁支满者，妨于食，病至则先闻腥臊臭，出清液，先唾血，四肢清，目眩，时时前后血……病名血枯，此得之少年时有所大脱血，若醉以入房中，气竭肝伤，故使月事衰少不来也。”《医宗金鉴》亦云：“虚者，阴阳、气血、荣卫、精神、骨髓、津液不足是也。”西医的贫血与中医的血虚或血枯虽然概念有一些差别，但均是指血液含量减少的临床现象，故用“贫血”名称。

一、内在因素

1. 先天不足　母体虚弱，肾精亏虚，遗传下代，致使精血不足，骨髓失养，精髓空虚，生血功能障碍；或脏腑虚弱，运化失常，气血生化无源以致诸虚不足，而出现血虚，或血脱，或血枯等。

2. 后天失养　脏腑虚衰，影响气血生化而产生血虚，严重者可导致血脱或血枯；或年老体虚，脏腑亏虚，精气不足，髓海不充，以致血液化生减慢。

3. 慢性疾病　大病久病耗伤血液，或疾病失于调治，影响气血生化，并累及营气、津液、阴阳、脏腑等。此时，除原发疾病进展或恶化外，亦可并发血虚或血脱、血枯。

二、外在因素

1. 饮食不节　饮食不节，损伤脾胃，胃失受纳，脾失健运，水谷之精微物质缺乏，不能转化为气血，致使气血两虚；气血虚弱，不能濡养脏腑，可使疾病进行性加重，最终发展为血脱或血枯。

2. 药毒所伤 由于疾病需要长期使用有毒药物，或误食有毒药物，可直接耗伤血液，致使血液虚少；或药毒缓慢侵入骨髓，长期损伤骨髓；或毒瘀骨髓，使骨髓藏精化血功能降低。

3. 失血因素 其他疾病引发大出血，或由手术、意外等创伤，可出现血脱，或亡阴、亡阳；出血程度较轻，或长期出血，未及时补充者，可发展为血脱或血枯。

【临床特征】

一、症状特征

贫血的临床表现主要取决于血液携氧能力的高低、总血容量改变的程度和速率，以及呼吸循环系统的代偿能力，乏力是其最常见的全身症状。贫血可引起多器官和系统的不同表现。

1. 皮肤黏膜及其附属器 皮肤黏膜苍白是贫血最常见的体征之一。

2. 神经肌肉系统 头痛、头晕、耳鸣、晕厥、倦怠、注意力不集中和记忆力减退，可能与脑缺氧有关。此外，可出现肌肉无力、易疲劳等肌肉组织缺氧的症状，以及感觉异常等与造血物质缺乏相关的症状。

3. 呼吸循环系统 呼吸、心率加快，活动后心悸、气短。重度贫血时，安静状态下也可出现气短、呼吸困难。长期贫血可导致贫血性心脏病。

4. 消化系统 食欲缺乏、恶心、腹胀、腹部不适、便秘或腹泻。

5. 泌尿生殖系统 少尿、多尿、低比重尿。育龄期妇女出现月经周期紊乱、月经量增多、减少或闭经。严重贫血者，可出现性功能减退。

6. 内分泌、免疫系统 长期贫血会影响甲状腺、性腺、肾上腺、胰腺等功能。机体免疫功能低下，易感染。

7. 其他 贫血患者有时伴发低热，如无病因可寻，则可能与贫血的基础代谢升高有关。

二、证型特征

1. 气虚证 面色㿠白，气短懒言，语声低微，头昏神疲，肢体无力。舌体胖大，舌淡红，苔薄白，脉沉细无力。

（1）肺气虚：咳嗽无力，痰液清稀，头昏神疲，肢体无力，舌淡苔白。

（2）心气虚：心悸、气短，劳则尤甚，神疲体倦，自汗。

（3）脾气虚：饮食减少，食后胃脘部不适，倦怠乏力，大便溏稀，面色萎黄。

（4）肾气虚：神疲乏力，腰膝酸软，小便频而清，白带清稀。舌淡，脉弱。

2. 血虚证 面色晦暗，形体消瘦，疲乏无力。舌紫暗，舌苔少或薄苔，脉艰涩或细弱。

（1）心血虚：心悸怔忡，健忘失眠，多眠，面色不华。

（2）肝血虚：头晕目眩，胁痛，肢体麻木，筋脉拘急，妇女月经不调，面色不华。

3. 阴虚证 面色淡红或潮红，咽干舌燥，五心烦热，夜间盗汗，耳鸣遗精，腰膝酸软。舌体瘦小，舌淡红，苔少或无苔，脉细数。

（1）肺阴虚：干咳，咽燥，或失音，咯血，潮热，盗汗，面色潮红。

（2）肝阴虚：头痛，眩晕，耳鸣，目干畏光，视物不明，急躁易怒，或肢体麻木，面潮红。

（3）肾阴虚：腰酸，遗精，眩晕耳鸣，甚则耳聋，口干咽痛。舌红少津，脉沉细。

（4）脾胃阴虚：口干唇燥，不思饮食，大便燥结，甚则干呕，呃逆，面色潮红。

4. 阳虚证 面色虚浮或苍白，精神萎靡，畏寒肢冷，头昏目眩，食欲差，便溏，腰膝酸软。舌体胖大，舌边有齿痕，舌淡红，舌苔薄白，或水滑，脉沉细无力。

（1）心阳虚：心悸自汗，倦怠，心胸憋闷疼痛，形寒肢冷。

（2）脾阳虚：面色萎黄，食少，少气懒言，肠鸣腹痛。

（3）肾阳虚：腰背酸痛，遗精，阳痿，畏寒肢冷，下利清谷。舌淡胖，边有齿痕。

【调护评估】

一、病因评估

1. 红细胞生成减少

（1）造血物质缺乏：铁元素缺乏，叶酸或维生素 B_{12} 缺乏。

（2）骨髓造血功能障碍：造血组织缺乏或造血环境受损，如再生障碍性贫血、骨髓纤维化等。

（3）恶性血液病：白血病、多发性骨髓瘤、骨髓增生异常综合征、恶性组织细胞病及实体肿瘤骨髓转移。

（4）其他疾病：肾衰竭、结核病、溃疡性结肠炎和类风湿性关节炎以及各种实体肿瘤等。

2. 红细胞丢失过多 各种外伤、手术，以及其他疾病引起急、慢性失血。

3. 红细胞破坏过多

（1）红细胞内在缺陷疾病，如遗传性球形红细胞增多症、椭圆形红细胞增多、阵发性睡眠性血红蛋白尿症等；红细胞酶缺陷疾病，如葡萄糖 6- 磷酸脱氢酶缺乏症、丙酮酸激酶缺乏症等；血红蛋白异常疾病，如海洋性贫血、异常血红蛋白病等。

（2）红细胞外异常：免疫因素导致，如：血型不合输血、新生儿溶血病、自身免疫性溶血性贫血；机械因素导致，如行军性血红蛋白尿、微血管病性溶血；理化因素导致，如大面积烧伤、磺胺、苯、铅、蛇毒等；生物因素导致，如疟疾、溶血性链球菌、支原体肺炎等感染与脾功能亢进等。

二、疾病评估

1. 贫血程度 根据贫血程度分级标准，血红蛋白＞ 90g/L 为轻度贫血；血红蛋白在 60 ～ 90g/L 为中度贫血；血红蛋白在 30 ～ 60g/L 为重度贫血；血红蛋白＜ 30g/L 为极重度贫血。重度与极重度贫血的临床症状明显，并发症较多，护理难度较大。

2. 中医证候 基于疾病转化规律，其临床证候是气虚向血虚、阴虚、阳虚的动态转化过程，这一转化过程也是贫血进展的重要标志。一般认为，气虚、血虚病情相对要轻，护理难度不大。阴虚、阳虚病情相对较重，合并症较多，护理难度较大。

【调护要点】

一、病因调护

1. 先天不足 “肾主骨生髓”，先天之本在于肾，贫血患者由于多种原因造成脏腑虚损，缠绵日久，导致肾气虚衰，命门火衰，肾精不足，气化无力，温煦推动无力，气血化生不足。故以补肾填精治疗，以提高骨髓造血功能，改善免疫功能，缓解临床症状，提高生活质量，延长生命。现代药理学研究表明，熟地黄、山茱萸、枸杞子等具有促进红系增殖的作用，且能改善免疫功能；补肾阳药巴戟天、淫羊藿、鹿茸具有雄激素样作用，可以促进造血细胞 DNA 的合成，对造血细胞增殖、分化、抑制凋亡有明显作用；丹参、鸡血藤具有改善骨髓造血基质细胞的作用；猪苓、白花蛇舌草能够调整机体的免疫紊乱状态，进而起到抑制造血细胞凋亡的作用。

2. 年老体虚 可为贫血患者开展中医膳食护理，以调节脾肾功能为主，兼护脾胃；同时，嘱咐患者合理膳食，摄入营养价值高及富含微量元素的蔬菜和水果，建议少食多餐。对于贫血患者所开展的膳食护理应以健脾气、益心血为主，例如生姜大枣茶、黄芪红枣汤、当归羊肉汤、人参冬菇鸡、红糖西瓜、黄芪枣仁茶等食物。

3. 疾病因素 治疗原发病，积极寻找病因。贫血患者长期处于慢性消耗的状态，自身的营养无法得到有效供应，故需要指导患者多进食高蛋白质、高营养及易于消化的食物；告知患者少进食或者不进食生冷食物，禁食辛辣刺激性食物及油炸食品等。同时，还需要适当指导患者进食滋补类食物，比如当归、枸杞子等，但避免过量服用，以防影响患者的胃肠消化功能。

4. 饮食不节 脾主运化谷食，运化水饮，脾胃虚弱多是由于饮食不当引起的，因而应告知患者，注意吃饭要定时，饮食清淡，不吸烟酗酒，讲卫生；忌暴饮暴食、过饥过饱。可进食山药薏苡仁粥、山药小米粥等来调理脾胃。

5. 药毒所伤 常见于抗肿瘤治疗过程中，放疗、化疗是导致癌性相关性贫血的主要原因。这可能是由于化疗造成骨髓抑制，最后导致贫血。中医学认为，肿瘤相关性贫血可能与气血不足、脾肾亏虚有关，在《内外伤辨惑论》中有资料记载：加味当归补血汤具有补气养血、健脾益肾的功效。方中当归、鸡血藤、熟地黄、白芍、补骨脂、龙眼肉、大枣、黄芪等药方具有调经活络、疏通血脉、补血宁神、扶正益气等功效；同时结合辨证论治，针对明显头晕者加用天麻，气虚乏力者加用人参，明显心慌者加用制远志。共奏补血生血、益精填髓、益气健脾之功效，故能取得良好的疗效。

6. 失血所致 止血是治疗首务，养血补血是施治的目的。对症治疗前，需要对贫血程度进行评估。发病急、进展快、贫血程度严重者，可紧急输血，在血源缺乏时，可以代血浆补救。但“有形之血不能速生，无形之气所当急固”，在急性大量失血的时候，出现气陷、气散、气脱之症，应当治气为先；可以用独参汤、四逆汤、四物汤、当归补血汤、八珍汤、归脾汤、生脉散、紫河车、阿胶等补气固脱，补血健脾。

二、疾病调护

在疾病诊断与治疗过程中，有诸多因素可影响疾病治疗效果。因此，调护要点主要有：①患者是否存在影响治疗的相关因素，如长期治疗且经久不愈，或在既往治疗过程中已经产生不良反应所造成心理负担，对治疗丧失信心，甚至不配合治疗。②治疗时间是否规范，以及有无足够的水谷精微物质的储存。③定期复查血象，了解血红蛋白、红细胞的情况，以增强治疗信心。④按时、定量遵医嘱服用药物，患者勿自行乱用药物。

【辨证调护】

一、脾虚证

调护原则：健脾益气。

辨证施护：临床表现为食欲差，四肢酸重无力，舌淡，脉濡。治疗可用苍术、吴茱萸研粉敷贴于脐部，并配合隔物灸，治疗取穴足三里、中脘等穴；超声药物透入治疗，取穴足三里；耳穴压豆治疗，取神门、内分泌、脾、胃等穴。

二、肾虚证

调护原则：养阴补肾。

辨证施护：需辨清肾阴虚和肾阳虚。①肾阴虚患者表现为头晕耳鸣，腰膝酸软，夜寐多汗等。平时可用浮小麦、五味子代茶饮，以滋肾养阴。②肾阳虚患者表现为畏寒肢冷，面色㿠白，平素稍活动后出汗。可用玉屏风散研粉，每次10g泡茶饮，以抚阳敛汗。除上述方法外，肾虚的患者在护理上还可用五倍子、朱砂（3 ∶ 1）研粉敷贴于神阙穴，并配合针灸百会、肾俞、三阴交等穴。

【特别调护】

一、生活起居

护士应保证患者的病房时刻处于干净整洁的状态，定时通风，并合理调节室内温度及湿度；帮助患者养成良好的生活习惯，保证充足的睡眠，注意个人卫生；指导患者注意睡眠与休息，可根据患者的身体状态指导其开展强度适宜的运动项目，以增强机体免疫力。

二、情志调护

护士应采用适宜的对话方式向患者及其家属讲解贫血的相关临床知识、治疗方案、预后、注意事项等，进而有效地提升患者对自身病情的认知水平，从而明显改善患者的护理依从性和治疗配合度。在日常护理过程中，护士可以主动与患者进行沟通与交流，并在对话的过程中探查患者的心理状态。对于存在负面情绪的患者，应给予其移情、暗示等相应的情志护理干预，以有效地消除患者的负面情绪。

三、饮食调护

护士应依据患者的具体情况为其制订饮食护理计划，鼓励患者进食清淡、易消化的食物，避免进食辛辣刺激类食物；同时，可根据患者的不同辨证分型，给予相应的药膳饮食。例如，脾虚患者可让其平素少食或者不食生冷瓜果，以及油腻之品，以防其助湿生痰，进一步妨碍脾对水谷精微的吸收和化生作用。

四、用药调护

1. 对于疲乏无力的住院患者，应提醒其注意休息，并适当限制探视时长。在此基础上，密切观察患者的症状、体征变化，同时遵医嘱为患者开展相应的耳穴压豆和穴位贴敷操作。

2. 对于发热患者，可于其额头、腋窝等部位放置冰袋，并遵医嘱为其应用退热药物，及时更换被汗渍污染的衣物及被褥，同时密切观察其体温的变化情况。必要时，可予手指点穴或中药熏洗，以有效地降温。

3. 对于鼻腔出血患者，护士应立即协助其取半卧位，同时帮助医师进行相应的鼻腔止血处理；也可用血余炭、五倍子、青黛（3∶1∶1）研粉加甘油适量，调成糊状，将药棉拉成长条，蘸药填塞鼻腔以止血。其内含甘油，在鼻腔止血后，抽取药棉时不会损伤鼻黏膜。

4. 对于牙龈出血患者，可使用蘸有止血药物的棉棒对出血部位进行局部按压处理；或指导患者含漱具有止血功效的中药汤剂，每次含漱 10 ～ 20mL，每日 5 次。

5. 对于皮肤黏膜出血患者，应加强皮肤护理干预，并于每次穿刺操作结束后，对穿刺部位持续按压约 15 分钟，以降低出血的发生概率。

【适宜技术】

一、穴位贴敷技术

由于贫血多属脾肾阳虚之症，可选取左右两个肾俞穴为主穴，按摩 3 分钟；酒精消毒，将药物贴敷于穴位上，胶布固定，贴敷时间为 4 ～ 6 小时，每日换药 1 次。贴敷前询问患者有无药物禁忌证，贴敷处是否出现出血、感染等症状。用药期间观察患者有无红肿、发热、疼痛等不良反应，若出现应该即刻取下药贴。

二、经穴推拿技术

轻手法全足按摩，每日 1 次，每次持续 30 分钟，10 日为 1 个疗程，共 2 个疗程；

随后开始第三个疗程，在全足按摩基础上，以肾、膀胱、输尿管、心、脾、胃、大肠、淋巴等反射区为重点，中等力度按摩，连续按摩 3 个月。

三、悬灸技术

选天枢、气海、阴陵泉、肾俞、脾俞等穴，选用温和灸，将艾条点燃放于选定穴上，艾条距皮肤 2 ～ 3cm，以患者感觉温热为宜，持续 15 ～ 30 分钟。施灸过程中嘱咐患者不要随意变换体位以防烫伤，忌空腹或饱餐后悬灸。

（范秋月　刘常玉）

第二节　出　血

出血（bleeding，haemorrhage）或出血倾向是指由于止血和凝血功能障碍引起的自发性出血或轻微创伤后出血不易停止的一种症状。出血是血液病和（或）累及血液系统疾病的常见症状之一。广义的血证是指凡能够引起血液质、量，以及循行异常的病证；狭义的血证是指血液不能循行常道引起的各种出血现象，如鼻衄、齿衄、肌衄、咯血、吐血、便血、尿血、月经过多等。

【病因病机】

一、内在因素

1. 先天因素　母体虚弱，精气亏虚，遗传下代，致使禀赋薄弱，诸虚不足。气虚统摄无权而致血液外溢；血虚脉管失养，摄血功能减弱，血液不得循经而溢出脉外；阴虚生内热，热迫血行而使血液溢出脉外；阳虚血液不得固摄而溢出脉外。

2. 疾病因素　大病久病或热病之后阴液耗伤，阴虚火旺，迫血妄行，血液溢出脉外；气虚血弱，气不摄血，血不循经而溢出脉外；阳气虚弱，不能固摄血液而溢出脉外；久病入络，血脉瘀阻，血行不畅，血不循经而溢出脉外。

二、外在因素

1. 治疗因素　某些疾病在发生与发展过程中，因治疗因素引起的出血较为普遍。过量应用有毒药物直接损伤气血或脾胃，致使脾胃虚弱，气血生化不足；疾病误治，未能阻止疾病进展，或治疗失当，致使气血阴阳、五脏俱虚；创伤性检查，可导致局部血管损伤。

2. 外感因素　在素体虚损基础上，卫外不固，抗邪能力下降，六淫外邪乘虚而入，风、火、热、燥侵入机体，损伤脉络，血液循行失常而使血液外溢；或疫毒之邪侵犯脏腑，脏腑功能失司引起出血。

【临床特征】

一、症状特征

血液病出血患者，因病因和发病机制不同，其临床症状也有所差异。因血管脆性增加及血小板异常所致的出血，多表现为皮肤黏膜瘀点、紫癜和（或）瘀斑，如过敏性紫癜、特发性血小板减少性紫癜等；凝血因子缺乏引起的出血，常以关节腔出血或软组织血肿为特征，如血友病等。

二、证型特征

1. 热伤血络 多以人体上半部位出血多见，常见鼻衄、齿衄、肌衄、咯血、吐血等，血色鲜红，出血量较多；或伴有身热口渴，小便短赤，大便秘结，舌红绛，苔黄，脉洪数。血热妄行证候又可以分实热和虚热（阴虚内热）两种，对确立治疗原则与组方遣药具有重要的意义，当仔细辨证。

2. 气不摄血 多以人体下半部位出血为主，并具有慢性、反复发作、色泽淡暗等特征，如便血、尿血、月经过多或经期延长，舌淡，脉细弱；常伴有面色萎黄或苍白、疲乏、纳呆腹胀、大便溏薄、舌淡胖、苔白腻、脉细弱等症状与体征。

3. 瘀阻脉络 全身各部位均能显现出血情况，出血量大，常见身有瘀斑、瘀点或斑马纹，舌紫暗，脉涩等；或伴有胁下痞块、疼痛拒按，夜间低热，脉细涩等。

【调护评估】

一、病因评估

出血证多由禀赋不足、后天失养、感受外邪、饮食不洁、情志失调或他病治疗失当或药毒因素所致。因此，需当评估患者致病因素及相关伴随症状。注意询问患者出血的主要表现形式，发病急缓，主要部位与范围，有无明确的原因或诱因，有无内脏出血及严重程度，女性患者的月经情况，有无经量过多或淋漓不尽，有无诱发颅内出血的危险因素（如情绪激动、睡眠欠佳、高热、便秘及高血压）及颅内出血的早期表现（如突发性头痛）；出血的主要伴随症状与体征；个人或家族中有无相关病史或类似病史；出血后患者的心理反应等。

二、疾病评估

重点评估与出血相关的体征及特点，从而判断疾病的轻重缓急。评估患者有无皮肤黏膜瘀点、瘀斑，其数目、大小、范围、部位及分布情况。皮肤黏膜出血大多根据出血面积大小判断，分为出血点（直径不超过 2mm）、紫癜（直径 3 ～ 5mm）、瘀斑（直径 6 ～ 20mm）、血肿（直径 20mm 以上）。评估患者注射或穿刺部位有无出血不止或皮下血肿；有无鼻腔黏膜与牙龈出血；有无伤口渗血；关节有无肿胀、压痛、畸形及功能障碍等。有无内脏出血，是否存在头晕、心悸、呕血、便血、血尿或酱油色尿及女性患者月经量增多等。评估患者有无颅内出血的症状，如头晕头痛、恶心、呕吐、视物不清、意识障碍，要注意检查瞳孔的大小、对光反射是否存在，有无脑膜刺激征及其生命体征与意识状态的变化。

【调护要点】

一、病因调护

保持身体清洁，对于急性出血的患者非常重要。经常淋浴、更换衣物或清洁口腔及冲洗会阴等，维持身体清爽的感觉。及时清理排泄物、开窗通风，保持室内空气清新。当发生出血时，立即给予出血部位加压及使用冷敷，以促进凝血块的形成。严格要求患者绝对卧床休息，必要时予以镇静剂，以减少患者焦虑。出血患者要专人护理，特别是在大出血时。若患者鼻腔出血，遵医嘱予以局部止血措施，可使用肾上腺素棉球或止血棉，使鼻黏膜内血管收缩；并采用半坐卧位抬高上半身与局部冷敷。

二、疾病调护

1. 口腔黏膜出血　口腔黏膜出血的患者，可用中药漱口液（五倍子 30g，地骨皮 12g，白茅根 30g 煎煮）低温漱口。将中药漱口液置于冰箱冷藏室，使药液温度维持在 2 ～ 6℃备用。指导患者先用清水漱口，然后口含药液 20 ～ 30mL，持续 1 分钟，再冲击性漱口 2 分钟，让药液充分接触牙龈、齿缝及口腔黏膜（10 分钟内禁止饮水及进食）。每日含漱大于 5 次（晨起、睡前、三餐后及出血时），连续含漱 7 日。

2. 月经过多　当血小板计数减少的女性行经时，可能出现月经过多现象，遵医嘱使用雌性激素制剂等使月经中断，以预防经血过多问题。

3. 弥散性血管内凝血（DIC）　预防 DIC 引起的合并症，可采取以下措施：①为避免出现血栓性静脉炎，应注意避免穿着紧身衣裤和鞋袜。②若出现水肿，应每日评估记录；帮助患者练习抬腿运动，教导患者卧床休息时进行脚趾环形运动。③将膝部血管受压程度降到最低，卧床时避免在膝关节下放置物品，避免两腿或两膝交错的姿势，避免将下肢悬放于床栏外。

【辨证调护】

一、热伤血络证

调护原则：清热解毒，凉血止血。

辨证施护：患者居处当凉爽为宜，避风邪；宜静养，避免劳作过度。嘱患者多饮水、多休息、饮食清淡、营养丰富、易消化，忌辛辣刺激、忌烟酒，避免粗糙、硬固食物；清热凉血中药温凉服，宜餐后服用，避免中伤肠胃。

二、气不摄血证

调护原则：益气摄血。

辨证施护：气虚患者宜静卧，居室通风，温度和湿度适宜；保持心情舒畅，不宜过思过悲；益气补血中药宜温服；适当按摩足三里穴，健脾益气补血，但需注意力度不可过大，避免皮下出血。建议适当活动，如练习内养功、打太极拳、散步等，需注意避免外伤。饮食宜温补益气摄血为主，忌辛辣燥热、生冷寒凉之品。

三、瘀阻脉络证

调护原则：活血祛瘀止血。

辨证施护：保持室内空气清新，温度适宜，衣被适中，避免受寒。温通经络的中药宜餐后温服，注意观察服药后反应，中病即止。饮食以温中理气和血为宜，忌食生冷寒凉之品。

【特别调护】

一、生活起居

若能尽早评估患者有出血倾向，而提早采取相应措施，就可以将发生严重合并症的危险降至最低。为了避免血小板减少症引起出血不止，医护人员应保护患者，减少造成其出血的危险。

1. 环境预防 移动患者时，尽可能动作轻柔；避免跌倒，使用床栏保护，协助体弱或年老患者适当活动；保持室内整洁，包裹可能导致意外的床、桌椅等陈设的尖角。

2. 治疗性预防 尽量避免侵入性操作，如血管穿刺、灌肠、导尿、肛门塞剂、肌内注射、动脉穿刺等。若血管穿刺无可避免，应根据情况在穿刺部位加压止血。若已存有侵入性治疗措施，应加强其受压处皮肤或黏膜情况的评估。尽可能口服给药，必须注射用药时，尽量应用最小号针头或皮下注射，并用弹性绷带在注射部位持续加压。

3. 自身预防 餐刀、剪刀或其他尖锐的物品宜谨慎使用，尽量以电动剃须刀替代传统刮胡刀；使用软毛牙刷刷牙或用无刺激性的漱口水做口腔清洁，以保护牙龈；避免用力咳嗽、喷嚏或擤鼻涕。

二、情志调护

血液病患者多因出血反复、止血困难等因素导致疾病迁延不愈，给患者造成焦虑、恐惧等不良情绪。易因七情不舒，郁结于内而加重病情。可利用五行五志相生相克的关系，采用五行音乐疗法对患者实施以情胜情的情志调护；或采用移情易性法，通过合理安排患者日常治疗与生活，分散转移其注意力。

三、饮食调护

按食物性能之四气、五味、归经与人体气血阴阳及脏腑经络的关系结合，针对血液病患者实施辨证施膳。如针对阴亏气虚，虚不摄血，血溢脉外而致出血的血虚患者，可进食红枣、阿胶、银耳、乌鸡、红肉、猪肝等滋阴健脾益气的膳食；若针对风热燥火，内郁化火，迫血妄行之血热证患者，适当进食莲藕、槐花、萝卜、苦瓜等清热凉血止血之品；若针对血脉瘀阻，血行不畅，血不循经之血瘀证患者，当进食花生、海带、糯米、山楂等活血化瘀通络之膳食。

四、用药调护

避免发生便秘，可给予缓泻剂或软便剂，以避免因便秘或排便过度用力而对直肠黏膜造成损伤，以及潜在性的颅内压增高引起脑出血。同时，嘱患者避免饮酒、使用阿司匹林或其他可能造成胃黏膜损伤而导致出血的药物。当血液病患者需输注血小板以治疗其出血及其合并症时，护士应做好输血护理，并注意监测血小板数量。

【适宜技术】

一、耳穴压豆技术

可遵医嘱耳穴压豆。急性期选穴以缓解症状为主，取风溪、肺、肾上腺、内分泌等穴；稳定期选穴，以补益脾肾为原则，选穴以脾、胃、肾为主。

二、中药熏洗技术

可遵医嘱辨证用药，给予中药熏洗，熏洗时间 20 分钟为宜，熏蒸药液温度 50 ～ 60℃为宜，当药液温度降至 35 ～ 38℃时，方可冲洗。

三、悬灸技术

针对气不摄血证患者，可采用悬灸，取足三里、气海、关元等穴，每日 1 次，每次 15 ～ 20 分钟，以达补益元气、行气摄血的功效。注意观察悬灸部位皮肤，避免过热灼烧。

四、经穴推拿技术

针对气虚血瘀患者，可采用经穴推拿技术，取足三里等穴，每日点穴推拿 1 ～ 2 次，每次 10 ～ 15 分钟，以达到益气活血的目的，手法不宜过重，避免引起局部出血。

（郑莉萍　张翠莲）

第三节 发 热

发热是指机体在致热原作用下，使体温调节中枢的调定点上移而引起的体温升高。临床测量口腔温度超过37.3℃，或腋窝温度超过37℃，即为发热。放疗、化疗或其他生物治疗导致白细胞减少，特别是中性粒细胞减少或缺乏，使机体防御能力降低，免疫反应、抗体形成低下是血液病患者发热的最主要原因，也可见疾病本身引起的发热。发热属于中医“温病”范畴，是正邪相争之表现，一般指由外感时邪热毒或内伤疾病等引起的以体温升高为主要表现的一类症状。

【病因病机】

《伤寒杂病论》有云“热之为病，有外至，有内生。外至可移，内有定处，不循经序，舍于所合，与温相似，根本异源，传经化热……”临床上，根据发热病因病机可分外感发热和内伤发热。

一、内在因素

大病久病、情志失调、劳倦过度、饮食不节、瘀热入里是内伤发热的常见病因。血液系统疾病长期不愈，机体正气不足，加之情志不畅，郁而化火，或因气血阴阳俱虚而发热，如血虚病证、血瘀病证、出血病证等均可引发低热状态。某些恶性血液病发生初期，因瘀血内阻，化而为热，如急性白血病、恶性组织细胞病、恶性淋巴瘤、多发性骨髓瘤等多见低热或见高热。

二、外在因素

素体感受六淫之邪或疫疠之气是导致外感发热的常见因素。《素问·评热病论》云：“邪之所凑，其气必虚。”血液病患者常在疾病日久、机体虚弱基础上感受六淫之邪、温热疫毒之气，由表及里或半表半里，或直中脏腑，正邪相争，营卫不和，阳胜则热。正邪相争在肌表，则发热伴恶风寒；邪在半表半里，则寒热往来；邪气入里，两阳俱盛，多见壮热或潮热、热甚；疫毒炽盛，可表现为高热寒战；湿热蕴蒸，常见身热不扬等。

【临床特征】

一、症状特征

发热的主要临床症状是体温高于正常值。表现为自觉寒冷，甚则出现寒战，加盖衣被不得缓解者，体温多在39℃以下；面红，身大热，大汗出，口干咽燥欲冷饮，尿赤便秘，舌红，苔黄燥，脉洪大者，体温多在39℃以上且持续不退；发热如潮水般起伏有定时，有骨蒸潮热感者，多为午后发热或见热势增高而不退，或见早晨热退但病程较长；恶寒和发热交替，发作且无定时者，多持续反复，经久不愈。

二、证型特征

1. 风寒表证　恶寒重，发热轻；兼有头身疼痛，咳嗽，无汗。脉浮或浮紧，苔薄白。

2. 风热表证　发热重；兼有恶寒轻，头重痛，咳嗽，咽痛口干。舌边尖红，脉浮数。

3. 半表半里证　恶寒与发热交替出现，寒罢则热，热罢则寒，发无定时。可见一日多发，也可见每日 1 次或数日 1 次，持续反复，久发不愈。兼有胸胁苦满胁痛，口干苦，头晕，头痛，呕恶吞酸，汗出欲饮。舌淡白，脉弦。

4. 阴虚发热证　多见于低热，体质消瘦，皮肤干枯，五心烦热，心烦胸闷；兼有午后热甚，颧红，盗汗，腰膝酸软，情志不舒，急躁易怒，便结尿赤。舌红，苔黄，脉弦细。

5. 气虚发热证　多见低热，少气懒言，全身疲倦乏力，声音低沉，动则气短，易出汗，头晕心悸，面色萎黄，食欲缺乏，虚热，自汗。舌淡少苔，脉弦细。

6. 血瘀发热证　午后或夜晚发热，或自觉身体某些部位发热，口燥咽干而不多饮；或肢体有固定痛处或肿块，或有肌肤甲错，面色晦暗。舌紫或有瘀点、瘀斑，脉涩。

7. 气郁发热证　发热多为低热或潮热，热势常随情绪波动而起伏，精神抑郁，胸胁胀满；或烦躁易怒，口干口苦，纳食减少。舌红苔黄，脉弦数。

【调护评估】

一、病因评估

发热分为外感、内伤两大类。外感发热多由六淫之邪侵袭肌表，伤及肺卫，邪正相争，致使营卫不和，阳气蒸越于外而致。内伤发热，多由情志不畅，郁而化火；或因瘀血内阻，久而化热；或因食积而致。

结合血液病患者症状，评估发热卫气营血及脏腑定位。如热在卫分，表现为低热，微恶风寒，无汗或少汗，口微渴，脉浮数。如热在气分，表现为壮热，不恶寒反恶热，汗多，喜冷饮，脉数有力。如热在营分，表现为身热夜甚，口干，不渴，心烦不寐，时有谵妄，脉细数。如热在血分，表现为身热，躁扰不安，或神昏谵狂，伴有吐血、便血等，脉细数欲绝。

若为外感发热，需评估外感邪气性质：风寒之邪所致发热，表现为恶寒重，发热轻，头身疼痛，无汗；风热之邪所致发热，表现为微恶寒，口干，舌边尖红，脉浮数；暑热之邪所致发热，表现为初起即见壮热、汗多、烦渴、脉洪大等症状，且易出现津气欲脱危重之变；而内伤发热，多因五志过极化火，情志的刺激造成气机郁结，气郁久则阳而化热。瘀血、食积导致邪郁化火，则见发热、壮热，面赤，舌苔黄而干燥，脉洪大，口渴喜冷饮。

二、疾病评估

观察与了解不同疾病患者发热特点，能为临床治疗提供依据。急性病往往由疾病本身引起，或由严重感染导致，或两种因素兼而有之。临床多见高热或超高热，如传染性单核细胞增多症、重型再生障碍性贫血、急性溶血性贫血、急性白血病、恶性淋巴瘤、恶性网状组织细胞病等。发热同时伴有多系统感染，临床常见有肺炎、肠炎、胆囊炎或皮肤蜂窝织炎等。慢性病或疾病控制后，发热多见低热状态，如五心烦热、午后潮热等。同时，发热与疾病严重程度密切相关，特别与白细胞和中性粒细胞减少程度及治疗呈正相关性。不同疾病的发热伴随的临床症状表现也不尽相同，当仔细辨别。如轻型再生障碍性贫血出现发热，并伴有贫血、出血之症，则有向重型再生障碍性贫血转化的可能性；恶性淋巴瘤、急性白血病缓解后出现发热、贫血、出血，为疾病复发征象等。

注意观察患者全身症状与生命体征变化。观察呼吸、脉率、血压、意识状态等变化，发热类型及过程有无伴随症状。如皮肤有无红肿、破损或溃烂；局部有无脓性分泌物；口腔黏膜有无溃疡，牙龈有无出血、溢脓；咽和扁桃体有无充血、肿大及其脓性分泌物；肺部有无啰音；腹部及输尿管行程压痛点有无压痛，肾区有无叩痛；肛周皮肤有无红肿、触痛，局部有无波动感；女性患者注意观察外阴情况。如果发热无明显并发症，可常规护理；如出现上述并发症，应及时处理，并向医师及时汇报，以取得最佳治疗时机。此外，评估血、尿常规及胸部 X 线检查有无异常；血培养加药物敏感试验结果；不同感染部位分泌物、渗出物或排泄物细菌涂片或培养加药物敏感试验结果等对于发热病因治疗极为重要。

【调护要点】

一、病因调护

外感发热的主要病因是六淫之邪（风、寒、暑、湿、燥、火）侵袭肌表，伤及肺卫，导致营卫不和，阳气蒸越于外而出现发热。而内伤发热的病因则多源于情志不畅，郁而化火；或因瘀血内阻，久而化热；或因食积所致。向患者及其家属说明发热的原因，介绍物理降温方法及发热时对饮食、饮水的要求，学会如何预防感染；加强其对疾病知识的认知度，以促进疾病早期发现和预防；积极鼓励患者参加健康教育学习，与护士交流互动，以提升其对整体疾病知识的了解，提高对疾病的预防能力，促进康复；指导其注意饮食的重要性，合理饮食，发热后以高热量、低脂肪食物为主，饮食不可太过油腻；退热后，指导患者适当地进行身体锻炼，如室内活动、做八段锦等，恢复并提高身体的抵抗力。

二、疾病调护

1. 寒热往来 发热患者因正邪相搏，寒热往来，表现为高热寒战交替。高热患者发热时，出现全身发冷、起鸡皮疙瘩和颤抖，即肌肉不自主活动，此为恶寒战栗，简称

“寒战”，多见于感染性疾病急性高热初期；也见于部分恶性肿瘤，如白血病、恶性淋巴瘤、恶性组织细胞增生症等结缔组织病。

高热初期，患者可能出现寒战，此时不要急于采取退热措施，而应注意保暖，调节室温；补充衣物，可用热水袋或增加盖被使全身保暖，可饮温热开水。寒战后，体温可迅速上升，高热患者体温在39.0℃以上时，应予物理降温或化学降温。30分钟后，必须再次测量体温，将结果记录于体温单上。

2. 壮热　热邪炽盛患者，表现为壮热烦渴，通常体温在39℃以上，伴高热不退，大汗出，心烦口渴；兼有面红目赤，气粗喘促，口干欲冷饮，便干尿赤。舌红或绛，苔黄燥。重者，可见神昏谵语、四肢不温、手足抽搐、腹胀剧痛、鼻衄、便血、半身不遂等。

降温是高热的主要处理手段。在药物尚未发挥退热作用前，可采用物理降温措施，常用的物理降温方法为头枕冰袋、酒精擦浴，或用中药煎汤擦浴。有出血倾向者，禁用酒精或温水拭浴，以防局部血管扩张而进一步加重出血；特别是骨髓增生低下的患者，采用物理降温方法比退热药物降温要好，可以避免应用退热药后再次造成或加重骨髓损伤。

经物理降温无效后，按医嘱给予药物降温，常用药物为解热镇痛片、阿司匹林、阿鲁片等。注意药量不宜过大，避免引起大量出汗、血压下降，尤其对老年、体弱者要慎重。降温过程中，要密切监测患者出汗情况，及时更换衣物，并观察患者降温后的反应，避免发生虚脱。若高热患者兼有大便干结者，可以采用中药灌肠降温。

3. 大量汗出　高热患者在退热过程中往往大量出汗，应及时擦干汗液，更换衣被；保持室内空气新鲜，加强通风，调整被盖，限制活动等。条件允许时，应洗头、洗澡以保持皮肤的清洁，但要防止着凉，避免吹对流风；加强口腔护理，饮食前后均应漱口，观察舌苔、舌质，保证口腔卫生。口唇干燥者，可涂以液状石蜡或润唇膏；有疱疹者，可用抗生素或抗病毒软膏。避免汗出过多耗伤阴液，可适当给予生津之品。

4. 热盛惊厥　高热患者，热极生风，易致惊厥。在护理方面要多加注意：镇静安神，保持环境安静，保持呼吸道畅通，可用牙垫或包有纱布的压舌板置于上下齿之间，防止舌体咬伤；及时清理口腔内的分泌物、呕吐物，立即吸氧，按压水沟等穴位；必要时使用床挡、约束带，做好安全护理。风热惊厥者，可食梨粥：用鸭梨3个，粳米100g，鸭梨冲洗干净，切碎，放入锅中，加清水煮30分钟，捞去梨渣，再加入淘洗干净的粳米，续煮至粥成。

【辨证调护】

一、风寒表证

调护原则：解表散寒。

辨证施护：外感风寒者居处宜向阳，通风，注意保暖。衣着当捂，汗出切忌当风，及时更衣。表寒证多用辛温解表剂，煎煮时间不宜过长，可武火快煎，以防有效成分流失而降低药效，宜趁热少量多次服下，药后加被安卧或啜服热稀粥，以助汗出。忌冷饮、冷食，宜热食。可用姜、葱、胡椒等作为调味品放于粥和汤中同食。保持口腔清洁，鼓励多饮温开水。可服姜糖水，生姜去皮，洗净切丝，加水适量，煮 5 分钟，加红糖适量，待红糖全部融化后关火，热服，可频服。

二、风热表证

调护原则：疏风解热。

辨证施护：外感风热者，居室宜通风、凉爽；衣着适当，忌强行捂汗。辛凉解表剂、化湿解表剂宜偏凉服或微温服；宜食疏风清热、宣肺化痰的食品，如西瓜汁、荸荠汁、金银花茶等频服，忌食辛辣、燥热动风之品。

三、半表半里证

调护原则：和解少阳。

辨证施护：寒热往来为邪在半表半里的少阳证，病情进展快，需严密观察患者生命体征。恶寒期，应酌情给热饮、保暖、适加衣被；热盛时，适当减少衣被，取出保暖用具；中药汤剂宜温服。病邪在表者，慎用物理降温的方法降温，以免引邪入里而致热入心包。如患者热已退，发散药应停服，以免发散太过，损伤津液。

四、阴虚发热证

调护原则：养阴清热。

辨证施护：阴虚发热患者的居室光线不宜明亮刺眼，湿度适宜，环境宜安静；多静养，运动避免汗出过多，进一步耗伤阴液；忌劳累，忌忧虑，节房事。中药微温服，宜进食养阴生津滋补之品，忌食辛辣、动火伤阴之品。

五、气虚发热证

调护原则：益气养血。

辨证施护：气血亏虚患者宜静卧，居室通风，温度和湿度适宜；保持心情舒畅，不宜过思过悲；益气补血中药宜温服；可按摩足三里穴，以健脾补气益血。建议适当活动，如练习内养功、打太极拳、练太极剑及散步等；饮食宜温补益气养血，如人参乌鸡汤、黄芪汽锅鸡、山药枸杞子粥等。

六、血瘀发热证

调护原则：理气活血，清热解郁。

辨证施护：血瘀证患者因血行不畅壅滞于经脉之内，或血溢脉外，淤血停滞，壅而化热。一般起病较缓，病程较长，热势轻重不一，但以低热较多或自觉发热而体温并不高。因此，血瘀证患者宜居阳面，背北向南，避风，注意保暖；适度活动，如练内养功、瑜伽、武术、太极拳、叩齿、搓面、揉耳、擦腰、甩手等导引疏通、活血化瘀，但不宜做大幅度、大负荷的运动。若遇头晕、恶心、呕吐、头痛等不适，需及时告知医师。饮食宜温通活血之品，忌食生冷、冰冻之品。

七、气郁发热证

调护原则：疏肝理气，解郁泻热。

辨证施护：肝郁气滞，郁而化热，当“郁者发之”“热者寒之”。患者居处宜通风、凉爽，患者适度活动，保证足够睡眠，睡前不要饮用茶、咖啡或可可等提神饮品。注意疏导患者情绪，尤其久病郁结的患者，当保持心情舒畅，可用五行音乐辨证调护。饮食宜选择辛温疏散之品，但疏肝切忌辛燥太过，常配伍养血柔肝之品；因“见肝之病，知肝传脾，当先实脾”，需顾护脾胃，注意进食清淡，忌生冷、油腻、辛辣、煎炸之品。

【特别调护】

一、生活起居

血液病发热患者尤其应当注意四时气候的变化，随时增减衣被，防寒保暖，避免外邪侵袭。平素注意锻炼身体，以增强体质。体质虚弱者，可打太极拳等以增强体质，提高抗病能力。发病时应减少活动，卧床休息，勿汗出当风。特别是高热患者，应绝对卧床休息，以平卧位、侧卧位为主，需经常变换体位；半卧位或坐卧位时，可用枕头、衣物等作为支撑物以维持舒适姿势。低热者，可酌情减少活动。指导患者正确穿衣或盖被，以利散热。患者宜穿透气、棉质衣服，若有寒战时，给予保暖，预防感冒。部分发热患者，如国家卫生健康委员会发布的《发热伴血小板减少综合征经接触传播预防控制要点》指出新型布尼亚病毒发热伴血小板减少综合征具有较强的传染性，亲密接触即可传播，如接触患者的衣物、血液、体液、呼吸道分泌物，以及尸体等均有被感染的风险，应设有专门的隔离病房和区域，对该区域的消毒防护措施设定为医院最高级别。病房定时通风，保持病房温度和湿度适宜；对于患者的衣物、分泌物等可能的传染源进行实时消毒处理，诊疗器具尽量使用一次性物品，医疗垃圾严格按规定进行处理，家属及医护人员接触患者后需消毒防护等。

二、情志调护

血液病发热患者因热盛不退，多有恐惧、焦虑情绪。护士应当运用中医情志护理以减轻发热患者心理应激水平，减少患者的负面情绪。采用移情易性、以情胜情等方法，实施干预。如可以用听音乐、听广播、读书等活动转移其注意力，减少对疾病的猜忌；与患者家属做好沟通，加强生活护理及对患者的关注与开导，共同面对疾病，使患者尽早痊愈。

三、饮食调护

鼓励发热患者进食清淡、细软、易消化之品，以流食、半流食为宜，并嘱其少量多餐，以增进食欲。患者口渴时，应鼓励多饮水或果汁，如西瓜汁、梨汁、橘汁等。汗出较多者应注意补充水分，可用鲜芦根煎汤代茶饮或淡盐水。不能饮水者，应用鼻饲法或静脉输液等方法补充津液的消耗，以免脱水。忌食油腻、辛辣、厚味食品。热病初愈，饮食仍以清淡稀软为主，逐渐恢复正常饮食，但要注意补充营养，少食多餐，可选择瘦肉、蛋类、新鲜蔬菜及水果等。

头身疼痛者，可用鲜藿香、鲜佩兰、薄荷代茶饮。五心烦热者，可用五味枸杞饮（醋炙五味子 5g，枸杞子 10g，白糖适量。将五味子和剪碎的枸杞子放入瓷杯中，以沸水冲泡，温浸片刻，再调入白糖）趁热频饮，随饮随兑入沸水适量至味淡。潮热者，可食鲜李汁（将鲜熟李子 1000g，去核，将肉切碎，以洁净纱布搅汁），每次饮 50mL，一日 3 次。

四、用药调护

血液病发热患者，应根据辨证指导用药。风寒犯肺者，汤药宜热服，服药后可饮热饮料或喝热稀饭或热米汤以培汗源，盖被保暖，助微汗出；风热犯肺者，汤药宜凉服；虚热者，所服药物中多有补气药，服药后忌食生萝卜、浓茶以免降低疗效。解表药宜趁热服用。服发汗药后，避免服用酸涩生冷之品。若起病急、病势重、变化快，如按常规每日服 1 剂后，效果不明显，可每日服 2 ～ 3 剂，每 2 ～ 4 小时服 1 次。服药困难时，可将药液浓煎以减少药量，或用鼻饲给药法灌服。服药后要密切观察药后的反应。急性白血病引起发热多为感染，遵医嘱给予抗生素，注意药物不良反应，一旦出现不良反应，应及时报告医师。

【适宜技术】

一、悬灸技术

恶寒发热、汗出不畅者，以大椎、曲池穴为主穴，施以悬灸以透汗出。艾炷灸 5 ～ 7 壮，艾条灸 20 分钟，避免烫伤，注意保暖。气虚患者可灸肺俞、气海、足三里等穴；阳虚患者可灸气海、肾俞、关元、涌泉等穴以补肾助阳；阴虚患者可灸三阴交、血海、照海、太溪、志室等穴；血瘀患者可灸肝俞、膈俞、足三里等穴；湿热患者可灸脾俞、肺俞、中脘、丰隆等穴。

二、经穴推拿技术

当急性非淋巴（髓）细胞白血病患者出现发热症状时，可遵医嘱行穴位按摩，取合谷、曲池、耳尖等穴，有出血倾向的患者禁用。

三、耳穴压豆技术

当紫癜风（过敏性紫癜）患者出现发热症状时，可遵医嘱行耳穴压豆，取咽、耳尖、肺、神门、咽喉、扁桃体等穴。

四、刮痧技术

对非出血性疾病患者，可采用刮痧疗法。暑湿发热恶寒者，以背部两侧膀胱经腧穴为主穴。患者取坐位，重刮两侧的膀胱经，点按风门、肺俞穴。刮拭手法以泻法为主，先轻刮，患者适应后再加大力度，以患者呼痛但能耐受为度，每个部位刮拭 30 ～ 40 次，速度约每秒 2 次；刮至毛孔张开，出现红紫色痧点和痧斑，每个穴位点按 3 ～ 5 次，总时间不超过 15 ～ 20 分钟。其间随时观察病情及局部皮肤颜色变化，询问患者有无不适。刮痧后，嘱患者卧床休息，注意保暖、避风，饮温开水一杯（约 250mL）。

（郑莉萍　张翠莲）

第四节　疲　乏

疲乏是多种血液病患者的临床常见或首发症状，慢性病患者疲乏的发生率高达85%以上。在许多血液疾病发病、进展与治疗过程中均可见到疲乏症状，而且症状可持续数月至数年，或伴随疾病全过程。疲乏是一种持续的主观疲劳感，且不能通过休息得到缓解，很多患者认为，该症状是自身感觉最痛苦的症状，容易令人情绪低落，甚至发生抑郁状态，影响生存质量。古代中医文献中，尚无与“疲乏”相对应的中医病名记载，但中医古籍中有些关于癌病临床表现的记载，类似现代所指的癌因性疲乏的临床表现。如《素问・玉机真脏论》说：“大骨枯槁，大肉陷下，胸中气满，喘息不便，内痛引肩项，身热，脱肉破䐃，真脏见，十月之内死。”《素问・通评虚实论》所说的“精气夺则虚”可视为虚证的提纲，后世医家也用“虚劳”“懈怠”“劳倦”“乏力”“怠惰”“困倦”“倦怠”“神疲”“四肢萎用”等相关术语来表达。

【病因病机】

疲乏由外感、内伤、内外相合而致。外感包括暑、湿、风、寒等；内伤包括饮食、劳倦、七情等。血液疾病的疲乏多与内伤有关。如贫血、骨髓增生异常综合征等，因为疾病导致气血不足，脏腑功能失调，肌肉失养，从而引发疲乏。此外，患者在治疗过程中，如放疗、化疗等，也会损伤气血，加重疲乏症状。

一、内在因素

1. 气血亏虚　气与血是人体内的两大基本物质，在人体生命活动中占有重要的地位。如《素问・调经论》说：“人之所有者，血与气耳。”《景岳全书・血证》又说：“人有阴阳，即为血气。阳主气，故气全则神旺；阴主血，故血盛则形强。人生所赖，唯斯而已。”血有形，气无形。气属阳，主动、主温煦；血属阴，主静、主濡润。气与血虽然在属性和生理功能上有明显差异，但气能生血、气能行血、气能摄血，血能养气、血能载气的相互依存关系构成“气为血之帅”“血为气之母”的独特中医理论体系。气虚主动功能失调，血虚濡养功能失调，均可导致四肢疲乏。

2. 五脏失调 基于中医“心主血脉”“肺主气”“脾主四肢、主肌肉”“肝主筋”，以及“肾主骨、生髓”等藏象理论，疲乏发生的机制主要与心、肺、脾、肝、肾功能失调密切相关。其共性症状主要为肢体酸软、全身乏力。根据不同脏器生理功能特征，可出现不同的兼证表现：心脏功能失调引起心气不足，心不主血脉出现心慌、心悸、胸闷、憋气等；肺脏功能失调引起肺气不足，出现咳嗽气喘、语声无力等；脾脏功能失调引起脾不主四肢肌肉，出现四肢疲倦、饮食减少等；肝脏失调引起肝不主筋，出现四肢痿软不用、行走困难等；肾脏亏虚，出现腰膝酸软、眩晕耳鸣、精神萎靡、肢体痿弱不用、疲劳乏力等肾虚之症。

二、外在因素

恶性肿瘤的外科手术治疗易损伤脾胃，累及肝肾，耗伤气血。癌症患者大都经过外科手术治疗，手术后易耗气伤血，还可损伤机体脉络，或致机体气血匮乏，失于濡养而致疲乏；或使机体脉络受阻，气血津液运行不畅，因虚致实，因实致虚，虚实错杂，日久不复引起疲乏。此外，疲乏与血液病患者，尤其是慢性病患者的心理社会因素、经济因素，以及人文关怀也密切相关。

【临床特征】

一、症状特征

血液系统疾病出现的疲乏症状是在原发疾病基础上，通过休息不能充分恢复或不能完全恢复的主观不适感觉。心理层面会出现脾气暴躁、容易发怒、心情抑郁、注意力不集中、缺乏信心、思维混乱、工作效率下降等情况；躯体层面会出现偏胖或者偏瘦，四肢乏力、全身疲惫、失眠、嗜睡、全身关节疼痛等症状。

二、证型特征

1. 气血两虚证 ①气虚证见疲乏无力，少气懒言，神疲倦怠，头晕目眩，恶风自汗，舌淡苔白，脉虚无力。②血虚证见疲乏无力，伴面色淡白或萎黄，唇舌爪甲色淡，头晕眼花，心悸多梦，手足发麻，妇女月经量少或经闭，舌淡苔白，脉细。

2. 五脏虚损证 ①心气虚证见疲乏无力，心悸怔忡，胸闷不舒，失眠健忘，气短自汗，舌体胖大，脉虚无力。②脾气虚证见疲乏无力，面色萎黄，肌瘦无力，食少纳呆，脘腹胀满，大便溏稀，舌体胖大，脉虚无力。③肺气虚证见疲乏无力，咳嗽气短，痰涎清稀，易于外感，倦怠懒言，畏风自汗，舌体胖大，脉虚无力。④肝气虚证见疲乏无力，精神抑郁或烦躁不安，胸胁满闷，少腹胀满，月经不调，舌体胖大，脉虚无力。⑤肾气不足证见疲乏无力，听力减退，头晕耳鸣，腰膝酸软，夜间多尿，滑精早泄，舌淡苔白，脉细弱。

【调护评估】

一、病因评估

1. 原发疾病 了解患者所患原发疾病对病因评估具有重要的意义。一般认为，患者疲乏与病种、病程有一定的相关性。①病种，如免疫性血小板减少症、白细胞减少与粒细胞缺乏症患者在发病与治疗过程中始终存在疲乏症状。②病程较长者的疲乏症状发生率较高，病程较短者的疲乏症状发生率较低。其中，病程较长者还存在一些心理因素，应特别注意。

2. 并发症 某些血液病本身就以疲乏症状为主要临床表现，如恶性淋巴瘤、老年性白血病等。疲乏也与治疗密切相关，如腹腔局限淋巴瘤手术后的患者可以产生明显的疲乏症状，贫血尤其是中度以上贫血患者的疲乏症状明显，化疗导致的脏器功能损害及血液学毒性是疲乏常见影响因素，慢性感染常可引发疲乏症状的发生或进展。

二、疾病评估

首先，重点评估患者血常规等实验室检查项目、年龄、体能、疾病预后，以及患者心理因素对疲乏患者的影响，从而选择合适的治疗及护理方法，促进患者疾病康复。疲乏患者通常血常规明显异常，尤其是血红蛋白浓度明显降低、肝肾功能损害严重、水和电解质紊乱、低蛋白血症、心脏功能不全等疲乏症状出现率较高，症状明显加重。其次，老年人群由于体力下降、肌肉容量减少、营养不良并伴有多种疾病，而患病后相对体能较差，治疗效果较差。经治疗后疾病痊愈者，疲乏症状可以明显纠正；治疗无效或病情恶化者，疲乏症状可以加重。长期治疗如化疗患者与非化疗患者相比，前者疲乏程度明显重于后者；多种药物联合治疗者比单药治疗者的疲乏症状明显加重。在治疗过程中对预后担忧、害怕等心理不良反应可以导致患者出现情绪紊乱、抑郁、恐惧、紧张、易怒、失眠、头痛、厌食等精神症状，从而诱发及加重患者的疲乏状态。

【调护要点】

一、病因调护

病因调护要基于“治未病”“已病防变”原则进行，其主要目标是积极寻找原发疾病并控制疾病，以节制引起疲乏的病因或疾病。同时根据中医理论，寻找导致气血、五脏亏虚的原因及诱发因素等，并积极处理。

二、疾病调护

疲乏是以五脏虚证为主要临床表现的多种慢性血液虚弱证候的总称。因此，要针对疾病进行评估调护，按照个体化、病种化、病情化原则，在辨证施治前提下，积极采取有效措施治疗疲乏症状，减轻患者痛苦，提高生存质量。同时，要做好情志调理，以积极的心态配合诊治。

【辨证调护】

一、气血两虚证

调护原则：益气养血，扶正固本。

辨证施护：①气虚患者，应鼓励进行适当、有序的体力活动；食欲不佳或食欲减少患者，可适当增加高蛋白、高脂肪、富含维生素等营养食物，并适当增加药食类食品摄入。针灸对缓解气虚疲乏有一定的疗效。②中度以上贫血患者，输注成分血是治疗疲乏的重要措施；轻度或中度贫血伴有疲乏症状者，要仔细查明贫血因素，有急性或慢性出血者，要积极控制出血，并适当给予中西药止血治疗。同时，可加用益气维血胶囊/片/颗粒（猪血提取物、黄芪、大枣）、桃芪生血胶囊（绿矾、黄芪、当归、核桃仁、枸杞子、炒白术）、血速升颗粒（黄芪、淫羊藿、鸡血藤、当归、阿胶、山楂）、复方阿胶浆（阿胶、人参、熟地黄、党参、山楂）等调理。

二、五脏虚损证

调护原则：调理五脏，平衡阴阳。

辨证施护：①心气虚，见心悸怔忡、胸闷不舒、失眠健忘症状明显者，应指导患者保持安静，卧床休息，避免体力活动，并适当加服枣仁安神液（炒酸枣仁、丹参、五味子）等；明显气短自汗者，可用黄芪羊肉汤（主料羊肉、黄芪，调料花椒、八角茴香、生姜、盐、小葱）调理。②脾气虚，见面色萎黄、肌瘦无力、食少纳呆、脘腹胀满、大便溏稀者，应告知患者服用易消化、富含营养的食物；适当运动，以帮助胃肠功能蠕动；也可适当加用具有健脾和胃作用的中成药调理，如益中生血胶囊（党参、山药、炒薏苡仁、陈皮、大枣、煅绿矾等）。③肺气虚，见咳嗽气短、易于外感、畏风自汗者，应告知患者避风寒，保暖，减少外出，并适当加用玉屏风散（防风、黄芪、白术）调理。④肝气虚，见精神抑郁或烦躁不安、胸胁满闷、少腹胀满、月经不调者，可以适当加用疏肝理气中药或中成药治疗。⑤肾气虚，见听力减退、头晕耳鸣、腰膝酸软、夜间多尿、滑精早泄者，可适当加入补肾的药食同源药品，如覆盆子、桑椹、枸杞子等调理。

【特别调护】

一、生活起居

病室内应清洁、舒适、安静，定时通风，减少周围环境的噪声及语言刺激，避免直射光线、污染空气的刺激，嘱患者静心养病。患者休息时，注意调节室温和环境，适宜的室温可防止不必要的能量消耗。夏季可用空调来调节室温，但室温不宜过低。适当的运动有利于疾病的康复，为患者讲解有氧运动相关知识，制订运动锻炼方案，康复运动知识宣教，并请家属协助运动。在运动类型方面，与癌症治疗期间的常规护理相比，放松锻炼是常见的干预措施，如八段锦、太极拳、五禽戏、易筋经等都属于有氧运动，以中低强度为主，刚柔并济，动作舒缓，安全有效，比较适合老年人或肿瘤患者练习。

二、情志调护

中医认为肝疏泄功能失常，气机不畅，情志上表现为郁郁寡欢，情志压抑，导致气机失调。患者入院后，护士应该主动与患者沟通，完善其病历资料，了解其疾病进展，评估其心理状态。通过视频、图文、公众号等方式向患者开展疾病宣教，帮助患者建立积极的治疗信心。注意沟通技巧，耐心倾听患者情况，不断鼓励患者表达自己的情感，深入了解心理动态，给予正确疏导，解决患者实际困难。鼓励患者说出自身疑虑，帮助其疏解烦恼。此外，通过五行音乐疗法、移情易性法、以情胜情法等情志护理疗法，改善患者的情绪，愉悦其身心，提升患者的治疗积极性具有很好的临床疗效。

三、饮食调护

总体原则为饮食有节，饮食有洁，谨守五味，寒热适中，遵守饮食宜忌，慎饮酒，膳食均衡。中医认为疲乏多为虚证，多因气血阴阳相对不足所致。但具体症状也有很大差异，饮食调护也应该根据脏腑盛衰和症状不同，选择不同的食物以调整机体阴阳气血，即辨证施食：因人施食，因地施食，因时施食。正如《医学源流论》所言："天下有同此一病，而治此则效，治彼则不效，且不惟无效，而反有大害者，何也？则以病同而人异也。"临床上可采用益气养阴、健脾补血的药膳，来发挥补脾益气、健胃和血的作用。如黄芪粥（用黄芪30～50g，粳米100g，加水适量煮成粥糜，每日2次，早晚食用）；百合红枣粥（用百合、赤豆、薏苡仁各50g煮至半熟，放入红枣后再煮熟即成，可适当加白糖、桂花，以汤服用）；参枣汤（用人参10g，红枣10～15g，入锅同煮20～30分钟，每日服多次，连服数日）。此外，要辨证给予患者饮食指导，如脾肾阳虚患者给予羊脊骨、肉苁蓉、菟丝子熬粥；心脾两虚患者，可食用山药、莲子、龙眼肉、大枣等平补心脾之品，以补养气血、安神定志；肝气郁结患者常吃柑橘，或以佛手、陈皮等泡水代茶饮，可疏肝理气解郁。此外，给患者详细解释中医饮食护理的意义和作用，制订食疗计划。

四、用药调护

中医认为，疲乏虚在五脏与气血，应遵照"虚则补之"治则，以健脾和胃、气血双补为主。中药汤剂以饭前或空腹温服为佳，服药期间忌油腻、生冷、辛辣等食物。观察药物的作用及不良反应，指导患者正确服药。

【适宜技术】

一、经穴推拿技术

穴位按摩通过刺激身体的特定穴位，激发人体的经络之气，以达到疏通经络、调节身体的功能，袪邪扶正，从而减轻患者的疲乏。通过按摩太冲、肝俞、合谷、百会、胆俞等穴，可以有效地缓解其癌因性疲乏状态；在治疗虚性病证时，辅以安神法，通过调整睡眠，引阳入阴，以助正气恢复。

二、耳穴压豆技术

耳穴压豆基于人体经络腧穴的性能及耳与脏腑经络的密切关系，通过刺激耳郭的相应穴位，达到平衡阴阳、调理脏腑、疏经通络、缓解疲乏。选择神门、大肠、太阳、肝、脾等穴。脾、胃穴可健脾和胃，肝穴可疏肝理气，神门穴可镇静安神、缓解疲乏，配合交感穴可有效地缓解患者焦虑、紧张等不良情绪。

三、隔物灸技术

隔物灸具有温经散寒、扶阳固脱补虚的功效，通过燃烧艾条，借助灸火热力的渗透、药物的作用及腧穴的功能，起到温经通络、扶正袪邪的作用，可选择关元、气海、神阙、双侧内关等穴位施隔物灸治疗。治疗前指导患者取仰卧位，穴位用聚维酮碘消毒，下垫隔热垫，点燃艾灸条，将其放入竹筒中，熏灸各穴位。每个穴位 15 ～ 20 分钟，1 次 / 日。

（史敏慧　齐宇铸）

第五节　失　眠

失眠症是以入睡和（或）睡眠维持困难所致的睡眠质量或时间达不到正常生理要求而影响白天社会功能的一种主观体验，是最常见的睡眠障碍性疾病。相关中医著作中用“不寐”命名，是因为阳不入阴所引起的经常不易入寐的病证。轻者入寐困难，有寐而易醒，有醒后不能再寐，亦有时寐时醒等，严重者则整夜不能入寐。古代文献中亦有称为“目不瞑”“不得眠”等。

【病因病机】

失眠的病因是多方面的，包括躯体因素、环境因素、精神心理因素和药物因素等。《素问·至真要大论》有“夫百病之所生也，皆生于风寒暑湿燥火，以之化之变也”。《灵枢·顺气一日分四时》中又有“黄帝曰：夫百病之所生者，必起于燥湿、寒暑、风雨、阴阳、喜怒、饮食、居处。气合而有形，得脏而有名，余知其然也”。失眠与其他疾病的发生一样，归结起来的基本病因不外乎以下几个方面。

一、内在因素

1. 劳伤心脾 太过思虑，伤及心脾。心血伤则阴血暗耗，神不守舍；脾气伤则食少纳呆，生化乏源，营血亏虚，不能上奉于心，以致心神不安、不寐乃作。亦如日本丹波元坚《杂病广要·不眠》所云："凡人劳心思虑太过，必至血液耗亡，而痰火随炽，所以神不守舍，烦敝而不寐也。"

2. 病后虚弱 病后体衰，或妇人产后失血，或妇人崩漏日久，以及老年人气虚血少等，均可导致气血不足，无以奉养心神而致不寐。其他如久病肾阴亏虚，或心脾气血不足，或久病痰瘀互结，阻隔阴阳交通。亦如明代张介宾在《景岳全书·不寐》中所云："无邪而不寐者，必营气之不足也。营主血，血虚则无以养心，心虚则神不守舍。"

3. 血虚肝旺 情志郁结，暗耗肝血，或失血过多，或久病之后失于调理，阴血亏虚，血虚肝旺，魂不守舍，不寐乃作。亦如清代唐容川在《血证论·卧寐》中所云："肝病不寐者，肝藏魂，人寤则魂游于目，寐则魂返于肝。若阳浮于外，魂不入肝则不寐。"

二、外在因素

过嗜醇酒厚味，尤其是太阴脾虚体质等，宿食不化，或内生痰热，也可致不寐。

【临床特征】

一、症状特征

临床上主要表现为入睡困难、精神不振、神疲乏力、早醒、心烦、晨起、思睡、时睡时醒、健忘、情绪低落、头晕、多梦、口干等。舌象分别以舌红、舌淡或淡红、齿痕舌或胖大舌，苔薄、苔黄较为多见；脉象以细脉、弦脉多见。

二、证型特征

1. 心脾两虚证 入睡困难，多梦易醒，心悸健忘；伴头晕目眩，神疲倦怠，饮食无味，腹胀便溏，面色少华。舌淡苔薄，脉细弱。

2. 肝阳上亢证 急躁易怒，失眠多梦，重则彻夜难眠；伴头晕头胀，耳鸣，面红目赤，口干口苦，口渴喜饮，不思饮食，便秘溲赤。舌红，苔黄，脉弦而数。

3. 心虚胆怯证 虚烦失眠，多梦易醒，容易惊醒，心悸胆怯，终日惕惕；伴气短自汗，倦怠乏力。舌淡，脉弦细。

4. 痰热内扰证 心烦失眠，痰多胸闷，泛恶嗳气，吞酸恶心；伴头重，目眩，口苦。舌红，苔黄腻，脉滑数。

5. 心肾不交证 心烦失眠，口舌生疮，心悸不安；伴头晕耳鸣健忘，腰酸梦遗，潮热盗汗，五心烦热，咽干少津，女子月经不调，男子遗精。舌红，少苔，脉细数。

【调护评估】

一、病因评估

1. 体质因素 以少阴阴虚体质、少阳气郁体质、太阴脾虚体质等比较多见。

2. 情志失调 多与情志因素有关，因郁怒、思虑、悲哀、忧愁七情所伤，导致肝失疏泄，脾失运化，情志失常，脏腑阴阳气血失调而成。

3. 烦劳思虑过度 少阴阴虚或太阴脾虚体质者，心火内扰，或阴血暗耗，可发不寐。

4. 饮食失节 太阴脾虚体质者，或内生痰热，可致不寐。

二、疾病评估

1. 血虚不寐与血虚肝旺不寐 前者纯属虚证，后者则属于虚中夹实。两者均有血虚之临床表现，前者表现为睡间易醒、醒后不易入睡，后者表现为睡后易惊醒。

2. 血虚不寐与阴虚火旺不寐 两者均属虚证。前者表现为睡间易醒、醒后不易入睡；后者表现为心烦失眠，不易入睡。

【调护要点】

一、病因调护

1. 观察患者睡眠总时长，睡眠状态及睡眠习惯等情况。
2. 观察患者是否饮用刺激性饮料，如咖啡、浓茶或可乐。
3. 观察患者的睡眠环境、睡眠时间和质量，以及患者面色、精神状态及伴随症状。

二、疾病调护

阴阳失调是失眠症发病的总病机，贯穿发病过程的始终。阴阳平衡紊乱，进而导致心神不宁而失寐，主要表现为睡眠时间不足、深度不够或睡眠不能消除疲劳。轻者入睡困难，或寐而不酣，时寐时醒，或醒后不能再眠；重则彻夜不寐。既病之后，应当注意精神调护，解除忧思焦虑，保持精神舒畅，减少压力，避免不良情绪刺激。同时，注意规律作息，劳逸结合，并改善睡眠环境，避免室内温度过高、光线太强，可适当练习太极拳、内养功等。

【辨证调护】

一、心脾两虚证

调护原则：补益心脾，养血安神。

辨证施护：头晕目眩、失眠多梦、心悸气短等症状，是导致患者生活质量下降的关键。因此，在整体辨证施治基础上，针对上述三大症状进行调护。可用王不留行籽贴压神门、心穴以镇静安神，或睡前按摩背部夹脊穴。饮食宜选易消化、补血健脾之品，如桂圆红枣汤、莲子汤、茯苓饼、药粥等，以补脾养心。中药以归脾汤加减。

二、肝阳上亢证

调护原则：疏肝泻热，镇心安神。

辨证施护：该证型主要表现为心烦不寐，心悸不安，腰酸足软，头晕，耳鸣，健忘，口干津少，五心烦热，舌红，少苔，脉细数。中药以黄连阿胶汤加减。多吃新鲜蔬菜、水果，如胡萝卜、海带汤、绿豆汁。平时可用西洋参、杭甘菊代茶，以核桃仁粥、莲子粥、百合汤补肾滋阴，或以牛脑髓、红糖适量蒸熟食用，有益髓安神作用。

三、心虚胆怯证

调护原则：益气镇惊，安神定志。

辨证施护：主要表现为不寐、多梦、易醒，胆怯、心悸，遇事善惊，气短倦怠，小便清长，舌淡，苔薄，脉弦细。心虚则心神不安，胆虚则善惊易惊。治当益气镇惊、安神定志，中药可用安神定志丸合酸枣仁汤加减。饮食上可选择桂圆枸杞粥，晨起空腹和睡前各服一次，清心除烦，养血安神；忌食辛辣生冷、肥甘之品。

四、痰热内扰证

调护原则：清化痰热，和中安神。

辨证施护：主要表现为胸闷口苦，心烦不寐，泛恶嗳气，伴头重目眩，舌红，苔黄腻，脉滑数。宿食停滞，脾失健运，积湿生痰，因痰生热，痰热扰心而不寐。治当清化痰热、和中安神，中药以温胆汤加减。多吃萝卜、海蜇等，少吃葱、蒜、韭菜、辣椒等物，严格控制油腻、黏甜食品。

五、心肾不交证

调护原则：滋阴降火，交通心肾。

辨证施护：该证型主要表现为肾水亏虚，不能上济于心；心火炽盛，不能下交于肾。治法以滋阴降火、交通心肾为主，中药以六味地黄丸合交泰丸加减。宜食桑椹蜜、甲鱼等养心益肾之品，食疗方百合粥、莲子银耳羹。

【特别调护】

一、生活起居

养成良好的生活习惯，按时睡觉，起居有律，劳逸结合；睡前不饮浓茶、咖啡，不抽烟等，晚餐不宜过饱，睡前避免从事紧张和兴奋的活动；保持心情愉悦，适当加强体质锻炼。同时，积极进行心理情志调整，解除忧思焦虑，克服过度紧张、兴奋、焦虑、抑郁、惊恐、愤怒等不良情绪，保持精神愉悦，减轻自我压力，避免不良情绪的刺激；改善睡眠环境，避免室内温度过高，光线太强，被服太厚，努力减少噪音；可适当练习太极拳、六字诀、八段锦、五禽戏等健身气功。六字诀“嘘、呵、呼、呬、吹、嘻”等六字配合调理肝、心、脾、肺、肾、三焦等各脏腑，其中呵气功可治失眠、健忘等心经疾病。五禽戏则为虎戏，增强人体肝胆疏泄功能；鹿戏，增强体力，益肾固腰；猿戏，舒悦心情，增强意志；熊戏，增强消化，促进睡眠，增进脾胃运化功能；鸟戏，调和呼吸，疏经通络，增进肺气。

二、情志调护

针对失眠患者的有效心理疏导尤为重要，应重视情志调节对改善睡眠的作用。指导患者放松心情，鼓励患者学会自我调节情绪，做到喜怒有节，避免兴奋、焦虑、惊恐等情绪；学会适当放松自我，可采取读书、听轻音乐等方式放松心情；也可适当外出旅游，选择自己喜欢的解压方式减轻压力。心脾两虚者，应注意劳逸适度，避免思虑过度，多参加体育锻炼；心肾不交、阴虚火旺者，应注意休息，忌恼怒，节房事。对某些顽固性失眠者，可进行认知行为疗法，采用中医健身气功，强身健体，调理五脏。

三、饮食调护

1. 合理饮食 以清淡、易消化为原则。肝火扰心者，宜食用清肝泻火之品，如萝卜、菊花等；心脾两虚和心胆气虚者，宜食用补气养血安神之品，如大枣、龙眼肉等；阴虚火旺者，宜食用养阴生津之品，如百合、银耳等；痰热扰心者，宜食用清热化痰之品，如山药、海带等。

2. 饮食禁忌 忌食辛辣、肥腻之品；晚餐不宜吃饱，睡前不饮浓茶、咖啡、可乐等刺激性饮料，避免过度兴奋。

四、用药调护

严格遵医嘱定时定量服药，避免自行增减药量，避免长期依赖安眠药物。肝肾功能不全者，禁用巴比妥类安眠药；慢性病患者应按医嘱坚持服药治疗，可通过中药方剂进行调治。口服中药时，应与西药间隔 30 分钟，中药汤剂宜温服，服药后应观察睡眠质量和持续时间，以及眩晕、耳鸣、心悸等症状是否得到缓解。可每晚睡前温水泡脚 15 ～ 30 分钟，同时用双手按摩足心涌泉穴。耳穴压豆取神门、交感、心等穴：心脾两虚者，可耳穴压豆取神门、心等穴以镇静安神，或睡前按摩背部夹脊穴。痰热内扰者，则可在睡前遵医嘱针刺经穴风池、神门穴。安神药在睡前 30 分钟服用，效果更佳。

【适宜技术】

一、五行音乐疗法

可运用五行音乐疗法来舒心畅悦，五音指“宫、商、角、徵、羽”。宫调式乐曲可入脾，在进餐时及进餐后1小时内选《十面埋伏》欣赏；商调式乐曲可入肺，在15:00～19:00选《阳春白雪》欣赏；角调式乐曲可入肝，在19:00～23:00选《胡笳十八拍》欣赏，此时为阴气最重，一可克制旺盛肝气，二可利用充足的阴气滋养肝；徵调式乐曲可入心，在21:00～23:00选《紫竹调》欣赏，中医讲究睡子午觉，所以一定要在子时之前使心气平和下来，过早过晚听均不合适；羽调式乐曲可入肾，在7:00～11:00选《梅花三弄》欣赏。

二、耳穴压豆技术

治疗夜卧不安者，取皮质下、神门、心、脾、交感穴进行耳穴压豆。如肝火扰心证，加肝、枕等穴；心虚胆怯证，加肾、胆等穴。通过刺激相关穴位，疏通全身气血运行，调节肝脏功能，对失眠有较好的疗效。

三、经穴推拿技术

睡前可用温水泡脚30分钟后，交替按摩涌泉穴。局部按摩经络腧穴：心脾两虚者，按揉面部和背部的经络，取印堂、神庭、太阳、睛明、攒竹、百会、心俞、脾俞、神门等穴；阴虚火旺者，取心俞、肾俞、命门、神门、劳宫、涌泉、神门等穴按揉。

（邢彩霞　赵丽华）

第六节　恶心、呕吐

呕吐，中医病证名，是因胃失和降、气逆于上所致，以饮食、痰涎等胃内之物从胃中上涌、自口而出为临床特征的一种病证。其病位在胃，涉及肝、脾，可出现在许多疾病的过程中，如急性胃炎、幽门或贲门痉挛、胆囊炎、肝炎、胰腺炎等。呕吐是内科常见病证，中医治疗有较好的疗效。

【病因病机】

《内经》对呕吐的病因论述颇详。如《素问·举痛论》曰："寒气客于肠胃，厥逆上出，故痛而呕也。"《素问·六元正纪大论》曰："火郁之发……疡痱呕逆。"《素问·至真要大论》曰"燥淫所胜……民病喜呕，呕有苦""厥阴司天，风淫所胜……食则呕""久病而吐者，胃气虚不纳谷也"。呕吐病因为外感六淫，邪气犯胃，内伤七情，或饮食不节，劳倦过度等引起胃气上逆而致呕吐。

呕吐的病机无外乎虚实两大类。实者由外邪、饮食、痰饮、气郁等邪气犯胃，致胃失和降、胃气上逆而发；虚者由气虚、阳虚、阴虚等正气不足，使胃失温养、濡润，胃失和降、胃气上逆所致。《济生方·呕吐》云："若脾胃无所伤，则无呕吐之患。"《温病条辨·中焦篇》也谓："胃阳不伤不吐。"呕吐的病位在胃，与肝、脾有密切的关系。

一、内在因素

恼怒伤肝，肝失条达，横逆犯胃，胃气上逆；忧思伤脾，脾失健运，食难运化，胃失和降，均可发生呕吐。

二、外在因素

1. 外邪犯胃 感受风、寒、暑、湿、燥、火六淫之邪，或秽浊之气侵犯胃腑，胃失和降，水谷随逆气上出，发生呕吐。由于季节不同，感受的病邪亦会不同，但一般以寒邪居多。

2. 饮食不节 饮食过量，暴饮暴食，多食生冷、醇酒、辛辣、甘肥及不洁食物，皆可伤胃滞脾，引起食滞不化，胃气不降，上逆而为呕吐。

3. 病后体虚 脾胃素虚，病后体弱，劳倦过度，耗伤中气，胃虚不能盛受水谷，脾虚不能化生精微，食滞胃中，上逆成呕。

【临床特征】

一、症状特征

呕吐病证有寒、热、虚、实之别，症状各有其特征。若呕吐物酸腐量多，气味难闻者，多属饮食停滞，食积内腐；呕吐苦水、黄水者，多由胆热犯胃，胃失和降；呕吐酸水、绿水者，多因肝热犯胃，胃气上逆；呕吐浊痰涎沫者，多属痰饮中阻，气逆犯胃；呕吐清水、量少，多因胃气亏虚，运化失职。

二、证型特征

1. 外邪犯胃证 呕吐食物，吐出有力，突然发生，起病较急，常伴有恶寒发热，胸脘满闷，不思饮食。苔白腻，脉濡缓。

2. 饮食停滞证 呕吐物酸腐，脘腹胀满拒按，嗳气厌食，得食更甚，吐后反快，大便或溏或结，气味臭秽。苔厚腻，脉滑实。

3. 痰饮内停证 呕吐物多为清水痰涎，胸脘满闷，不思饮食，头眩心悸，或呕而肠鸣。苔白腻，脉滑。

4. 肝气犯胃证 呕吐吞酸，嗳气频作，胸胁胀满，烦闷不舒，每因情志不遂而呕吐吞酸更甚。舌边红，苔薄白，脉弦。

5. 脾胃虚弱证 饮食稍有不慎，或稍有劳倦，即易呕吐，时作时止，胃纳不佳，脘腹痞闷，口淡不渴，面白少华，倦怠乏力。舌淡，苔薄白，脉濡弱。

6. 胃阴不足证 呕吐反复发作，但呕吐量不多，或仅吐唾涎沫，时作干呕，口燥咽干，胃中嘈杂，似饥而不欲食。舌红少津，脉细数。

【调护评估】

一、病因评估

凡外感六淫、内伤饮食、情志不调、禀赋不足等影响胃，使胃失和降，胃气上逆，均可发生呕吐。

二、疾病评估

呕吐是临床常见症状，是指胃内容物或一部分小肠内容物，通过食管逆流出口腔的一种复杂的反射动作。呕吐过程可分为三个阶段，即恶心、干呕及呕吐，但有时可无恶心或干呕的先兆。恶心常为呕吐的前驱感觉，也可单独出现。频繁而剧烈的呕吐可引起脱水、电解质紊乱、酸碱平衡失调、营养障碍等不良后果。

【调护要点】

一、病因调护

恶心、呕吐的基本病机为胃失和降、胃气上逆，其治疗原则为和胃降逆，但应分虚实辨证论治。实者重在祛邪，分别施以解表、消食、化痰、理气之法，辅以和胃降逆之品以求邪去胃安呕止之效；虚者重在扶正，分别施以益气、温阳、养阴之法，辅以降逆止呕之药，以求正复胃和呕止之功；虚实并见者，则予攻补兼施。

二、疾病调护

1. 起居有常，生活有节，避免风、寒、暑、湿秽浊之邪的入侵。

2. 保持心情舒畅，避免精神刺激，对肝气犯胃者尤当注意。

3. 注意饮食调理。脾胃素虚患者饮食不宜过多，应少量多餐，勿食生冷瓜果等，禁服寒凉药物。胃中有热者，忌食肥甘厚腻、辛辣、香燥、烟酒等物品，禁服温燥药物。

4. 呕吐不止的患者应卧床休息，密切观察病情变化。服药时，尽量选择刺激性气味小的药物，否则随服随吐，更伤胃气。服药方法以少量频服为佳，以减少胃的负担，宜热饮，可加入少量生姜或姜汁，以免格拒难下，逆而复出。

【辨证调护】

一、外邪犯胃证

调护原则：祛寒解表，温中化浊。

辨证施护：呕吐时，应将头转向一侧，轻拍患者背部。呕吐后，可用温开水漱口，休息片刻。发生下列呕吐情况时，应立即报告医师并协助进行抢救：呕吐喷射而出，伴有剧烈头痛，甚至意识不清者，为邪毒入脑；呕吐物为大量鲜血或暗红色血液，或呕出大量咖啡色液体者，为合并呕血；呕吐逐渐增加，伴有腹痛拒按，无大便，无矢气者，多为肠梗阻；大量呕吐伴有呼吸短促，四肢无力，烦躁不安，手足抽搐者，应慎防代谢性碱中毒。中药宜温，频频饮服，切勿顿服。可给予新鲜生姜 15g，煎水，加红糖适量，热服。呕吐时禁食，呕吐缓解后给予少量流食或半流食。

二、饮食停滞证

调护原则：消食化滞，和胃降逆。

辨证施护：胃脘胀满者，用探吐法，即用压舌板刺激咽部引吐，使胃内停食吐出，但年老患者及高血压、冠心病患者禁用。中药宜浓煎，分 4 次饮服。可选择焦山楂、鸡内金粉各 1.5g，开水调服；或保和丸 6g，吞服，可以消食助运。腹胀、大便秘结者，可选择大黄粉或炙大黄粉加凡士林调和后外敷神阙穴、天枢穴；或用 0.2%肥皂水清洁灌肠，以通腑导滞。

三、痰饮内停证

调护原则：痰饮为阴邪，得温则化，除明显热证者外，皆以温热为宜。病室宜温暖，阳光充足，不潮不燥，安静舒适；保证患者充分休息，减少活动。

辨证施护：呕吐剧烈时，可针刺内关穴或用鲜竹沥水等药物止呕；生姜有化痰止呕之功效，可选用生姜汁数滴口服，或用淡盐水浸泡生姜片口含，均有止呕作用；饮食可选择细软温热之素食，忌生冷、肥甘、甜腻等生痰之品，不宜多饮水。无明显热证时，汤药宜偏热服；大便秘结者，可给予缓泻剂，如蜂蜜、番泻叶等，以通腑降浊，调顺胃气。

四、肝气犯胃证

调护原则：疏肝和胃，降逆止呕。

辨证施护：佛手片 15g，陈皮 15g，煎水代茶饮或以金橘饼作零食，以助理气解郁。干呕犯恶者，给予左金丸吞服。避免恼怒、抑郁等情志刺激，耐心开导患者，保持心情舒畅，消除诱因。

五、脾胃虚弱证

调护原则：温中健脾，和胃降逆。

辨证施护：注意休息和保暖，避免劳倦过度和饮食不节。中药宜分 2 ～ 3 次温服，并可在舌面滴姜汁数滴，服药后宜静卧休息片刻。口含姜糖片或酱生姜片作小菜以温胃止吐。痰多者，用陈皮 5g，生姜 3 片，泡水代茶饮，以化痰止呕；宜选择易消化、富含营养的食物，忌肥甘、煎炸食品；呕吐大量痰涎者，应控制饮水量。

六、胃阴不足证

调护原则：滋养胃阴，降逆止呕。

辨证施护：给予绿豆汤、梨汁、鲜藕汁、酸梅汤、莲子汤、荸荠汁等饮料；也可用芦根 30g 或石斛、麦冬各 15g，煎汤代茶饮。忌食烟酒、葱蒜、辣椒等辛热耗津之品，饭后可适当食用山楂片（糕），以生津和胃止吐。

【特别调护】

一、生活起居

1. 避免受寒或过于劳累；讲究饮食卫生，做到饮食有节，忌过饥过饱。

2. 保持病室清洁，通风良好，观察呕吐物内容、颜色、气味、次数、时间等，及时清理被呕吐物污染的衣被，以免秽浊之气刺激患者而引起呕吐。

二、情志调护

1. 消除患者恐惧、紧张心理，与患者建立良好的沟通关系，让他们感受到医护人员的关心与支持。通过积极的交流，了解患者的需求和担忧，及时解答疑问，以减轻他们的恐惧和紧张情绪；提供信息与支持，向患者详细解释恶心、呕吐的原因、治疗方法和预期效果，帮助他们了解病情，增强信心。同时，提供必要的心理支持，鼓励患者积极面对治疗过程。

2. 针对肝气犯胃者，情绪调节尤为重要。可以通过深呼吸、冥想、瑜伽等放松技巧，帮助患者舒缓紧张情绪，减轻心理压力。

3. 保持规律的作息时间，有助于稳定情绪，促进身体健康。建议患者按时作息，保证充足的睡眠时间，避免过度劳累。

三、饮食调护

1. 宜少食多餐；肝气犯胃者，可给予理气降气食物；食积者应节食；虚寒性呕吐患者，宜温热性饮食，忌生冷不洁和肥甘厚味之品，尤忌甜食。

2. 注意饮食调养，以清淡细软为宜，避免过冷过热，禁食腐败变质食物。注意胃部保暖，饮食不宜过饱。

四、用药调护

中药汤剂可根据患者实际情况选择不同的服用方法。

1. 小量频服 让患者尝试服用少量药物；若出现呕吐反应，则令其将药物吐出。经过 2 ～ 3 次尝试，患者通常可逐渐适应。随后再次给予药物服用，患者便不会出现呕吐现象。

2. 大量快服 汤药冷却至适宜饮用后，屏住呼吸，一口气将药液喝完。饮药过程中尽量避免停顿，以免引发药味导致呕吐。喝完药后，立即用凉开水漱口，再适量饮用一些凉开水，或可咀嚼一块口香糖以消除口腔中的药味。

3. 药物干预 甘草 20g，煎汤服用。若病患在服用汤药后未出现呕吐反应，可继续服用。需要注意的是，若中药方中已包含大戟、芫花、海藻、甘遂等与甘草具有相反作用的药材，则不宜采用此法，以免产生拮抗效果。白芷末 6g，放置于舌面，用舌舔舐咽喉部位。若服药后呕吐症状持续，可在汤药中加入 1 ～ 2 汤匙姜汁，或于服药后再饮用一些姜汤。

【适宜技术】

一、皮内针技术

止呕可用针刺法，取内关、中脘、合谷、公孙、足三里等。外邪犯胃者，针刺内关、合谷、足三里、三阴交等穴位；饮食停滞者，针刺下脘、足三里、丰隆穴；肝气犯胃者，针刺上脘、阳陵泉、太冲、内关等穴位；脾胃虚弱者，针刺中脘、内关、章门、脾俞，伴有痰饮者可加丰隆、膻中；胃阴不足者，针刺内关、中脘、公孙、足三里等穴位。

二、穴位按摩技术

外邪犯胃者，寒证可热敷胃脘部或用手掌自上向下按摩。

三、悬灸技术

外邪犯胃，寒证可加艾灸，取穴内关、合谷、足三里、三阴交。

四、穴位注射技术

邪犯胃之热证，可通过足三里、至阳等穴位注射 2mL 生理盐水，达到清热止呕之疗效。

（王　红）

第七节　手足麻木

手足麻木，主要表现为四肢肌肤感觉减退或消失。《证治汇补》曰："麻者，非痛非痒，肌肉内如有虫行，按之不止，搔之愈甚；木则痛痒不知，真气不能运及，如木厚之感。"血液科患者多虚多瘀，本虚标实贯穿疾病发生、发展及诊疗的全过程。目前，化疗是重要的治疗手段之一，但也会引起各种不良反应，其中手足麻木就是最常见的不良反应之一。

【病因病机】

《丹溪心法·卷四》曰："手足麻者属气虚，手足木者有湿痰死血。"根据手足麻木的病因病机，临床上常见正虚邪实、虚实夹杂的复杂变化。

一、内在因素

气虚失运、血虚不荣是麻木虚证的基础病因。血液肿瘤疾病患者素来体质虚弱，加之化疗，故气血亏虚。脾胃为后天之本，水谷运化之中枢，气血生化之源。化疗药物进入人体后损伤脾胃之气，脾胃运化功能失调，水谷不能化为精微，从而引起周身失于濡养，气血生化乏源，进一步耗伤脏腑气血，经络失荣，不能濡养四肢百骸，故发为手足麻木。

二、外在因素

寒凝痹阻、痰湿阻滞和风邪入络是麻木实证的基础病因。血液肿瘤患者因化疗等治疗致其正气严重受损，易感寒邪，或寒邪内生，寒主收引，因寒致瘀，筋脉失养，指（趾）麻木；血液病患者病程迁延不愈，机体正气不足，复感湿邪，引起血行涩滞，进而导致痰湿闭阻经络、肌肤，致气机阻滞、脉络不利致手足麻木；血液病患者气血亏虚，加之风邪侵络，阻滞气血运行，故发为手足麻木。

【临床特征】

一、症状特征

轻者指（趾）端麻木，重者可延伸至整个手掌及足部、四肢，甚至全身麻木困胀，四肢屈伸不利、运动不灵活、感觉迟钝。不少患者常于夜间睡眠时发作，以至麻醒；或者晨起后双手困胀、麻木不适，僵硬感，经活动后可缓解。以上症状在受寒、劳累后往往加重，伴有神疲乏力、手足怕凉等表现。个别患者存在复杂的异常感觉，如脚底犹如踩棉花或鹅卵石样感觉，或者触物刺痛感、烧灼感、触电感。病情严重者，可有肌肉萎缩。但多数患者的病情初期，肢体运动功能正常，一般不影响工作、生活，检查神经系统也无明显损害病变（个别患者肌电图异常）。本病呈慢性进展，可延续数年，甚至十余年。

二、证型特征

1. 气虚失运证 手足麻木，犹如虫行，面色苍白，自汗，气短乏力，嗜卧懒言，易感冒，大便稀溏。舌淡胖，苔薄白，脉弱。

2. 血虚不荣证 手足麻木，面色无华，眩晕，心悸，失眠，爪甲不荣。舌淡，脉细。

3. 寒凝痹阻证 四肢麻木伴有寒冷疼痛，入夜剧，得热则舒，形寒肢冷，面色晦暗，口唇发紫。舌淡黯，苔白，脉沉细涩。

4. 痰湿阻滞证 四肢麻木日久，或固定一处，或全然不知痛痒。舌有瘀点或瘀斑，苔腻，脉沉涩。

5. 风邪入络证 素有手足或半侧颜面麻木不仁，可突然发生口眼歪斜，语言不利，甚则流涎，或伴有恶寒发热。苔薄白，脉浮。

【调护评估】

一、病因评估

1. 评估气血盛衰 通过血常规、局部症状和全身症状评估患者气血盛衰情况。

2. 评估药物神经毒性 掌握患者化疗用药史并了解导致手足麻木的化疗药物的名称、剂量、用药时间。①评估药物种类，不同药物引起的麻木严重程度不同，临床上可能导致麻木的常见药物包括铂类、紫杉类、长春碱类等，其中铂类以奥沙利铂神经毒性发生率较高，紫杉类表现为肢体末端类似戴手套、袜套样的麻木，长春碱类表现为由指尖开始向心性发展的麻木感。②化疗引起的麻木与性别、年龄、肿瘤类型、是否合并其他疾病及烟酒嗜好等有关。老年人肝肾功能退化，化疗药物在其体内蓄积，可产生较严重的麻木；患有糖尿病或者长期大量吸烟、饮酒，也可使患者麻木加重。③化疗的总剂量、间隔时间、给药途径等对麻木的发生也有影响，多数情况下联合应用几种均有神经毒性的药物会导致麻木加重。④当患者同时接受化疗及放疗时，麻木的发生率也有可能增加。

二、疾病评估

根据美国国立癌症研究所（National Cancer Institute，NCI）分级标准，将手足麻木分为三级（表8–1）。

表8–1 美国国立癌症研究所（NCI）分级标准

分级	临床表现
Ⅰ级	手掌及足跟麻木、瘙痒、无痛性红斑和肿胀
Ⅱ级	手掌及足跟疼痛性红斑和肿胀
Ⅲ级	潮湿性脱皮、溃疡、水疱和重度疼痛

血液科疾病中常见具有手足麻木症状的疾病有多发性骨髓瘤、恶性淋巴瘤、巨球蛋白血症、单克隆蛋白病、原发性系统性淀粉样变性病等。注意观察患者意识与生命体征变化，观察发生手足麻木的时间、次数、程度等，有无眩晕、眼球震颤、皮肤苍白、出汗、血压下降、腹痛、腹泻、高血压、黄疸、昏迷等伴随症状。如果手足麻木无明显并发症，可常规护理；如出现上述并发症时，应向医师及时汇报，及时处理，以取得最佳治疗时机。

【调护要点】

一、病因调护

患者应注意按时作息，避免熬夜。日常做到饮食有节，以清淡、富有营养的食物为主，不可过食肥甘厚味。使用化疗药物时，尽量避免多种有神经毒性的药物同时使用。如因不正确睡姿、长时间处于一种姿势或四肢受压后发生的手足麻木，一般会在短时间内消除，无须特殊处理。

二、疾病调护

1. 防护护理　血液病患者多因体虚或因接受化疗而产生手足麻木的不良反应。患者要注意做好防护以保护手足，可戴手套、穿棉袜、穿宽松的平底鞋、着舒适合身的衣裤；避免直接接触冷和硬的物品，如金属、冷水等，以免加重症状；感觉异常的患者，要防止烫伤。

2. 起居护理　居室宜温暖向阳，室温一般以 20 ～ 22℃为宜，应注意保暖防潮，身体过度受凉、受寒往往会加重麻木。在适宜的室温中，患者可以感到轻松、舒适、安宁，并降低身体消耗。正虚麻木的患者，室温宜高些；因湿邪而致病的患者，室内湿度宜偏低，可经常开窗通风，降低湿度。参加力所能及的体育活动，如跑步、保健操、户外运动等，以增强体质，并使气血流畅。

3. 健康教育　加强其对疾病知识的认知度，以促进疾病早期发现和预防。向患者及其家属说明手足麻木的原因，介绍手足麻木时的对症处理方法，学会如何预防手足麻木及烫伤、冻伤、锐器伤等。饮食上可补充维生素 B_1 含量高的食物；同时，保持心情愉快，避免忧思恼怒。

【辨证调护】

一、气虚失运证

调护原则：益气养血。

辨证施护：①应注意保暖，避免直接当风。②保持心情舒畅，不宜过思过悲。③中药宜温服。④按摩足三里穴，健脾补气益血。⑤饮食以清淡温热为宜，可选用人参、枸杞子、山药、山楂等。⑥建议适当活动，如练习内养功、打太极拳、练太极剑及散步等。

二、血虚不荣证

调护原则：补血生津。

辨证施护：①保证充足的睡眠及充沛的精力和体力。②保持心情愉快，性格开朗。③日常宜养血补血，常用四物汤、当归补血汤、加味四物汤、归脾汤、胶艾汤。

三、寒凝痹阻证

调护原则：散寒通脉。

辨证施护：①患者恶寒喜暖，得热则舒，应注意保暖，不宜在寒冷季节或阴雨天气到室外活动，预防因复感风寒而加重病情。②可于麻木剧烈的部位加用护套，鼓励患者多晒太阳。③中药宜热服。④饮食宜温性，忌生冷，药酒对于治疗寒凝痹阻有显著疗效，临床常用的药酒有五加皮酒、国公酒、虎骨酒、木瓜酒、蛇酒等。

四、痰湿阻滞证

调护原则：化痰利湿。

辨证施护：①患者应安居偏温病室，环境安静幽雅，经常通风换气，保持空气新鲜。②保持情绪乐观，精神愉快，消除急躁情绪。③中药宜温服。④饮食宜清淡，富含维生素，进食瓜蒌、丝瓜、菠菜、茄子等疏肝解郁、行气止痛之品，以及柑橘、佛手、薏苡仁、萝卜、山药、扁豆等理气健脾食物。

五、风邪入络证

调护原则：疏风通络。

辨证施护：①患者居室应避免对流风，慎避外邪，注意保暖，热水洗浴，外出时佩戴口罩。②饮食上宜食辛温祛风散寒的食品，如大豆、葱白、生姜等，忌凉性食物及生冷瓜果等。③中药宜温服。④麻木剧烈者，应卧床休息，采取舒适体位，按摩四肢，促进血液循环。

【特别调护】

一、生活起居

1. 颈部与肩部运动 ①十指交叉放在脑后，重量置于手和手臂，将头向前压，脖子伸直，深呼吸 5 次。②将右手置于左耳，轻轻勾住，让头倾向右方，做深呼吸 5 次，重复数次后换左手练习。③慢慢旋转颈部，顺时针、逆时针各 5 次。④将肩膀提高，吐气并放下，重复 4 ～ 5 次。⑤晃动肩膀，向后 5 次，向前 5 次。⑥脸向右看后下方，重复 3 ～ 5 次，再反方向进行。⑦放松坐着，手臂垂直平放于膝，然后抬头挺胸，二者交替运动 3 ～ 5 次。

2. 脚部与足部运动 ①将腿弯曲提起与胸平行，提起、放下各 5 次。②顺时针、逆时针转动脚踝各 10 次。③将足趾并拢，弯曲向上，伸直向下交替做 5 次。④脚平贴于地，然后换脚，重复练习 20 ～ 30 次。

3. 手部与脸部运动 ①用指尖按住头顶部，上下移位（轻按）。②用指尖轻轻由太阳穴按摩到下腭处。③食指与拇指捏住上眼皮，向外拉，反复多次。④沿着面颊骨按摩眼睛四方，由鼻腔旁向外按摩至下腭，再回到原点，再沿着下腭向下按摩，下腭左右转动各 5 次；手掌按住鼻尖做圆周运动，每个方向 5 次；捏住耳郭向上、向下、向外拉各 3 次，然后向前、向后各转动 3 次。

二、情志调护

手足麻木患者病情反复，多有烦躁焦虑，鼓励病友间多沟通、多交流；鼓励家属多陪伴患者，家庭温暖是疏导患者情志的重要方法。通过戏娱、音乐等手段培养患者某种兴趣、爱好，以分散患者注意力，调节其心境情志。中医认为怒伤肝、思伤脾，嘱患者畅情志，勿动怒，以免肝阳上亢；勿忧思过度，以免伤心神脾气。护理人员需多关心鼓励患者，对患者多一点耐心，使患者树立战胜疾病的信心和决心。

三、饮食调护

1. 宜低热量、低脂饮食，预防动脉硬化　由膳食所提供的总热量以维持正常体重为度，过食含胆固醇、动物性脂肪食物，易使血清胆固醇和甘油三酯升高，促进动脉粥样硬化。

2. 限制钠盐的摄入　手足麻木的患者不能摄入过多的钠，因为过多的钠会使循环血容量增加，导致血压升高及心脏负担加重。

四、用药调护

血液病患者引起的手足麻木，多为化疗引起的周围神经病变，应遵医嘱给予营养神经的药物；注意药物的不良反应，一旦出现不良反应，应及时报告医师。

【适宜技术】

一、悬灸技术

取丰隆、膻中及局部穴位，如足部的申脉、大敦、太冲、昆仑、足临泣，手部的内关、外关、曲池、尺泽、列缺。患者可在用药前开始悬灸，每日 2 次，以对症治疗。

二、中药熏洗技术

气虚失运者，可用黄芪 30g，桂枝 20g，艾叶 10g，白芍 20g，鸡血藤 10g，伸筋草 10g，透骨草 10g 熏洗。用法：上药煎汤至 250mL，将药汤倒入专用足浴桶中，再加入约 1000mL 温度为 65 ～ 70℃热水。嘱患者将双手放置在桶内支架上熏蒸 20 分钟，同时加覆浴巾以保温。当药汤温度下降至 40 ～ 44℃时，将双手放入水中，掌心相对搓洗，掌心对掌背交替搓洗，指尖放入另一手掌心内搓洗，如此反复 20 ～ 25 分钟后，用温水清洗双手并擦干。再加入热水约 1000mL，使水温为 40 ～ 44℃，然后将双足放入桶中，使药汤浸没脚踝，浸泡 15 ～ 20 分钟。血虚不荣和邪实麻木患者运用熏洗剂，主要利用桃仁、红花等以活血化瘀、疏经通络、改善循环，进而达到预防和治疗疾病的目的。

三、经穴推拿联合穴位贴敷技术

经穴推拿，着力于拇指和掌面，紧贴麻木部位，以单方向直线摩擦移动，每次 25 分钟，每周 2 ～ 3 次，治疗 3 周。推拿结束后，采用当归、黄芪、桂枝、姜汁等制成药膏贴敷穴位。每日将麻木部位清洗后，贴上贴敷药膏，24 小时更换 1 次，治疗 3 周。经穴推拿与穴位贴敷发挥调畅气血、活血化瘀的作用，调整机体平衡。

（徐靓萍）

第八节　口腔溃疡（口疮）

口腔溃疡属于中医学“口疮”的范畴，出自《素问·气交变大论》，是指以口腔内的唇、舌、颊及上腭等肌膜处见单个或多个淡黄色或灰白色如豆大的溃烂点、灼热疼痛为主要表现的疾病。基本皮损呈圆形或椭圆形，边界清晰整齐，溃疡表面覆有黄白薄膜，周围有红晕。血液病患者由于素体虚弱、药物的毒性或免疫功能低下等导致脾胃积热、脾胃虚弱、虚火上炎等而发为口疮。口腔溃疡是血液病常见的症状之一，贫血、白细胞减少、白血病、粒细胞缺乏、血小板减少、放疗和化疗等均能引起口腔溃疡。

《医贯》云:“口疮上焦实热，中焦虚寒，下焦阴火，各经传变所致。”说明口疮有寒热、虚实之分，其病因病机与各脏腑、阴阳、气血、寒热、虚实均有关系。

【病因病机】

一、内在因素

《圣济总录》曰:“口疮者，心脾有热，气冲上焦，熏发口舌，故作疮也；又有胃气弱，谷气少，虚阳上发而为口疮者。不可执一而论，当求所受之本也。”口属脾，舌属心，心者火，脾者土，心火积热，传之脾土，二脏俱蓄热毒，不得发散，攻冲上焦，令口舌间生疮肿痛，此乃实证。或素体阴亏，病后劳伤，真阴耗损，虚火内旺，上炎口舌而生疮，此乃虚证。

二、外在因素

1. 饮食不节，过食膏粱厚味、辛辣炙煿之品，以致运化失司，胃肠蕴热，热盛化火，循经上攻，熏蒸于口，而致口舌生疮。

2. 再生障碍性贫血、白血病、白细胞减少和粒细胞缺乏症、化疗药物的使用、免疫治疗等均能耗伤气血，损及阴阳，气血亏虚，邪毒内盛，瘀毒互结，发为口疮。

【临床特征】

一、症状特征

口腔黏膜潮红、水肿、红斑、水疱、溃疡、疼痛等。参照世界卫生组织标准分为五级：①0级，无异常。②Ⅰ级，黏膜疼痛、红斑。③Ⅱ级，红斑、溃疡，仍能进食固体食物。④Ⅲ级，溃疡，进食流食。⑤Ⅳ级，不能进食。

二、证型特征

1. 心火上炎证　口疮以舌尖、舌缘溃疡为主，大小不等，甚而融合成片，局部红肿、灼热、疼痛；口苦，口渴，心烦，小便短而色黄，大便秘结。舌红、尖有红刺，舌苔黄，脉数。

2. 脾胃积热证 溃疡多发于唇、颊、上腭、牙龈等处，可溃烂成片，红肿热痛；口苦，口臭，口渴，嘈杂易饥；或流涎，小儿或有弄舌、啮齿，大便秘结。舌红，苔黄，脉数。

3. 肝郁化火证 溃疡数目、大小不一，周围黏膜充血发红，常随情绪改变或月经周期而发作或加重；可伴有胸胁胀闷，心烦易怒，口苦咽干，失眠不寐。舌尖红或略红，苔薄黄，脉弦数。

4. 阴虚火旺证 口舌溃疡，日久迁延，反复发作，量少散发，疼痛轻微或日轻夜重，疮周红肿稍窄；手足心热，心烦失眠，口干舌燥，腰酸腿软。舌红无苔或剥苔，脉细数。

5. 脾胃虚弱证 口舌溃疡，日久迁延，反复发作，时轻时重，局部色白、痛轻，疮周肿而不红，表面灰白；食欲缺乏，腹胀脘痞，神疲乏力，气短懒言，四肢不温。舌淡红，苔薄白或微腻，脉虚、缓、濡。

6. 脾肾阳虚证 口舌溃疡，日久不愈，溃疡呈灰白色、大而深；腰膝酸软，四肢不温，腹部冷痛，大便溏薄或泄泻，面色苍白。舌淡胖，苔白润，脉沉弱。

【调护评估】

一、病因评估

口疮根据病因分为实证和虚证，辨清虚实是口疮辨证的基本原则，可以从起病缓急、病程长短、局部及全身症状等评估虚证和实证。

1. 实证 大多属热，起病急，病程短；局部皮损大小不等，表面有黄白色分泌物，基底红赤，疮周红肿；口臭，疼痛剧烈，渗出多而黄浊；可伴全身实热表现，如小便短黄、大便干结、口渴、心烦等。

2. 虚证 大多属脾虚、肾虚，起病慢，反复发作，日久不愈；局部皮损较小，表面少量灰白色分泌物，基底淡红、淡白，疮周红肿不明显；疼痛轻，无口臭，渗出少而皮损浅、色淡；可伴阴虚火旺、脾胃虚弱，甚而阳虚之证。

二、疾病评估

1. 口腔溃疡的部位 口腔溃疡可发生于口腔黏膜的任何部位，通过评估病变部位了解所属的脏腑。脾开窍于口，上唇属脾，下唇属肾，舌为心之苗，心开窍于舌，舌尖属心肺，舌背中央属脾胃，边缘属肝胆，舌根属肾，腮、颊、牙龈属胃。

2. 口腔溃疡的原发疾病 因原发疾病不同，口腔溃疡的表现也不尽相同。①缺铁性贫血表现为口腔黏膜苍白，以唇、舌、牙龈尤其明显。②再生障碍性贫血表现为口腔黏膜苍白，可出现瘀点、瘀斑或血肿。③白血病最容易侵犯的口腔部位是牙龈，因为异常白细胞在牙龈组织内大量浸润，所以牙龈明显增生、肿大，病变波及边缘龈、牙龈乳头和附着龈，外形不规则，呈结节状，表面光亮，呈中等硬度，口腔黏膜可见瘀点、瘀斑或血肿，牙龈和口腔黏膜颜色苍白，有时可有不规则溃疡，常不易愈合，易继发感染；发生黏膜坏死，可出现牙痛、牙齿松动、口臭等。④粒细胞缺乏表现为牙龈出血，牙列松动，牙龈缘出现不规则的糜烂、坏死，缺乏炎性反应。黏膜有深溃疡，其特征为边缘不规则，坏死性溃疡覆盖有灰黄色假膜；伴有明显的口臭、吞咽困难，甚至语言也受影响。⑤出血性疾病表现为牙龈自发性出血，口腔黏膜特别是唇红、舌缘、腭、口底和颊容易出现瘀点、瘀斑、血肿。血肿可自行破溃或由于食物摩擦而破裂出血，遗留边缘清楚的圆形或椭圆形的糜烂面。

【调护要点】

一、病因调护

1. 缺铁性贫血并发的口腔溃疡 应改变不良的饮食习惯，不挑食、不偏食，进食营养丰富、易消化的食物和含铁高的食物，保证气血运行。

2. 再生障碍性贫血并发的口腔溃疡 应注意口腔卫生，避免局部损伤，防止继发感染。

3. 白血病、粒细胞缺乏并发的口腔溃疡 应使用提高白细胞的药物，慎用引起白细胞减少的药物；注意口腔卫生，注意消毒隔离，防止交叉感染。

4. 出血性疾病并发口腔溃疡 应保持口腔卫生。有牙龈出血者，用可吸收明胶海绵或云南白药止血；口腔黏膜出血糜烂或继发感染者，局部用消炎防腐剂。

二、疾病调护

1. 保持口腔清洁，实施口腔护理，减少口腔感染。①凝血功能和血小板正常、病情较轻的患者，建议坚持每日刷牙漱口；指导患者掌握正确的刷牙方法，用软毛牙刷、含氟牙膏，早、晚各刷牙 1 次。每次进食后用清水或中药漱口至食物残渣漱净为止。②重症患者或并发口腔疾病时，应给予特殊口腔护理，每日 2 ～ 3 次，餐后进行，并指导患者随时应用漱口液漱口；口腔出血、溃疡创面或龋齿，应对症处理。③已有明显的齿龈出血者，暂停刷牙，以冷开水或专用漱口液漱口，并以云南白药敷渗血处，定时给予特殊口腔护理，清除口内的陈旧血迹。

2. 防止口唇干裂出血。口唇可涂液状石蜡或润唇膏，以保持湿润。

3. 粒细胞缺乏的患者应进行保护隔离。将患者安置在单间、层流床或空气层流洁净的病房实施全环境保护。

【辨证调护】

一、心火上炎证

调护原则：清心泻火，凉血利尿。

辨证施护：①病室宜凉爽通风。②饮食宜清淡凉润，可食用苦瓜等清泻心火，亦可用黄连、生地黄、麦冬、金银花、菊花等代茶饮。③中药汤剂宜凉服。热毒炽盛，口腔灼热疼痛者，可将中药煎剂冷藏后含漱，减轻溃疡疼痛和出血；局部出血的，可外涂云南白药。④遵医嘱用吴茱萸12g，醋调为糊状，睡前敷于涌泉穴，用纱布覆盖，胶布固定，次晨取下，连用3日。《本草纲目》载："吴茱萸，其性虽热，而能引热下行，咽喉口舌生疮者，以吴茱萸末醋调贴两足心，移夜便愈。"⑤保持大便通畅。⑥按摩劳宫穴。劳宫为手厥阴荥穴，可清心火而止痛。

二、脾胃积热证

调护原则：清泄胃热，凉血解毒。

辨证施护：①病室宜凉爽通风，避免过热。②饮食宜易消化，忌肥甘厚味、油腻之品，可饮用竹叶菊花饮（淡竹叶10g，野菊花15g，蜂蜜50g，先用淡竹叶、野菊花煎汤半杯，再加蜂蜜调匀），缓缓服用，每日分3次服。③中药汤剂宜偏凉服。④遵医嘱用中药研细末，醋调为糊状，睡前敷于天枢穴，用纱布覆盖，胶布固定，次晨取下，连用3日。⑤按摩地仓、合谷穴。地仓可清泻阳明邪热；合谷为手阳明经原穴，可泄阳明之热。

三、肝郁化火证

调护原则：疏肝理气，泻火解毒。

辨证施护：①病室温度和湿度适宜，避免过热。②饮食宜清淡、易消化，忌辛辣厚味，可用佛手或橘皮煎汤代茶，解郁降火。③中药汤剂宜偏凉服。④强调情志护理，耐心安慰患者，避免忧思恼怒，保持心情舒畅。⑤按摩太冲、行间、期门穴，太冲为肝之原穴，期门为肝之募穴，肝俞为肝之俞穴，三穴配伍，共奏疏肝解郁之效。

四、阴虚火旺证

调护原则：滋阴清热，降火敛疮。

辨证施护：①病室宜凉润，温度和湿度适宜。②饮食以滋阴清热并富含营养的食物为主，如豆浆、瘦肉、鸡蛋、百合、银耳等，忌辛辣刺激动火之物，如生姜、洋葱、烟酒、肥肉及油煎之品；可食用生地黄粥（生地黄6g，大青叶6g，生石膏9g，天花粉9g，粳米30g，白糖适量，前4味药煎汤去渣，入粳米、白糖煮成稀粥服食），每日服食1次，连服3～4次；有盗汗者，可选用浮小麦、大枣煎水代茶饮或常饮糯稻根泥鳅汤、莲子芡实瘦肉汤。③中药汤剂宜偏凉服。④按摩廉泉、通里、照海穴。廉泉为阴维、任脉之会，联系舌本，可疏通口腔气机；通里为手少阴之络穴，以养阴清心；照海为足少阴肾经穴，可导虚热下行。

五、脾胃虚弱证

调护原则：健脾和胃，祛湿敛疮。

辨证施护：①病室温暖，阳光充足，慎避风寒。②饮食宜温、宜软，少量多餐，可食用小米粥等养胃，忌生冷瓜果，少食肥腻且不易消化之物。③中药汤剂宜温服。④按摩中脘、足三里、三阴交穴。中脘为胃之募穴、八会穴之腑会，能调节脏腑功能；足三里为足阳明经的合穴，为强壮要穴；三阴交为足太阴、少阴、厥阴之会，能调理脾胃虚弱。

六、脾肾阳虚证

调护原则：温补脾肾，引火归原。

辨证施护：①病室宜温暖，阳光充足，慎避风寒。②宜进食温热食物，食物须新鲜、易消化，忌生冷油腻之品。③中药汤剂宜温服。④遵医嘱用肉桂 5 ～ 10g，泡水含漱。⑤按摩脾俞、肾俞、关元等穴。关元为任脉与足三阴经交会穴，为强壮要穴；脾俞和肾俞为背俞穴，能补脾益肾。

【特别调护】

一、生活起居

居室宜清洁、安静，空气清爽，光线柔和，温度和湿度适宜。做好口腔护理，保持口腔的清洁湿润。指导患者进行八段锦、太极拳等体育锻炼，增强体质，注意劳逸适度，避免过劳。

二、情志调护

《素问·举痛论》指出，“怒则气上”“喜则气缓”“悲则气消”“恐则气下”“惊则气乱”“思则气结”;《素问·阴阳应象大论》说“怒伤肝，悲胜怒”“喜伤心，恐胜喜”“思伤脾，怒胜思”“忧伤肺，喜胜忧”“恐伤肾，思胜恐”。不良的精神情志刺激可使人体气机紊乱，脏腑阴阳气血失调，妨碍疾病的治疗与康复。血液病患者因病情反复、病程长，加之口腔溃疡疼痛明显，容易出现抑郁、焦虑、恐惧等情绪。护士应密切观察患者的情绪状态，及时掌握情绪动态变化，采用激励法、安慰法、现身说法等多种方法以增强患者信心，减轻患者精神压力，使患者自信、理智，一方面积极配合治疗，另一方面也接受疾病的结果。

三、饮食调护

应给予高蛋白质、富含维生素、清淡、易消化的膳食，尽量满足个人口味，以促进食欲。忌烟酒、刺激性调味品、饮料，避免干、硬、粗糙和过烫的食物。粒细胞缺乏症患者在保护性隔离期间用无菌饮食，膳食经高压锅（微波炉）热力消毒后食用，水果选用有皮易剥者，经消毒液浸泡消毒后剥皮食用。溃疡严重、进食困难的，应少量多次进餐，食物避免过热、过冷和辛辣刺激，并补充水分，可用白开水和鲜果汁交替饮用或中药频饮。

四、用药调护

1. 漱口液　采用生理盐水或碳酸氢钠溶液漱口，每隔 30 ～ 60 分钟 1 次。

2. 中药含漱　选用金银花、竹叶、白芷、薄荷、菊花、桑叶、黄柏煎煮过滤，含漱，可清热解毒，消肿止痛。在输注导致严重口腔溃疡的化疗药物时，在给药前 15 ～ 30 分钟开始含入中药含漱液，并持续至给药期间及给药后 4 ～ 6 小时。

3. 补充维生素　维生素 C 和 B 族维生素对口腔溃疡的防治有效。

4. 避免滥用　避免使用影响造血系统的药物，避免滥用家用化学溶剂、染发剂等。

【适宜技术】

一、耳穴压豆技术

取穴：主穴为疾病相应部位、心、口、脾、耳尖、肾上腺、过敏区、内分泌。配穴：失眠取神经衰弱区、神经衰弱点；纳呆取胃。

二、穴位敷贴技术

吴茱萸、细辛各 3g，研成粉用醋调成膏状，敷于两足涌泉穴，外用纱布覆盖，胶布固定。

（何娅娜　刘　蕾）

第九节　腹泻（泄泻）

腹泻作为血液病常见的消化道症状，其主要是由于肠道吸收功能紊乱以及肠道炎症引起。其临床具体表现为排便次数增多，腹胀肠鸣，大便时有黏液或未消化的食物，常伴有排便急迫感、肛门不适、失禁等症状。腹泻属中医学“泄泻”的范畴，病位主要在脾胃和大小肠，其中主脏在脾。对于血液病患者而言，在接受化疗和免疫治疗的过程中，其免疫功能往往受到一定程度的抑制，尤其是 B 细胞功能。鉴于肠道作为人体最大的免疫器官，其势必会受到这种免疫抑制的影响，从而导致病原菌的入侵，并最终引发腹泻的发生。

【病因病机】

中医认为引起腹泻的原因较多，包括感受外邪、饮食所伤、情志失调、脾胃虚弱、脾肾阳虚等，但都归结于脾胃功能障碍，即“泄泻之本，无不由于脾胃”。

一、内在因素

1. 脾胃虚弱　脾主运化，胃主受纳，若因长期饮食失调，劳倦内伤，久病缠绵，均可导致脾胃虚弱，不能受纳水谷和运化精微，清气下陷，水谷糟粕混杂而下，遂成泄泻。

2. 脾肾阳虚 久病之后，肾阳损伤，命门火衰，不能助脾腐熟水谷，水谷不化，而为泄泻。

3. 情志失调 血液病患者常因疾病反复，迁延不愈，病情重，诊疗费用高而产生焦虑、恐惧、抑郁等不良情绪。郁怒伤肝，肝失疏泄，木乘脾土，脾胃受制，运化失常，或忧思气结，脾运阻滞，均致水谷不化，下趋肠道为泄。若素体脾虚湿盛，运化无力，复因情志刺激、精神紧张或郁怒时进食，均可致肝脾失调，形成泄泻。

二、外在因素

1. 外邪侵袭 血液病患者常因久病体虚，接受放疗、化疗和免疫抑制治疗等因素，使机体抵抗力下降，极易感受外邪。六淫伤人，主要以湿为主，常夹杂寒、热等病邪，导致脾胃失调，运化失常，清浊不分，而成泄泻。脾喜燥恶湿，湿邪最易伤脾，故有“无湿不成泄”之说。

2. 饮食所伤 脾胃为仓廪之官，脾主运化水谷和水液，胃主受纳、腐熟水谷。凡食之过饱，宿食内停；或恣食生冷，寒湿交阻；过食肥甘厚味，湿热内蕴；或食不洁之物，伤及肠胃，运化失常，水谷停为湿滞，均可形成泄泻。

3. 药毒损伤 频繁接受化疗、放疗、靶向药，以及免疫治疗伤及肠胃，使脾胃虚弱、运化失常，不能受纳水谷和运化精微，最终引起泄泻。

【临床特征】

腹泻为脾虚湿盛，脾失健运，水湿不化，肠道不能泌别清浊，传化失司所致。

一、症状特征

排便次数增多，粪便稀薄，甚至泻出如水。外感腹泻，多夹表证；食滞胃肠之腹泻，以腹痛肠鸣、粪便臭如败卵、泻后痛减为特征；肝气乘脾之腹泻，以胸胁胀闷、嗳气食少、每因情志郁怒而增剧为特点；脾胃虚弱之腹泻，以大便时溏时泻、水谷不化、稍进油腻则大便次数增多、面黄肢倦为特点；肾阳虚衰之腹泻，多以五更泄泻、形寒肢冷、腰膝酸软为特点。

二、证型特征

1. 寒湿困脾证 大便清稀或如水样，腹痛肠鸣，畏寒恶风，食少。舌苔白滑，脉濡缓。

2. 肠道湿热证 腹痛即泻，泻下急迫，粪色黄褐臭秽，肛门灼热，可伴有发热。舌红，苔黄腻，脉濡数或滑数。

3. 食滞胃肠证 腹满胀痛，大便臭如败卵；伴有不消化食物，泻后痛减，纳呆，嗳腐吞酸。舌苔垢浊或厚腻，脉滑。

4. 肝郁气滞证 腹痛肠鸣泄泻，每因情志不畅而发，泻后痛缓。舌红，苔薄白，脉弦。

5. 脾气虚弱证 大便溏薄，夹有不消化食物，稍进油腻则便次增多，伴有神疲乏力。舌淡，苔薄白，脉细。

6. 肾阳亏虚证 晨起泄泻，大便夹有不消化食物；脐腹冷痛，喜暖，形寒肢冷，腰膝酸软。舌淡，苔白，脉沉细。

【调护评估】

一、病因评估

评估患者有无与腹泻相关的疾病史、用药史、不洁饮食或精神紧张、焦虑等。了解患者的诊断、治疗、特殊用药及护理经过，评估有无引起腹泻的因素，如感受外邪、过食肥甘厚味、食不洁之物、劳倦内伤、肾阳虚衰、化疗药物直接作用、消化道感染、吸收不良、机械性梗阻、靶向药，以及免疫治疗等伤及肠胃，脾胃运化失常，不能受纳水谷和运化精微。

二、疾病评估

血液病相关性腹泻可源于疾病本身，或是治疗中的不良反应，对患者的生活质量和治疗效果产生严重影响，严重时甚至危及生命。关键在于评估腹泻的程度，以及大便的次数、性状、颜色及原发病的状况。如白血病、骨髓增生异常综合征患者因为久病体虚，免疫力大幅度下降，容易发生消化道感染，进而可能出现严重的腹痛和腹泻；若白血病、淋巴瘤、骨髓瘤晚期患者发生肠转移时，也可能出现腹泻症状，恶性血液病恶化迅速，治疗效果不佳，风险较高，放疗和化疗是其主要治疗手段。然而，放疗、化疗可能导致严重的免疫抑制，白细胞数量及质量异常，加之免疫抑制剂、激素、大量抗生素的应用，极易出现腹泻。

【调护要点】

一、病因调护

1. 脾胃虚弱 配合健脾益气药膳，少量多餐；可用补法艾灸脾俞、胃俞、中脘、天枢、关元等穴。

2. 肾阳虚衰 温肾暖脾，固涩止泻；可用补法艾灸肾俞、命门、关元、中脘、天枢、足三里等穴。

3. 情志不舒 加强心理疏导，保持心情舒畅，应耐心解释情绪与疾病的关系，使患者懂得气机调畅有利于疾病早日康复。

4. 感受外邪 在化疗骨髓抑制期间，当白细胞计数$<0.5\times10^9$/L 时，安排患者入住层流病房，给予保护性隔离。指导患者外出戴口罩，注意个人卫生及饮食卫生，同时限制人员探视，避免交叉感染。

5. 饮食所伤 饮食有节，定时定量，少量多餐，选富有营养、易消化的食物；忌过食生冷、肥甘厚味；注意饮食卫生，勿食变质或不洁之物，防止影响脾胃运化功能。

6. 药毒损伤 少量多餐，宜清淡、易消化饮食，多饮水；泻下严重者，给予补液，维持电解质平衡。

二、疾病调护

1. 环境 病室宜舒适安静，温度和湿度适宜，便后及时开窗通风。

2. 活动 重症者，应卧床休息；轻症者或慢性腹泻患者，应适当活动、锻炼。

3. 肛周护理 泄泻患者每次便后用软纸轻轻擦拭肛门，并用温水清洗或用中药煎剂坐浴，以免肛周发生感染，黏膜破溃。

4. 病情观察 注意观察大便性状、次数、排便量；观察生命体征，如出现皮肤干燥、弹性差，眼窝凹陷，口干舌燥等表现时，应防止津液亏损，及时补充体液，可给予淡盐水频服。

5. 病后调养 泄泻缓解后，还应注意饮食调护、精神调养和适当的功能锻炼。

【辨证调护】

一、寒湿困脾证

调护原则：祛湿健脾。

辨证施护：①寒证注意保暖。腹部冷痛时，可予中药热熨敷技术、中药热罨包技术或艾条灸，取穴神阙、天枢以祛寒止痛。②保持病室环境安静，舒适，光线柔和，空气新鲜，温度适宜。③饮食宜温热，鼓励患者饮用生姜红糖水等。④中药宜温服。⑤可艾条灸大椎、合谷、天枢、气海、足三里、阴陵泉等穴以解表散寒，健脾化湿。

二、肠道湿热证

调护原则：清热化湿。

辨证施护：①病室温度适宜，不宜过高。②腹痛泄泻剧烈者，可推拿天枢、气海、合谷、阴陵泉、三阴交等穴以清热利湿，调和肠胃。③肛门灼痛者，遵医嘱用苍术、黄柏煎水坐浴，擦干后涂以三黄膏，做好肛周皮肤护理。

三、食滞胃肠证

调护原则：消食导滞。

辨证施护：①先禁食，待病情缓解后，再进流质，多饮水；身体复原后，注意饮食有节，不暴饮暴食，忌食不易消化食物。②饮服山楂水消食化积。③食滞胃脘、胀满疼痛者，可穴位贴敷中脘、天枢、足三里以和胃消食止痛。④伤食泄泻者，取脾俞、中脘、天枢、足三里等穴以消食导滞，调理脾胃。

四、肝郁气滞证

调护原则：疏肝健脾。

辨证施护：①对患者多加疏导，避免不良刺激。②腹痛泄泻明显时，可穴位贴敷中脘、天枢、足三里、脾俞、肝俞等以疏肝健脾。③忌红薯、豆制品等产气食物；悲伤、发怒、生气时切不可进食；忌食壅阻气机的食物，如南瓜、山芋、土豆等；以清淡、营养丰富、易消化食物为主，如进食萝卜以调理气机。

五、脾气虚弱证

调护原则：健脾和胃。

辨证施护：①注意保暖，勿受凉。选择中药热熨敷技术，取脾俞、大肠俞、天枢、气海、足三里等穴以健脾和胃，益气化湿。②观察大便次数、时间、性状，以及伴发症状、诱发因素等。③出现受寒泄泻者，可服用生姜红糖水。④饮食宜温热、清淡、易消化，定时、定量，以软、烂、温热及少食多餐为原则；忌食生冷瓜果、芝麻等性凉润肠之品及辛辣、刺激和坚硬不易消化食物，忌烟酒。⑤隔姜灸神阙，可祛寒止泻。

六、肾阳亏虚证

调护原则：健脾补肾。

辨证施护：①患者喜暖恶寒，病室应温暖向阳，通风良好，多加衣被，必要时以热水袋保暖；因常五更登厕，必须注意防寒，以免受凉。②进食高热量、有营养的流食或半流食；多食热粥，多选用有补中益气之品，如胡桃仁、山药、狗肉、动物肾脏等，并可加胡椒、肉桂等调味。③肾阳虚泄泻者，艾条灸脾俞、肾俞、命门、大肠俞、天枢、气海、足三里等穴以温补脾肾，敛肠止泻。

【特别调护】

一、生活起居

1. 起居有节，饮食规律，戒烟戒酒，适当活动。

2. 纠正不良的饮食习惯，保证营养均衡。

3. 泄泻患者需要保持肛周皮肤清洁。肛门疼痛坠胀者，每次便后用温水清洗；皮肤破损者，可中药坐浴，外涂抗生素药膏；肛门坠胀者，可卧床做提肛运动。

4. 及时更换内衣、内裤，保持衣物的清洁干燥。

5. 发热者，密切监测体温变化；高热时，及时遵医嘱退热处理，退热过程中观察汗出情况，防止脱水。

二、情志调护

做好心理护理，特别是慢性泄泻患者常有焦虑、恐惧心理，应给予患者解释安慰，消除疑虑。肝气郁滞者，应忌恼怒，保持心情舒畅，必要时通过音乐进行治疗，朱丹溪指出："乐者，亦为药也。"根据五行原理，治疗过程中将五音、五脏、七情相结合，以调畅情志。

三、饮食调护

鼓励患者多食高蛋白质（如鸡蛋、鱼肉、牛肉等）、富含维生素、易消化（可将一些肉类、菜类熬汤服用，以减轻胃肠道负担）、少纤维素、低油脂的食物，注意复合维生素 B 和维生素 C 的补充（如鲜橙汁、番茄汁、菜汤等），坚持少量多餐，避免刺激性、致敏性、高渗性食品，以及过冷、过热、产气性食物。血小板低者，指导患者选择少渣、温凉的流食或半流食，腹泻伴有消化道出血者，暂禁食。白细胞低者，指导患者注意饮食卫生。

四、用药调护

1. 常规用药 对长期大量联合应用抗生素的患者，有针对性地监测患者的肠道菌群，一旦发生菌群失调，首先应尽量停用广谱抗生素，改用活性强、抗菌谱窄的药物；其次可根据菌群失衡的类型选择微生态制剂。使用化疗药物时，应密切观察患者的生命体征及排便情况，警惕化疗性腹泻的发生。一旦发生腹泻，则根据腹泻的严重程度选择停、换化疗药物。遵医嘱给予补液、抗感染及支持治疗，中药汤剂一般温服，服药后观察药物的疗效及不良反应。

2. 口腔用药 恶性血液病患者抵抗力低下，患者进食后如未能及时清洁口腔，食物残渣在口腔中发酵，易引起腐败菌的生长，此时口腔中的正常菌群也易随食物进入肠道引起肠道感染。因此，口腔护理对恶性血液病患者腹泻的防治也非常重要。严格指导和协助患者用醋酸氯己定漱口液和 5% 碳酸氢钠液于饭前、饭后及睡前漱口，避免食物残渣滞留，保持口腔清洁，防止感染。

3. 肛周用药 腹泻常造成肛门或肛周皮肤损害，呈现糜烂、溃疡、脓肿甚至败血症等，严重威胁患者的生命，应引起医护人员的重视。指导和协助患者每次便后及临睡前用 1∶5000 高锰酸钾溶液清洗肛门或坐浴，肛周涂擦抗生素软膏，保持肛周皮肤清洁、干燥和舒适。

【适宜技术】

一、悬灸技术

寒湿泄泻者，可取大椎、合谷、天枢、气海、足三里、阴陵泉等穴，以解表散寒、健脾化湿。湿热泄泻者，取天枢、气海、合谷、阴陵泉、三阴交等穴，以清热利湿、调和肠胃。伤食泄泻者，取脾俞、中脘、天枢、足三里等穴，以消食导滞、调理脾胃。脾虚泄泻者，取脾俞、大肠俞、天枢、气海、足三里等穴，以健脾和胃、益气化湿。肾虚泄泻者，取脾俞、肾俞、命门、大肠俞、天枢、气海、足三里等穴，以温补脾肾、涩肠止泻。

二、穴位贴敷技术

腹泻患者可以贴敷神阙、天枢、上巨虚、阴陵泉、大肠俞，以健脾化湿、清肠止泻。对于肾阳虚损，症见四肢不温、五更泄泻者，可以加贴肾俞、命门；对于肝气乘脾，症见烦躁易怒、头晕目赤者，可以加贴太冲、肝俞；对于寒湿内盛，症见面色萎黄、头重如裹者，可以加贴阴陵泉、水分等穴位。

三、中药热熨敷技术

脾虚有湿为泄泻之本，健脾化湿之法当为治泻第一要旨。白术健脾燥湿；薏苡仁健脾益肠胃；山药补脾益肾；茯苓入心、脾、肾经，利水渗湿、健脾安神，为利水渗湿之要药；仙鹤草有收敛止血、补虚、止痢功用，全方配伍，共奏健脾止泻之功。同时配合海盐热熨，具有祛风除湿、散寒止痛、通经活络等功用，且海盐有极好的渗透性，可助药物直达病所。

四、穴位按摩技术

寒湿泄泻者，可按摩气海、关元、长强等穴；湿热泄泻者，可按摩中脘、天枢、气海、脾俞、足三里等穴；食滞泄泻者，可按摩上脘、天枢、气海、关元等穴；肝气瘀滞者，可按摩肝俞、中脘、天枢、气海、关元等穴；脾气虚弱者，可顺时针按摩中脘、天枢、气海、关元等穴，按揉脾俞、胃俞、大肠俞、长强、足三里穴至温热；肾阳亏虚者，可顺时针按摩中脘、天枢、气海、关元等穴，按揉脾俞、大肠俞、长强、肾俞、命门穴。

（曹宏丽）

第十节　便　秘

便秘最早出现于《黄帝内经》，是指排便周期延长；或周期不长，但粪质干结，排便艰难；或粪质不硬，虽有便意，但便出不畅的病证。便秘是血液病的常见症状之一，白血病、再生障碍性贫血、淋巴瘤等疾病本身气血亏虚，致使肠道蠕动减缓。在疾病治疗过程中，疾病本身的影响及化疗药物、止痛药物如硼替佐米、吗啡等的运用，亦可能加剧便秘症状。

【病因病机】

《内经》有云“后不利”“大便难”。中医认为便秘的基本病变是大肠传导失常，同时与肺、脾、肝、肾功能失调密切相关。便秘的病因有感受外邪、饮食不节、情志失调、年老体虚等。病理性质可概括为寒、热、虚、实四个方面。燥热内结于肠胃者，属热秘；气机郁滞者，属气秘；气血阴阳亏虚者，为虚秘；阴寒积滞者，为冷秘或寒秘。

四者之中，又以虚实为纲，热秘、气秘、冷秘属实，阴阳气血不足的便秘属虚。而寒、热、虚、实之间，常又相互兼夹或相互转化。如热秘久延不愈，津液渐耗，损及肾阴，致阴津亏虚，肠失濡润，病情由实转虚。气机郁滞，久而化火，则气滞与热结并存。气血不足者，多易受饮食所伤或情志刺激，则虚实相兼。阳虚阴寒凝结者，如温燥太过，津液被耗，或病久阳损及阴，则可见阴阳俱虚之证。

一、内在因素

1. 感受外邪 外感寒邪入里，阴寒凝滞胃肠，失于传导，糟粕不行而成冷秘；或热病之后，余热留恋，肠胃燥热，耗伤津液，大肠失润，而致大便干燥、排便困难。

2. 饮食不节 饮酒过多，过食辛辣、肥甘厚味，肠胃积热，大便干结；或恣食生冷，致阴寒凝滞，胃肠传导失司，以致便秘。

3. 情志失调 忧愁思虑过度，或久坐少动，气机郁滞，不能宣达，影响胃肠通降，传导失职，糟粕内停，不得下行，而致大便秘结。

4. 年老体虚 素体虚弱，或病后、产后及年老体虚之人，气血阴阳亏虚，大肠传送无力，或津枯肠道失润，皆可导致便下无力或大便艰涩。

二、外在因素

血液病患者因长期处于贫血状态或接受化疗等原因，耗伤气血，损及阴阳，最终导致气血亏虚、痰瘀互结而引发便秘。

【临床特征】

一、症状特征

大便干结或状如羊屎，便意与便次减少，排便艰难或不排便。《罗马Ⅳ诊断标准》中有下列 2 项或以上症状，称为便秘：①排便中至少有 1/4 次出现排便费力。②便中至少有 1/4 次出现干球粪或硬粪。③排便中至少有 1/4 次出现排便不净感；④排便中至少有 1/4 次出现直肠肛门梗阻感和（或）堵塞感。⑤排便中至少有 1/4 次需要用手指协助排便、盆底支撑排便等手法辅助。⑥每周排便少于 3 次。

二、证型特征

1. 实秘

（1）肠胃积热证：大便干结，腹中胀满；口干口臭，面红身热，心烦不安，多汗，时欲饮冷，小便短赤。舌红，苔黄燥，或焦黄起芒刺，脉滑数或弦数。

（2）气机郁滞证：大便干结，欲便不出；腹中胀满，胸胁满闷，嗳气呃逆，食欲缺乏，肠鸣矢气。苔薄白，或薄黄，或薄腻，脉弦。

（3）阴寒积滞证：大便干结，腹痛拘急，腹满拒按；手足不温，呃逆，呕吐。舌淡，苔白腻，脉弦紧。

2. 虚秘

（1）气虚证：大便并不干燥，临厕努挣乏力，难以排出；便后乏力，汗出气短，面白神疲，肢倦懒言。舌淡胖，或边有齿痕，苔薄白，脉细弱。

（2）血虚证：大便干结，努挣难下；面色苍白，头晕目眩，心悸气短，失眠健忘，或口干心烦，耳鸣，腰膝酸软。舌淡苔白，或舌红少苔，脉细或细数。

（3）阳虚证：大便艰涩，排出困难；面色㿠白，四肢不温，喜热怕冷，小便清长，或腹中冷痛拘急，或腰膝酸冷。舌淡，苔白或薄腻，脉沉迟。

【调护评估】

一、病因评估

积极寻找病因与诱因。观察与了解不同疾病患者可能引起便秘的因素，能为临床治疗提供依据。一般习惯性便秘多与饮食习惯、生活起居、作息时间、运动、饮水情况有关；疾病导致的便秘有外伤、心理、药物等因素引起，而血液疾病患者最常见的就是临床化疗用药产生的不良反应。如急性髓系白血病患者出现呕吐，引起水、电解质紊乱导致便秘，患者常出现因食欲减退而进食、进水量少，也可引起排便间隔时间延长；还有一些常用的止吐药，如昂丹司琼等药物可以引起胃肠蠕动减慢，从而导致患者出现便秘；血液病患者特别是老年患者长期卧床，运动量少也是引起便秘的原因之一。

便秘根据病因分为实秘和虚秘，临床护士可从起病缓急、病程长短、局部及全身症状等方面评估。实秘大多属热，起病急，病程短；主要表现有大便干结，腹中胀满，心烦不安，食欲缺乏，呃逆，呕吐等。虚秘大多因气虚、血虚引起，起病慢，日久不愈；主要表现有大便干或不干，努挣难下，肢倦乏力，喜热怕冷，小便清长，或腹中冷痛拘急，或腰膝酸冷等。

二、疾病评估

1. 观察腹部情况 观察患者腹部有无硬块、询问有无腹痛及其他伴随症状，硬块要与肿瘤相鉴别。

2. 观察排便情况 观察患者用化疗药物前后排便时间及次数的对比，排便间隔时间的改变，粪便色、质、量。

3. 观察伴随症状 注意患者是否因排便过度用力而出现虚脱等，老年患者排便困难可诱发心痛。

【调护要点】

一、病因调护

血液病患者粒细胞缺乏，抵抗力低下，应根据天气变化做好防寒防暑工作，防外邪入里，阴寒凝滞胃肠；或余热留恋，肠胃燥热，耗伤津液，大肠失润，而致大便干燥、排便困难。饮食方面应避免过食辛辣、油炸、寒凉和生冷之品，勿过度吸烟与饮酒，多食粗粮、蔬菜、水果，多饮水；养成定时排便的习惯，听轻音乐，避免过度刺激，保持心情舒畅；年老体弱者应注意避免久坐少动，可以适当进行太极拳、八段锦等锻炼，以疏通气血，增强抵抗力。

二、疾病调护

便秘患者不可滥用泻药，使用不当反使便秘加重。本病日久，腑气不通，可引起腹胀腹痛、满闷嗳气、食欲减退、头晕头胀、睡眠不安等症，故治疗宜早。若早期积极治疗，并结合饮食、情志、运动等调护，多能在短期内治愈。排便时应避免过度用力，因其可引起肛裂、痔疮。指导患者养成定时排便的习惯，每日早晨、餐后按时排便；指导患者进行腹肌功能的锻炼，避免久坐、久卧。提供隐蔽舒适的排便环境，如在床上排便时，可使用屏风遮挡；指导患者顺时针方向进行腹部按摩，促进肠蠕动，每日 3～4 次，每次 10 ～ 15 分钟，便后温水清洗肛周；肛肠疾病引起的便秘，便后可遵医嘱采用中药熏洗。虚秘患者最好采用卧床排便或采用坐式排便；厕池旁设扶手，以免虚脱晕跌。

【辨证调护】

一、实秘

1. 肠胃积热证

调护原则：顺气导滞，润肠通便。

辨证施护：①可用麻子仁丸汤药，每日 2 次，宜凉服，以饭前空腹或睡前服用为佳。②饮食宜清淡、凉润，如莴笋、芹菜、菠菜等，忌大蒜、辣椒、酒等辛辣刺激之品。③多饮水，津液不足者可以生地黄、麦冬、石斛煎水代茶饮，以生津润肠。

2. 气机郁滞证

调护原则：顺气导滞，降逆通便。

辨证施护：①可用六磨汤汤药，每日 2 次，宜温服。②宜食行气调气之品，如柑橘、萝卜、佛手等；忌煎炸、辛辣刺激食物；食疗可选用佛手瘦肉粥、陈皮粥等。③做好情志护理，保持心情舒畅。

3. 阴寒积滞证

调护原则：温里散寒，通便止痛。

辨证施护：①可用大黄附子汤汤药，每日 2 次，宜热服。②饮食宜温热，多食热饮，忌生冷瓜果；食疗可用当归生姜羊肉汤。③病室宜温暖向阳，避免外感风寒。④注意腹部保暖，可用吴茱萸加生盐炒热，热敷腹部。

二、虚秘

1. 气虚证

调护原则：补气健脾，润肠通便。

辨证施护：①可用黄芪汤汤药，每日 2 次，宜饭前温服。②宜食益气润肠食物，如黄芪、山药、扁豆等熬粥，忌食生冷瓜果。

2. 血虚证

调护原则：养血润燥，滋阴通便。

辨证施护：①可用润肠丸汤药，每日 2 次，宜空腹或睡前服用。②宜食养血润燥的食物，如黑芝麻、松子仁、核桃仁等碾粉加适量蜂蜜冲服，慎用或忌用泻剂。

3. 阳虚证

调护原则：温阳通便。

辨证施护：①常用肉苁蓉汤药，每日 2 次，宜温服。②阳虚者多食温润通便之品，如韭菜、羊肉等。③注意休息，避免劳累，病室要温暖向阳。

【特别调护】

一、生活起居

养成定时排便的习惯，晨起可空腹饮用一杯淡盐水，并保证每日有足够的饮水量；平时多吃水果、蔬菜，根据病情适当增加运动。

二、情志调护

血液病患者因受病痛之苦，常伴有焦虑、心烦气躁，应调畅情志，保持乐观，积极配合治疗，养成定时排便的习惯。忌忧思恼怒，多与他人交流，避免不良情绪，克服因排便困难造成排便恐惧的心理压力。

三、饮食调护

饮食宜清淡。多食含粗纤维丰富之品，多饮水，常服蜂蜜、牛乳、麻油等，忌浓茶、咖啡、辛辣之品。热秘者，宜食清淡、凉润之品，如莴笋、芹菜、菠菜等，忌大蒜、辣椒、酒等辛辣刺激之品；冷秘者，宜多食热饮，忌生冷瓜果；气滞便秘者，宜食行气软坚之物，如花生、松子、柑橘、萝卜等。气虚者，多食营养丰富，易消化之品，如核桃仁、芝麻；血虚者，多食生血养血之品，如黑芝麻、松子仁、核桃仁等碾粉加适量蜂蜜冲服，慎用或忌用泻剂；阴虚者，多食胡萝卜、菠菜；阳虚者，多食温润通便之品，如韭菜、羊肉等。

四、用药调护

中药汤剂每日 2 次。实秘者，可遵医嘱将番泻叶或生大黄 6g 泡水代茶饮。热秘者，汤剂宜凉服，以饭前空腹或睡前服用为佳，亦可用生大黄泡水代茶饮；冷秘者，宜热服；气秘者，汤剂宜温服。虚秘属气虚者，汤剂饭前温服；血虚者，汤剂空腹服或睡前服；阴虚者，汤剂宜饭前温服；阳虚者，汤剂宜温服。气血两亏所致虚秘者，不宜用泻药，平素可以服用补气药如党参茶；阴虚肠燥者，汤剂宜多用滋阴通便药，分次频频饮服为佳，以达到润肠通便的作用。急性髓性白血病化疗患者减少止吐药的使用，可以配合温胃贴给患者行穴位贴压。

【适宜技术】

一、穴位贴敷技术

吴茱萸、细辛各3g研成药末，用醋调成膏状，敷于相应穴位上，外用纱布覆盖，胶布固定。可选取神阙、大横、关元、气海、天枢等穴，每日贴敷4～6小时，7日为1个疗程。或取大黄散行天枢穴贴敷治疗，每日1次，每次4小时。

二、经穴推拿技术

操作部位涂按摩油，运用摩法和推法由中脘穴顺时针推至左侧天枢穴至关元穴到右侧天枢穴，再回到中脘穴，进行环形按摩约5分钟；用揉法分别按揉中脘穴、两侧天枢穴、关元穴各30次，7日为1个疗程。血液病患者多为气虚型便秘，中脘穴属任脉，为胃之募穴，可治疗腹胀、腹痛；天枢穴为大肠经募穴，主疏调肠腑功能；关元穴是小肠的募穴，为先天之气海，通过顺时针按摩，可疏通经络，促进肠蠕动，以助排便。

（张　欢）

第十一节　呃　逆

呃逆是指胃气上逆动膈，以气逆上冲，喉间呃呃连声，声短而频，令人不能自止的病证。西医称呃逆为“膈肌痉挛”，是膈肌、膈神经、迷走神经或中枢神经等受到刺激后引起一侧或双侧膈肌的阵发性痉挛，吸气时声门突然关闭，发出短促响亮的特别声音。如果症状持续48小时以上者，临床诊断为顽固性呃逆。血液病患者由于化疗或大量糖皮质激素治疗导致脾失健运，胃失和降，津液运化失常而生痰湿，痰阻中焦，从而出现呃逆等胃气上逆之证；也可见于淋巴瘤等疾病侵犯神经系统引起的呃逆。

【病因病机】

《内经》云：“胃为气逆，为哕。”“谷入于胃，胃气上注于肺。今有故寒气与新谷气俱还于胃，新故相乱，真邪相攻，气并相逆，复出于胃，故为哕。”“病深者，其为哕。”呃逆病位在胃，病机为胃气上逆动膈。临床上与饮食不当、情志不遂、正气亏虚及外感六淫有关。

一、内在因素

1. 饮食不当　进食太快太饱，过食生冷，过服寒凉药物，致寒气蕴蓄于胃，胃失和降，胃气上逆，并可循手太阴脉上动于膈，使膈间气机不利，气逆上冲于喉，发生呃逆，如《丹溪心法·咳逆》曰：“咳逆为病，古谓之哕，近谓之呃，乃胃寒所生，寒气自逆而呃上。”若过食辛热煎炒，醇酒厚味，或过服温补之药，致燥热内生，腑气不通，胃失和降，胃气上逆动膈，也可发为呃逆，如《景岳全书·呃逆》曰：“皆其胃中有火，所以上冲为呃。”

2. 情志不遂　恼怒伤肝，木气升发太过，肝气横逆犯胃，胃失和降，胃气上逆动膈；或肝郁克脾，或忧思伤脾，脾失健运，痰浊内生；或素有痰饮内停，复因恼怒气逆，胃气上逆夹痰动膈，皆可发为呃逆，正如《古今医统大全·咳逆》所说：“凡有忍气郁结积怒之人，并不得行其志者，多有咳逆之证。”血液病患者因为长期处于紧张、焦虑、抑郁的状态，容易肝气郁结而发生呃逆。

3. 胃气损伤　素体不足、年高体弱，或大病久病、正气未复，或吐下太过、虚损误攻等均可损伤中气，使脾胃虚弱，胃失和降；或胃阴不足，不得润降，致胃气上逆动膈，而发生呃逆。若病深及肾，肾失摄纳，冲气上乘，挟胃气上逆动膈，也可导致呃逆。如《证治汇补·呃逆》提出：“伤寒及滞下后，老人、虚人、妇人产后，多有呃症者，皆病深之候也。”白血病、淋巴瘤、骨髓增生异常综合征、多发性骨髓瘤等大部分血液病患者机体正气不足，久治不愈，情志不畅；且长期接受化疗，化疗药物属“药毒”之邪，药毒中伤脾胃，日久积蓄于体内，易生灼热毒邪，邪毒败胃，壅塞中焦。当各种致病因素乘袭之时，致胃失和降，膈间气机不畅，胃气上逆，引起呃逆之证。淋巴瘤纵隔转移患者可因纵隔及腹腔淋巴瘤直接刺激迷走神经或膈神经而引起呃逆。

二、外在因素

呃逆外因主要由于机体感受寒邪、暑邪、湿邪等因素而引起的膈肌兴奋，出现打嗝症状。血液病患者由于正气不足，抵抗力下降，自我调节能力较弱，当天气骤变，易感外邪，故平时要注意起居有常，根据天气变化增减衣物。

【临床特征】

一、症状特征

患者出现呃连声，声音短促，频频发出，不能自制。临床以偶发者居多，为时短暂，多在不知不觉中自愈；有的则屡屡发生，持续时间较长。呃声有高有低，间隔有疏有密，声出有缓有急。本病常伴胸膈痞闷、胃脘嘈杂灼热、嗳气等症。

二、证型特征

《素问·通评虚实论》曰：“邪气盛则实，精气夺则虚。”通过虚实辨证，将呃逆分为实证与虚证两大类。

1. 胃中寒冷证　呃声沉缓有力，膈间及胃脘不舒，得热则小减，得寒愈甚，食欲减少，口中不渴。舌苔白润，脉象迟缓。

2. 胃火上逆证　呃声洪亮，冲逆而出，口臭烦渴，喜冷饮，小便短赤，大便秘结。苔黄，脉象滑数。

3. 气机郁滞证 呃逆连声，常因情感不畅而诱发加重；伴有胸闷，食欲差，脘腹胀闷，肠鸣矢气。苔薄白，脉象弱。

4. 脾胃阳虚证 呃声低弱无力，气不得续，面色苍白，手足不温，食少，困倦。舌淡苔白，脉沉细弱。

5. 胃阴不足证 呃声急促而不连续，口干舌燥，烦躁不安。舌红而干或有裂纹，脉象细数。

【调护评估】

一、病因评估

询问患者有无受凉、饮食寒凉之品、情志不遂等情况，有无伴随症状，如恶心、呕吐、电解质紊乱等。如呃逆时断时续，呃声低微，气不得续，饮食难进，脉沉细弱，则属元气衰败、胃气将绝之危重症，应及时向医师汇报。必要时做胸部 CT 检查，排除膈神经受刺激的疾病如淋巴瘤纵隔转移。关注血液病患者近期有无化疗或使用地塞米松等药物治疗。据报道，接受地塞米松治疗的癌症患者呃逆的发生率达 42%，因此，用药前需详细询问患者现病史、既往史等。同时，患者在接受化疗时，应严密观察患者胃肠道反应。

二、疾病评估

若年老正虚，如急性白血病、淋巴瘤、多发性骨髓瘤等慢性疾病后期及急危患者，呃逆时断时续，呃声低微，气不得续，饮食难进，脉沉细弱，则属元气衰败、危重症者。呃声沉缓而有力，得热则减，遇寒则甚，面青肢冷，舌苔白滑，多为寒证；呃声响亮，声高短促，口臭烦渴，舌苔黄厚，多为热证；呃声时断时续，呃声低长，脉虚弱者，多为虚证；呃逆初起，呃声响亮，声频有力，连续发作，脉实者，多属于实证。需根据寒热虚实对疾病做出正确的判断。

【调护要点】

一、病因调护

1. 调畅情志 应保持精神舒畅，避免过喜、暴怒等精神刺激。

2. 避免外邪侵袭 注意防寒保暖，避免外邪侵袭。

3. 饮食宜清淡 忌食生冷、辛辣，避免饥饱失常。发作时应进食易消化饮食。

4. 区分病理现象 若呃逆时常反复发作，同时伴有其他症状者，为病理现象，当及时对症治疗。

二、疾病调护

1. 理气和胃，降逆止呃 在分清寒热虚实的基础上，分别施以祛寒、清热、补虚、泻实之法，对于重危病证中出现的呃逆，急当救护胃气。

2. 健康宣教 向患者及其家属说明呃逆的原因，介绍常规抗呃逆的方法，如深呼吸、屏气等。嘱患者起床时动作宜缓，以免突然改变体位而加重膈肌痉挛。摒弃不良的生活习惯，确保充足且规律的睡眠。指导患者适当地进行身体活动，如室内活动、八段锦、太极拳等，恢复并提高身体的抵抗力。

【辨证调护】

一、胃中寒冷证

调护原则：温中驱寒止呃。

辨证施护：①室温不宜过低，忌直接吹风，注意保暖；特别是腹部保暖，胃部及脐部可加盖毛巾被或加以中药湿热敷。②饮食宜温热，多食清淡、易消化之品，多饮温开水，可加生姜、丁香、红糖煮水代茶饮，或多食鲫鱼汤、羊肉汤等温阳之品。如有消化道出血应禁食，或在呃逆间歇进上述流质饮食。③中药宜温热服用。④可用隔姜灸中脘、神阙、关元等穴。

二、胃火上逆证

调护原则：清降泄热止呃。

辨证施护：①保持病室环境安静，舒适，光线柔和，空气新鲜，寒温适宜。②饮食稍凉，稀软清淡，可食鲜菜汁、水果汁、藕汁、竹茹汤、丝瓜饮、柿蒂芦根瘦肉粥等；忌食生硬、辛辣香燥、肥甘厚味之品，忌烟酒。③中药宜凉服。④可针刺天突、内关、足三里、太冲等穴，每日 1 ～ 2 次，每次 5 ～ 15 分钟。

三、气机郁滞证

调护原则：疏肝解郁，和胃降逆。

辨证施护：①多与患者交谈，掌握情绪状态，讲明疾病与情志的关系；让患者进行自我心理调节，消除烦躁、忧虑、易怒的心理，改善心理状态。②饮食宜温食，以软烂、细、清淡、少食多餐为原则，忌食生冷瓜果、寒凉之品。③中药宜温服。④隔姜灸取太冲、中脘、神阙、足三里等穴，亦可按摩翳风、中脘、膈俞、肝俞等穴。

四、脾胃阳虚证

调护原则：温补脾肾，和中降逆。

辨证施护：①室温应温暖适宜，保持空气清新，阳光充足。②注意保暖，可常用热水袋温敷胃脘及脐部；或用中药吴茱萸 15g，补骨脂 30g，干姜 20g，艾叶 30g，红花 10g 煎汤足浴 30 分钟，每日 1 次。③饮食宜富含营养、易消化之品，食物中可适当加入温中补虚之中药，如黄芪、大枣、肉桂、龙眼肉、茴香等；或用姜、蒜、胡椒炖鱼汤、羊肉汤等食用，以增强温中和胃之效。④中药宜温服。

五、胃阴不足证

调护原则：缓中补虚，益气安胃。

辨证施护：①严密观察患者生命体征、意识及肢体感觉情况，观察呃逆发作时间、时长、诱因，观察有无消化道出血，并做好记录。②遵医嘱，在足三里穴位注射盐酸甲氧氯普胺注射液10mg，每日1次。③注意饮食调摄，以求正固本；给予营养丰富、易消化的食物，多食水果等滋阴之品，如梨汁、橘汁等；用橘皮、生姜煮水代茶饮，以温胃降逆。④中药汤剂宜稍凉服。

【特别调护】

一、生活起居

慎起居，避风寒，忌着凉，保持室内空气新鲜，阳光充足，衣物增减适时，注重脐周保暖；进餐时保持专注，细嚼慢咽，避免高声交谈，不阅读书籍或报纸；每晚用热水泡脚30分钟。

二、情志调护

《内经》强调“悲哀愁忧则心动，心动则五脏六腑皆摇”。血液病患者因病情反复、疗程长，容易出现抑郁、焦虑、恐惧的情绪，要设法消除患者的负面情绪。护士需主动与患者沟通，耐心解答患者及其家属提出的各种问题，以缓解患者的紧张焦虑情绪，保持良好的心态。出现呃逆时，利用移情护理，对患者表示感同身受，鼓励患者说出不适感，支持和鼓励患者，消除患者焦虑、恐惧情绪，有利于缓解呃逆。

三、饮食调护

饮食有节，接受化疗或地塞米松等激素治疗后，宜食温热清淡之品，因生冷寒凉食物会加剧对膈肌和迷走神经的刺激；指导患者进食易消化、营养丰富的流食，避免生冷或寒凉食物、辛热煎炒之品及温补之剂，以免加重刺激膈肌。进食勿过多、过快，防止胃潴留或食管反流。

四、用药调护

1. 西药　遵医嘱予氯丙嗪、盐酸甲氧氯普胺穴位注射，必要时使用苯巴比妥类药物缓解呃逆症状。

2. 中药　遵医嘱服用中药汤剂，避免中途停药或减药，不适随诊。

3. 预防用药　血液病患者化疗前可遵医嘱予护胃护肝等措施，以减轻胃肠道反应。

【适宜技术】

一、耳穴压豆技术

取穴膈、胃、小肠、交感、肝、贲门、神门、皮质下等。取探针，在耳穴部位均匀有力按压，找出最痛点，并将王不留行籽贴于穴位点，按压即可，每次每穴按压 1 ～ 5 分钟，每日 3 ～ 5 次，按压力度以患者能耐受为度。

二、经穴推拿技术

选穴合谷、少商。以一侧拇指指腹按住选穴位，示指在手掌面相应的部位轻轻揉动。按压此穴位时，应朝小指方向用力，而并非手背直上直下按压，以便更好地发挥此穴的疗效。按压时频率为每次 2 秒，每分钟 30 次，以产生酸、胀、麻感受为宜；一般按压 4 ～ 5 分钟，双手交替按压共 20 分钟。

三、隔物灸技术

选穴中脘、神阙、足三里。隔物灸方法选用温和灸，将艾条点燃放于选定穴上，艾条距皮肤 2 ～ 3cm，以患者感觉温热为宜，持续 15 ～ 30 分钟。嘱咐患者不要随意变换体位，以防烫伤发生，忌空腹或饱餐后艾灸。

（张　萍　易　琴）

第十二节　抑郁状态

血液病相关抑郁状态（tumor related depressive status）是指在恶性血液病诊断与治疗过程中出现的病理性抑郁状态或综合征。其主要特征为情绪低落、兴趣减退、精力与体力缺乏，有自罪观念与自杀倾向，并非精神病性抑郁。其不良结局除影响血液病治疗外，也可能导致生存质量下降，以及生存期缩短。在中医里，血液病相关抑郁状态属于“郁证”范畴。

【病因病机】

“郁证”在中医古代文献中有很多记载，《金匮要略·妇人杂病脉证并治》中记载了属于郁病的“脏躁”及“梅核气”两种病证，并观察到它们多好发于女性，所提出的甘麦大枣汤、半夏厚朴汤也一直沿用至今。元代《丹溪心法·六郁》提出了气、血、火、食、湿、痰的“六郁之说”，创立了六郁汤、越鞠丸等相应的治疗方剂。血液病相关抑郁状态形成多为因病致郁，肝郁、脾虚是病机转化过程中的关键枢纽。

一、内在因素

郁证的内伤因素主要为情志不舒。血液病患者素体正气不足，在患病治疗期间，不仅受病痛折磨，还要经受化疗所带来的一系列不良反应，加之患者社会角色的转变，损害了患者的生理健康，更影响了患者的情志。患者情志不畅，出现湿、痰、热、食、瘀等病理产物，进而损伤心、脾、肾，导致脏腑功能失调，最终发为本病。

二、外在因素

在人体正气不足，抗病能力下降时，六淫邪气“风、寒、暑、湿、燥、火”更加易于损伤人体；同时，临床针对血液病患者的化疗属中医“邪毒”范畴，作用于机体，在治疗疾病的同时也会损伤人体正气。六淫邪气和邪毒均会进一步影响脏腑功能，造成患者气血阴阳失调，使病情加重。

【临床特征】

一、症状特征

1. 核心症状 情绪低落、兴趣缺乏、精力缺失。血液病相关抑郁状态必须具备上述三种症状之一。

2. 心理症状 焦虑、自责、自罪、妄想、幻想、注意力和记忆力下降、自杀观念、行为和思维缓慢、意志减退、精神运动迟滞或激越等。

3. 躯体症状 睡眠障碍、饮食紊乱、性欲缺乏、精力丧失、周身疼痛、胃肠功能紊乱、头痛、肌肉紧张等。

二、证型特征

1. 肝气郁结证 情志抑郁，胸胁满闷，时善太息，急躁易怒；脘腹胀满，少腹隐痛，大便秘结，小便黄赤。舌暗红，苔薄黄，脉弦。

2. 肝郁脾虚证 情志抑郁，胸胁胀痛；脘腹胀满，食欲缺乏，四肢倦怠，肠鸣矢气，大便溏稀。舌淡红，苔白或腻，脉弦细。

3. 心脾两虚证 情志抑郁，心悸怔忡，失眠多梦；倦怠乏力，食欲缺乏，大便稀溏。舌淡胖，苔薄白，脉细弱。

4. 痰瘀互阻证 情志抑郁，癥积肿块，肢体麻木；胸闷多痰，头晕目眩，恶心，呕吐，失眠多梦。舌紫暗或有斑点，舌苔腻，脉滑或涩。

5. 气滞血瘀证 情志抑郁，胸胁胀痛，痛有定处，两胁满闷；脘腹胀痛，口唇紫暗，嗳气吞酸，咽有异物感。舌紫暗或瘀斑，舌苔薄白，脉弦。

6. 痰湿阻滞证 情志抑郁，头身困重，胸胁胀闷；口中黏腻，脘腹不适，食欲缺乏，大便不爽或黏腻。舌淡红，苔白腻，脉滑。

【调护评估】

一、病因评估

病因评估要根据患者的病史、症状来明确病因，血液病相关抑郁状态的主要病因为情志不舒导致的肝气郁滞。此外，还与素体正气不足、外感六淫，以及原发血液病和化疗导致的气滞、血虚相关。病因复杂或多病因联合致病，治疗与调护也较复杂。因此，评估病因能给疾病治疗提供帮助。

在对患者的治疗过程中，护士要向患者告知清楚疾病的病情、治疗方案及预后，并将治疗过程中的注意事项及需要配合的地方仔细告知患者，使其对疾病的认识更加充分，也能使患者在治疗过程中对疾病产生的恐惧和焦虑心理得到良好缓解。

血液病相关性抑郁状态多与情志因素相关，因此心理状态的评估有着非常重要的意义。血液病患者心理会因为病情受诸多影响和创伤，抑郁状态是患者最为常见的表现。若治疗过程中忽视对患者的心理干预，会直接对患者治疗的效果造成严重影响。护士应重视患者的心理状况，尤其是对于一些治疗丧失信心、不配合治疗，甚至有自杀倾向的患者，应及时进行心理评估及干预。因此，应做好患者的病因评估工作，使患者能正确认识和对待疾病，增强治愈疾病的信心。

二、疾病评估

1. 病情评估　按照病情轻重程度对患者进行评估，评估内容包括患者的抑郁程度、精神状态、生命体征、营养状态、出入量等。

2. 评估工具　常用的标准化患者自评量表可用于评估患者抑郁症状的严重性。其中，自评量表推荐使用 9 项患者健康问卷（Patient Health Questionaire-9，PHQ-9）。抑郁程度分级按照 PHQ-9 自评量表测评标准划分：0 ～ 4 分为没有抑郁，5 ～ 9 分为轻度抑郁，10 ～ 14 分为中度抑郁，15 ～ 19 分为中重度抑郁，20 ～ 27 分为重度抑郁。

对拟诊为血液病相关抑郁状态的患者，通过前述评估，可以确定症状学层面的诊断，但要明确抑郁症或持续抑郁状态的诊断还需要排除药品或其他疾病导致的抑郁状态。因此，除关注患者症状外，还应结合病史、体征、理化检查等进行鉴别。

【调护要点】

一、病因调护

血液病相关抑郁状态作为血液病患者常出现的疾病，其早期筛查、准确评估和适当治疗十分重要，可以改善患者的生活质量和延缓疾病进展。因此，调护要点主要包含以下内容：首先，针对不同病种、病情，向患者及其家属普及血液病相关医学知识，如该病的发病机制、治疗方式、应对方法，使患者及其家属正确认识血液病，向患者讲述血液病治愈成功案例，引导患者缓解负性情绪，避免患者产生孤独感。其次，关注血液病患者的治疗情况，加强对患者的安慰与鼓励，建立良好的治疗信心，克服悲观情绪，提前告知患者可能出现的不良反应，并且让患者以乐观的心理状态去解决问题。最后，给予血液病患者精神和心理援助，引导患者提高主观能动性，提高患者行为与社交能力，提高生活质量水平及幸福感指数。

二、疾病调护

对于血液病相关抑郁状态的调护，应在患者出现抑郁状态之前，提早进行心理干预，以防治情志内伤。血液病患者常常对病情产生诸多不良认知，从而引发抑郁状态。因此，患者本人应充分了解原发疾病、积极面对，避免忧思过度导致抑郁的并发。同时，护士要和患者加强沟通，掌握患者的认知及态度，使患者消极情绪得到改善。在和患者交流的过程中应采用积极的语言，严禁采用消极的话语和口吻；患者在思考问题时，能给予正确的引导，找出有效的解决途径。

患者饮食应清淡，以营养丰富的肉、蛋、奶为宜，兼以蔬菜补充膳食纤维，建立良好的生活习惯，适量运动，采用如太极拳、八段锦、慢走等运动方式，增强调护效果。

【辨证调护】

一、肝气郁结证

调护原则：疏肝理气。

辨证施护：饮食上应选择能调理气机、理气解郁的食物，如大麦、高粱、刀豆、蘑菇、苦瓜、萝卜、豆豉、洋葱、菊花、玫瑰等；而收敛、酸涩的食物要少吃，如石榴、泡菜、杨梅、乌梅、草莓、杨桃、李子、柠檬等。平时生活中要调整好自己的情绪，必要时可进行心理干预或音乐疗法调护，保持良好的心态和愉悦的心情。

二、肝郁脾虚证

调护原则：疏肝健脾。

辨证施护：进食要少量多餐，以高热量、高蛋白质、低脂、富含维生素、易消化的食物为主，禁食刺激性食物和难以消化的食物。养成规律的运动习惯，选择合适的运动项目，如慢跑、跳操等；可以使用辅助穴位贴敷技术，如疏肝健脾中药贴敷神阙穴以改善食欲。

三、心脾两虚证

调护原则：健脾养心。

辨证施护：饮食方面既要保证饮食的营养，要适量地进食优质蛋白，比如鸡肉、牛肉、海鲜等；同时要适当地补充维生素，比如新鲜蔬菜和水果。选择内关、三阴交或足三里等穴，适当针灸能达到强心健脾的目的；远志、酸枣仁、柏子仁适当搭配，可缓解部分失眠症状。

四、痰瘀互阻证

调护原则：化痰散瘀。

辨证施护：饮食上可适量食用具有活血化瘀、健脾化痰功效的食物，如玫瑰花、丝瓜、桃仁、茯苓、山药、陈皮等；应避免暴饮暴食及寒凉、生冷、油腻的食物，禁烟酒。在做好饮食调理的同时，也要适量运动，帮助脾胃运化，促进血液流通，比如慢跑、打太极拳和习练五禽戏等。

五、气滞血瘀证

调护原则：行气活血。

辨证施护：饮食上尽量避免寒凉，以免影响气血的运行，可适量食用山楂、木耳、洋葱、萝卜、桃仁、生姜、大蒜等行气活血的食物。可适量进行有氧运动，如慢跑、爬山等，以加速血液循环。也可针刺、艾灸膻中、天突、期门、血海、太冲、行间、合谷、膈俞等腧穴。

六、痰湿阻滞证

调护原则：燥湿化痰。

辨证施护：饮食上应限制食盐的摄入，少吃寒冷、肥甘、油腻、滋补、酸涩及苦寒之品。多吃些蔬菜和水果，尤其是一些具有健脾利湿、化痰祛痰的食物，如白萝卜、荸荠、紫菜、海蜇、洋葱、枇杷、白果、大枣、扁豆、薏苡仁、红小豆、蚕豆、卷心菜等。居室应朝阳，并保持干燥。保证充足的睡眠时间，多到户外活动。

【特别调护】

一、生活起居

调护应注重精神调摄，培养业余爱好，适当参加社会活动，保持心情舒畅，鼓励患者与人沟通交流。生活环境应保持静谧、舒适，消除噪声干扰，避免强光刺激，室内勿放刀具等危险物品。对孤独的患者，应鼓励其多参加社交活动，敞开心扉、开阔视野、陶冶情操；对易怒的患者，应劝慰、疏导，尽可能消除病因，避免再度受到刺激而加重病情，并与家属沟通，获得家庭支持。此外，运动对于情绪及身体健康具有重要的影响，可以提高患者对治疗的积极性，改善患者的不良情绪，减轻患者的心理压力，并根据患者的实际情况帮助其选择适合自己的运动方式，如快走、骑自行车、练瑜伽、做健身操及慢跑等各种有氧运动。

二、情志调护

在血液病治疗过程中，情志调护有着极为重要的意义。患者对病情时常会产生诸多的不良认知，比如认为患病之后会对整个家庭造成严重经济负担等，这些不良认知导致患者的依从性降低，抑郁程度可能会加重。因此，要及时对患者进行情绪疏导，可以介绍血液病相关知识，纠正患者的错误认知。

三、饮食调护

1. 合理饮食 饮食护理以清淡、易消化、富有营养为原则，多食碳水化合物及蔬菜、水果，少食辛辣、刺激、肥甘厚腻等食物。情绪不佳时，暂不进食，或进餐时切勿动怒，以免影响食欲，加重或诱发疾病。肝气郁结者，饮食以清淡为主，多吃新鲜蔬菜和水果，多补充含矿物质的食物，常吃萝卜、芹菜等疏肝理气之品；肝郁脾虚者应多吃有健脾益气功效的食物，如扁豆、薏苡仁、莲子、山药等；心脾两虚者需加强饮食调护，少食辛辣、咖啡、浓茶等刺激之品，常吃健脾养心安神之品，如红枣桂圆汤、百合莲子汤；痰瘀互阻者应吃易消化且富有营养的食物，常吃玫瑰花、丝瓜、桃仁、红糖等活血化瘀、理气疏络之品；气滞血瘀者，宜选用大蒜、生姜、山楂、桃仁、韭菜、洋葱等行气活血之品；痰湿阻滞者，应限制食盐的摄入，常吃薏苡仁、赤小豆、山药、冬瓜等利尿除湿之品。

2. 饮食禁忌 避免食用可能会加重原发病或诱发抑郁症的食物。如食用加工类食品，无论是高热量、高脂肪、高胆固醇类的油炸食品，还是腌制的各类半成品，其所含营养结构单一，营养缺乏。富含饱和脂肪的食物如猪肉、油炸食物，会导致患者行动缓慢、思考迟钝及疲劳。过量食用辛、辣、腌、熏类等有刺激性食物，可引发失眠。过量饮酒，不仅无助于情绪改善，反而会导致食欲减退、营养不良。酪胺能导致血压升高，服用单胺氧化酶抑制剂类抗抑郁药时，必须绝对禁食富含酪胺食物，如动物肝脏、鱼、酸奶、奶酪、巧克力、香蕉、豆腐、扁豆、牛肉、香肠、红葡萄酒、啤酒等。

四、用药调护

应了解治疗血液病与抑郁药物所致的不同类型的恶心、呕吐、便秘等不良反应、常用药物的药理特性及给药方法，按时准确给药，有效预防和控制症状。对症治疗后，及时进行疗效评价以调整治疗方案。

1. 选择性 5–HT 再摄取抑制剂 主要有氟西汀、帕罗西汀、舍曲林、氟伏沙明和西酞普兰等，使用前应告知患者注意事项：①针对虚弱的老年患者，尤其是女性，应避免使用选择性 5–HT 再摄取抑制剂，此类药物存在诱发低钠血症的风险。②此类药物本身即可诱发恶心，存在化疗所致恶心患者应禁用；同时告诉患者少食多餐，选择易消化、合胃口的食物，控制食量，避免食用辛辣刺激性食物，不食冰冷、刺激的食物。③选择性 5–HT 再摄取抑制剂还可导致出血风险，要定期复查血常规，同时避免受伤、出血、感染等情况发生。④告诉患者按时、按量、按疗程坚持用药，以及维持治疗的重要性。

2. 三环类抗抑郁药 为经典抗抑郁药，常用的有氯丙咪嗪、阿米替林，主要适用于内因性抑郁状态及其他疾病出现的抑郁状态。其优点是疗效好，对部分肿瘤疼痛有效；缺点是耐受性差，不良反应呈剂量依赖性，如自主神经系统方面的口干、便秘、直立性低血压，心脏方面的 Q–T 间期延长与心律失常等。应关注患者血压情况、定期复查心电图。鼓励患者多饮水，多吃蔬菜和富含纤维素的食物以软化粪便；鼓励患者适度运动，促进胃肠蠕动。可适当服用预防便秘的药物如乳果糖、麻仁润肠丸、番泻叶等，便秘时可使用开塞露塞肛，必要时温盐水灌肠（颅内压增高者慎用）。

3. 中药汤剂 中药汤剂宜温热服，药物遵医嘱按时按量服用，并发药到口，防止吐药、丢药、藏药等。肝气郁结者，服柴胡疏肝散时，要避免与碳酸钙、硫酸镁、氢氧化铝等西药合用，以免降低药效。

【适宜技术】

一、拔罐技术

如头身困重者，可在腰背部督脉及两侧足太阳膀胱经运用走罐法，能产生一种类组胺物质，具有双向调节作用。

二、手指点穴技术

如睡眠障碍者，可选择神门、内关、百会、安眠等穴位按压，有助于安眠；心悸气短者，选择心俞、神门、巨阙、间使等穴位按压，也有一定的疗效。

三、悬灸技术

如脘闷嗳气、不思饮食者，可艾灸期门穴；心悸气短者，可灸心俞、神门、巨阙、间使等穴；“梅核气”患者可灸内关、太冲、丰隆、天突等穴以缓解症状。

四、耳穴压豆技术

如睡眠障碍者，可予耳穴压豆助于安眠，取皮质下、神门、心、脾、交感、枕等穴进行耳穴压豆，指导其对准穴位，用拇指和食指相对按压，每日按压 3 ～ 5 次，每次按压 3 分钟，1 ～ 3 日更换 1 次。通过刺激相关穴位，疏通全身气血运行，调节肝脏功能，对失眠有较好的疗效。

五、穴位贴敷技术

如脘闷嗳气、不思饮食者，可用理气中药行双侧足三里穴位贴敷；如食欲缺乏者，可辅助使用疏肝健脾中药贴敷神阙穴以改善食欲。贴敷前，需先用酒精或清水擦拭消毒，将药物贴敷于穴位上，胶布固定，贴敷时间为 4 ～ 6 小时，每日换药 1 次。贴敷前应询问患者有无药物禁忌证，贴敷处是否出现出血、感染等症状。用药期间观察患者有无红肿、发热、疼痛等不良反应，一旦出现，则应即刻取下药贴。

（贾　玫）

第九章 护理报告

1例正虚邪恋型白血病伴焦虑中医护理报告

一、病例介绍

患者，男性，20岁，未婚，本科在读，既往身体健康，无食物及药物过敏史，无糖尿病、高血压等家族病史。患者少年丧父，与祖父母同住，不善交流。母亲为家庭主要支撑者，母子关系淡漠。患者于某年11月2日无明显诱因出现乏力、发热，查血象异常，就诊于我院。完善患者骨髓、流式等相关检查，11月12日诊断为"急性淋巴细胞白血病（B–ALL）"，11月23日至次年4月11日先后进行5次静脉化疗，2次鞘内化疗。5月21日入住层流病房，5月24～30日进行清髓处理，6月1日行异基因造血干细胞移植术。

患者入住层流病房后，焦虑自评量表（SAS）评分62.5分，属于中度焦虑；失眠证候评分2分，属于中度失眠；倦怠乏力评分2分，属于中度倦怠乏力。患者既往化疗常伴随失眠症状，此次预处理期间用西药干预睡眠治疗，效果不佳。通过中医辨证论治，患者为心脾两虚型失眠，护士予薰衣草精油芳香疗法＋引阳入阴失眠推拿，一日2次；联合中药泡洗＋安神膏涌泉穴贴敷，每晚1次。治疗后，患者情志好转，焦虑自评量表评分53.75分，失眠症候得分1分。6月6日，患者黑苔加重，科内开展中医疑难病例讨论，予铜砭刮痧板摩痧患者背部膀胱经，在肾俞穴处重点摩痧。治疗1周后，患者黑苔消失，未发生不良反应。

【西医诊断】①急性淋巴细胞白血病；②焦虑状态。

【中医诊断】白血病正虚邪恋证。

二、四诊评估

1. 望诊 意识清，精神疲软，面色苍白，背部有痤疮。舌淡红，有齿印，苔薄白，中有灰黑苔，舌下脉络瘀紫，口唇干燥蜕皮。喜暗环境，日夜均关灯拉窗帘，终日卧床玩手机。

2. 闻诊 语声低微。

3. 问诊 过往化疗常伴随失眠症状，此次表现情志抑郁，数问一答，倦怠乏力，纳呆，口中味觉淡，夜寐欠安，难入睡、易醒，夜尿频（≥3次/晚）。

4. 切诊 脉虚，手足偏凉。

三、辨证分析

患者面色苍白、乏力，情志不畅，喜暗；舌淡红，苔薄白，中有灰黑苔，脉虚。患者经多次化疗，邪毒渐退，正气受损，气虚血弱，热毒内郁日久，势必耗气伤阴，水不涵木，肝肾阴血俱亏；清髓过程中正气消耗明显，心气不足，鼓动无力，血不上荣，面色苍白，乏力，舌淡红，苔薄白，中有灰黑苔，脉虚。本病 病性为虚实夹杂，病位在里在脏。中医证属正虚邪恋。护治法则为补心健脾，扶正祛邪，引阳入阴。

四、辨证施护

1. 病情观察 注意观察患者心理状况，了解每日睡眠情况。每日观察患者的生命体征、血常规结果、意识、舌象、不适症状，如有异常及时报告医师处理。

2. 饮食护理 指导患者饮食有节，少量多餐，低菌饮食。根据移植期不同时间段的不同要求进行饮食。

3. 起居护理 起居有常，劳逸结合。保持病室环境整洁，层流洁净。保证充足的睡眠，避免外邪入侵。注意休息，根据自身状况适当活动和锻炼，积极配合治疗。

4. 情志护理 倡导患者保持情绪稳定，勿大喜大悲。每日应加强与患者沟通，积极进行疏导，耐心解答患者提出的各类问题，以减轻患者紧张、焦虑、激动、抑郁等负性情绪，从而保持气机顺畅、心态平和。

5. 用药护理 指导患者遵医嘱用药，着重强调特殊药物的用药时间、剂量、方法，提醒患者勿擅自调整用药。

6. 适宜技术

（1）薰衣草精油芳香疗法＋引阳入阴失眠推拿

操作方法：患者取平卧位，闭目放松。在香薰炉中加入 10mL 生理盐水和 0.1mL 薰衣草精油，设置温度 100℃，时间 1 小时。护士坐于患者头部正前方，于患者头面部行引阳入阴失眠推拿，每次 30 分钟。

具体步骤：开天门，推坎宫，揉太阳穴，按百会穴，勾风池压安眠，勾廉泉按承浆。

原理：中医有“鼻窍通脑”之说。《疮疡经验全书》曰：“鼻在面中，主一身之血运，而鼻孔为肺之窍，其气上通于脑，下行于肺。”心为君主之官，心藏神，《景岳全书·不寐》载：“盖寐本乎阴，神其主也，神安则寐，神不安则不寐。”可见主宰生命活动的神在睡眠中发挥重要的作用。脑为元神之府，精髓之海，心为神之体，脑为神之用，故心脑亦相通。不寐的病位在心，鼻与心脑相通，故可通过吸嗅等鼻腔给药方式进行芳香类治疗。“引阳入阴”推拿起于印堂穴，止于承浆穴，由督脉始，归于任脉，将气血流注归于阴经，从而调畅气机、平衡阴阳，达到“阳气静、阴气生，阴阳和，则夜寐安”的状态。印堂、百会、太阳、安眠等穴均为头部要穴，具有调和阴阳、镇静安神的功效，能够通达气血、充养脏腑，缓解不寐症状。

（2）中药泡洗＋安神膏涌泉穴贴敷

操作方法：患者取坐位，将双足浸泡于40℃中药泡洗液中，30分钟后取出，擦干双足水分，予双足底涌泉穴贴敷安神膏，嘱咐患者晨起取下。

原理：中药泡洗选用医院自制中药足浴方，包括党参、黄芪、白术、当归、酸枣仁等药材，具有补脾益气、养心安神之效。安神膏的主要成分为吴茱萸，主入肾经、心包经，具有安神定志的效果；涌泉穴位于足底，为足少阴肾经的井穴，常用于治疗失眠等疾病。

（3）铜砭刮痧板摩痧

操作方法：患者取坐位，脱去上衣，护士予铜砭刮痧板摩背部膀胱经，粉红色轻微出痧即可。

原理：患者舌象黑色是肾脏对应色，且黑苔靠近舌根，病位在肾，寒凝入体；周边苔薄白，齿痕明显，上焦寒，下焦热，阳虚阴寒比较严重。患者为寒证，加之气血阴阳亏虚，上焦为寒；6月4日、6月5日，患者使用环磷酰胺，该药具有较强的膀胱毒性，易引起出血性膀胱炎，并累及肾脏；患者使用环磷酰胺后，热毒积于下焦，致下焦为热。考虑邪毒入肾后需先开腠理以益气固肾。《素问·脏气法时论》与《素问·至真要大论》中提到"开腠理，致津液，通气也"。刮痧可助患者开腠理，但由于患者血小板低下，故予摩痧手法治疗。

五、辨证施教

1. 正确对待自身疾病，积极治疗，养成良好的生活习惯。起居有常，劳逸结合，防止外邪入侵，保持心情舒畅；忌烦躁郁怒，培养愉悦的心情。

2. 指导患者注意饮食调养，按时进餐，以清淡、易消化、富有营养的食物为主，勿过饥过饱，勿食油腻、辛辣刺激食物，注意饮食卫生。

3. 向患者介绍不寐相关保健知识，如睡前泡脚、薰衣草精油芳香疗法调畅情志等。

4. 加强锻炼，增强体质，可选择坐式八段锦、床边脚踏车等移植仓内适宜的运动，促进血脉流畅。

六、病情转归

具体见附表1。

附表1　××年6月5日治疗后效果评价表

评分项		干预前（分）	干预后（分）	评价
西医	焦虑量表（SAS）评分	62.5	53.75	有效
中医	失眠	2	1	有效
	倦怠乏力	2	2	无效

七、讨论

1. 本次护理中，失眠推拿涉及任脉、督脉穴位，中药泡洗与穴位贴敷涉及胃经、脾经、肝经、肾经、胆经的部分穴位，刮痧涉及膀胱经、心经、三焦经。多项技术的联合应用，不仅激发经络之气，改善五脏六腑功能异常情况，而且也调畅了患者情志。护理效果显示，失眠与焦虑症状缓解，但乏力症状仍存。分析其原因，可能与患者造血干细胞移植中红细胞、白细胞、血小板三系低下及药物相关不良反应有关。

2. 患者后期出现黑苔，通过辨证为“虚实夹杂”，寒凝入体、邪毒入肾、三焦不通所致。依据《素问》中的“开腠理”学说，予刮痧手法中较为温和的摩痧方式给患者开腠理，一周后患者黑苔消失。由此可见，对于虚实夹杂的患者，在补正益气的同时，也要重视邪毒的祛除，必要时应开腠理、生津液、通气机。

3. 白血病患者在造血干细胞移植过程中，由于大剂量的化疗、免疫抑制剂的使用，以及密闭环境等影响，使邪盛正虚，机体脏腑功能异常，阴阳失衡。目前，中医护理在造血干细胞移植的白血病患者中的常用操作有耳穴贴压、穴位贴敷、中药泡洗、艾灸等无创技术，这是由于移植中患者红细胞、白细胞、血小板三系低下，对于很多有创技术慎用或是禁忌。但是，部分慎用技术的界限是否明确，以及一些中医护理新技术、有创技术是否可以在造血干细胞的白血病患者中应用，还有待临床进一步研究。

（彭　敏　毛小培）

1 例神经毒性药物致麻痹性肠梗阻的护理报告

一、病例介绍

患者，女性，53 岁，因“腰背痛 1 年余”于 ×× 年 5 月入住我院骨科，经多次治疗症状未缓解。7 月被诊断为多发性骨髓瘤，并至 12 月先后完成 3 周期 RVD（硼替佐米 + 来那度胺 + 地塞米松）方案治疗和 1 周期 PCD（硼替佐米 + 环磷酰胺 + 地塞米松）方案治疗。次年 3 月，患者行自体造血干细胞移植；7 月 7 日，再次住院行移植后维持治疗，采用 RVD 方案；7 月 19 日方案完成后第 1 日，患者突发腹胀腹痛、肠鸣音减弱、无肛门排气。

患者用疼痛视觉模拟评分法（visual analogue scale，VAS）评分为 4 分，腹围 69cm，肠鸣音每分钟 2 次，肛门无排便、排气，CT 提示结肠扩张、部分积气。医嘱予抗感染，禁食，盐酸曲马多止痛，液状石蜡灌肠以润滑通便，患者腹痛腹胀未得到缓解。第 2 日完善电子结肠镜检，结果显示降结肠处大量粪便堵塞肠腔；血常规结果回报示中性粒细胞计数 $1.82\times10^9/L$，血小板计数 $5\times10^9/L$，C- 反应蛋白 33.92mg/L。邀请胃肠外科医师会诊，建议保守对症治疗。医嘱予胃肠减压、新斯的明足三里穴位注射以解痉止痛、中药保留灌肠通便治疗后，患者腹痛腹胀症状无明显缓解，仍无肛门排气。第 3 日邀请院内多学科会诊，专家仍建议保守对症治疗。中医专家结合该患者移植后倦怠乏力、腹胀、腹痛、舌红、苔黄腻等表现，推断该患者肠梗阻的主要原因在于化疗药物毒邪入内，直中经络与脏腑，气血运行不畅，脾气不升，胃气不降，糟粕停滞肠内所致。其应对策略应扶正以托邪外出，温通阳明。护士针对患者腹部实施火龙罐综合灸技术，协同中药保留灌肠和穴位注射技术旨在温补脾胃、通经活络。在肠梗阻常规治疗和护理基础上，结合中医外治疗法，此患者收到良好的治疗效果。

【西医诊断】①多发性骨髓瘤；②自体干细胞移植后；③麻痹性肠梗阻。

【中医诊断】①骨蚀（肝肾亏虚证）；②肠痹（阳明腑实证）。

二、四诊评估

1. 望诊 ①神：意识清，表情痛苦。②色：面色少华。③形：腹部膨隆。④态：倦怠乏力。⑤舌：舌红，苔黄腻。

2. 闻诊 ①闻声音：气短，声低长无力；听诊：肠鸣音减弱。②闻气味：无殊。

3. 问诊 ①寒热：无殊。②汗出：无殊。③头身：无殊。④二便：小便稍黄，无大便，无肛门排气。⑤饮食：禁食。⑥胸腹：腹部胀满伴腹痛。⑦睡眠：夜寐差。⑧口渴：有口渴。⑨诱因：硼替佐米等药物引起神经毒性。

4. 切诊 ①脉诊：脉滑实。②按诊：腹部拒按。

三、辨证分析

患者经多发性骨髓瘤移植后气血亏虚，化疗药物治疗致毒邪入内，气虚不运，血虚不荣，药毒直中，脾胃运化失职，气机升降失常，脾气不升，胃气不降，大肠传导失司，糟粕不行，余毒不清，湿热内生，故出现腹痛、腹部胀满、大便淤积、无肛门排气、舌暗红、苔黄腻。证属本虚标实之阳明腑实证，病位主要在胃、肠、脾、肾。本病西医诊断为多发性骨髓瘤移植后的麻痹性肠梗阻，中医诊断为肠痹，辨证为阳明腑实证。护治法则为顾护脾胃，祛邪通便。

四、辨证施护

1. 病情观察 密切关注患者腹胀腹痛、肛门排便排气等情况，一边准确判断疾病是否呈现加重趋势。同时，需细致观察患者的生命体征、意识及舌象特征，留意是否出现恶心、呕吐、脱水等状况，如有异常，及时报告医师处理。

2. 饮食护理 在禁食期间，应引导患者掌握正确的漱口方法，确保口腔清洁，以防口腔溃疡和口腔炎的发生。待患者肛门排便排气功能恢复后，应逐步引导其从流食过渡到正常饮食。在饮食过程中，应向患者强调规律饮食重要性，推荐采取少量多餐的进食方式，并选择易消化、营养丰富的食物进行摄取。以米粥过渡后，进食健脾补虚的食物，如山药、薏苡仁、小米、红豆、莲子、大枣、鲫鱼汤等，忌食生冷、寒凉、辛辣、煎炒之品。

3. 起居护理 保持病室环境整洁，定时开窗通风，保持空气新鲜，限制人员探视。症状未缓解期间，要求患者绝对卧床休息，协助取舒适体位，按时翻身，防止压力性损伤的发生。注意休息，保证充足的睡眠，做好腹部保暖，避免外邪入侵。症状缓解后可适当活动，注意劳逸结合，避免劳累。后期根据自身状况增大活动量，积极治疗原发病。

4. 情志护理 腹痛剧烈时，多与患者沟通，分散其注意力，遵医嘱使用镇痛药。耐心解答患者的疑问，以缓解患者紧张、焦虑、抑郁等负性情绪。鼓励患者说出不适感，及时疏导不良情绪，保持肝气条达、心情舒畅。

5. 用药护理

（1）告知患者药物作用、剂量、频次、时间、先后顺序，以及注意事项，随时观察不良反应情况。

（2）用大承气汤加味中药方（大黄 15g，玄明粉 20g，麸炒枳实 15g，姜厚朴 15g，野菊花 15g，山楂 10g，炒稻芽 10g，炒鸡内金 10g）保留灌肠。中药保留灌肠时，指导患者全身放松，如有不适，及时告知，并观察患者灌肠后的疗效。

6. 适宜技术

（1）火龙罐综合灸技术

操作方法：患者取仰卧位，露出腹部皮肤，涂抹少许精油，按摩腹部以放松紧张的肌肉，操作时长约 5 分钟；将艾炷（长 2.5cm、直径 2.2cm）固定于火龙罐内，点燃艾炷，双手握火龙罐，罐口朝下，手掌小鱼际接触腹部外圈皮肤，结合点、震、叩、碾、推、按、拨、熨等手法，向脐方向发力，由外向内持续摇罐，操作时长每日约 45 分钟，3 日为 1 个疗程。

原理：火龙罐疗法是一种集推拿、刮痧、艾灸等多种疗法于一体的中医外治法，简单舒适，多法并施。该法以十二皮部、十二经络、十二筋经为作用部位，涂上精油，配合艾灸及治疗手法，以温经散寒、固本调气、扶正补虚、平衡脏腑气机、调节神经机能、增强免疫。

（2）中药保留灌肠技术

操作方法：将已煎好的中药液（300mL）倒入杯中，加热至 39 ～ 41℃。患者取左侧卧位，双膝屈曲，适当抬高臀部；护士将肛管插入患者肛门 25 ～ 35cm，用灌肠袋将药液从肛管灌入，保留 5 ～ 10 分钟，3 日为 1 个疗程。

原理：用上面提到的大承气加味方中的大黄可泻下攻积，清热泻火；玄明粉、麸炒枳实可泻热通便，宽中理气，行气止痛；姜厚朴、野菊花、山楂可下气除满，清热解毒；炒稻芽、炒鸡内金可健脾益气。中药保留灌肠技术能刺激肠蠕动，软化、清除粪便。灌肠通便和药物相结合，效果相得益彰。

（3）足三里穴位注射技术

操作方法：患者取屈膝仰卧位定足三里穴，局部皮肤常规消毒后，将针刺入穴位皮下组织，然后慢慢推进并上下提插，当患者有酸胀的感觉时，即为“得气”，回抽无回血后将药液注入。每日 1 次，3 日为 1 个疗程。

原理：足三里属足阳明胃经之下合穴，有补虚运脾、调理气血、和胃降逆之功，新斯的明注射液为抗胆碱酯酶药物，可兴奋胃肠道，促进排便和排气，为肠梗阻常用药物。足三里穴位配合注射新斯的明注射液，是把针刺与药物作用有机结合，充分发挥综合效能。

五、辨证施救

1. 指导患者正确对待自身疾病，积极治疗，养成良好的生活习惯。起居有常，劳逸结合，防止外邪入侵。保持心情舒畅，忌烦躁郁怒，培养愉悦的心情。

2. 指导患者禁食，保持口腔卫生。肛门排气后，过渡到流食，以清淡营养为主。

3. 向患者及其家属介绍麻痹性肠梗阻的相关保健知识，疼痛间歇期用顺时针按摩腹部，穴位按摩足三里、中脘、天枢、大横等穴位，以促进肠蠕动。

4. 患者出院后，可加强锻炼，增强体质，选择八段锦、太极拳、五禽戏等养生操以疏通经络，调和气血。

六、病情转归

1. 效果评价 根据《中药新药临床研究指导原则》中的腹胀评价标准评估：无腹胀，表示患者的腹围没有变化、腹软；轻度腹胀，表示患者的腹围增大≤ 1cm；中度腹胀，表示患者的腹围增大 1 ～ 2cm；重度腹胀，表示患者的腹围增大≥ 2cm。治疗前后腹部各项指标评估如附表 2 所示。

附表 2 治疗前后腹部各项指标评估表

评估项目	治疗前（7.21）	治疗后（7.22）	治疗后（7.24）	治疗后（8.3）
腹胀	重度	中度	轻度	无
腹痛	4 分	2 分	0 分	0 分
腹围	69cm	66.5cm	65.5cm	65cm
肠鸣音	2 次 /min	2 次 /min	4 次 /min	4 次 /min
肛门排气	无	有	有	有
排便	无	2 次	1 次	1 次

2. 转归 患者 ×× 年 8 月 3 日的疼痛 VAS 评分为 0 分，腹围 65cm，肠鸣音 4 次 /min，肛门排便排气，顺利出院。

七、讨论

中医学认为，肠痹主要病机是脏腑经络气血痹阻。脾主运化，胃主受纳，以通降为顺。当脾胃运化失职，气机阻滞，则会导致胃肠道胀满和肠道梗阻。在本案例中患者原本身气血亏虚，化疗后出现骨髓抑制，气血生化不足。化疗药物导致毒邪入内，直中脏腑，阳明腑受损尤甚，气机升降失常，脾气不升，胃气不降，余毒不清而湿热内生，致胃肠内容物无法正常通过。在治疗护理过程中，患者起初按照常规肠梗阻的处理流程进行治疗，但效果不佳，病情逐步加重。后从整体护理与辨证施护的观念出发，以顾护脾胃、祛邪通便为治疗原则，为患者采取了中药保留灌肠和足三里穴位注射治疗，但仍未解决梗阻问题，患者病情进一步加重。医护人员分析该患者肠梗阻的根本原因为毒邪入内，阳明脏腑受损，脾胃失职，气机阻滞。因此，选取了火龙罐综合灸技术，以温补攻邪、祛瘀散滞、通经活络、增强肠道血运，使患者梗阻症状逐渐改善直至消失。从本案例中可以看出，多发性骨髓瘤患者的麻痹性肠梗阻发病急、进展快、病情重，治疗受限，用单一的治疗方法效果欠佳。因此，应从辨病和辨证相结合的角度，注重本病体质的调节并应用适宜中医外用技术进行干预，以达到内外协同、标本兼治的疗效。本案例的成功运用，启示我们可以运用中西医结合治疗，发挥中医药特色治疗优势。

（张　萍　易　琴）

1例多发性骨髓瘤周围神经病变的护理报告

一、病例介绍

患者，女性，62岁，汉族，已婚，于某年6月25日因“乏力半年余，确诊多发性骨髓瘤3个月余”而入院。患者于3个月前因面色萎黄、周身乏力就诊于我院，经血常规、免疫固定电泳、骨髓象、免疫分型等检查，确诊为“多发性骨髓瘤”。给予BD方案化疗2个疗程，病情好转，出院回家。次年5月10日开始予患者VD方案化疗（硼替佐米2.5mg，第1、4、8、11日；地塞米松20mg，第1～2日，第4～5日，第8～9日，第11～12日）。今日返院继续化疗，门诊以“骨髓瘤”收入院。第3个疗程后，出现四肢远端皮肤感觉麻木、刺痛，双手不能抓握物品，行走时双足刺痛不能忍受，因手足麻木疼痛致夜寐差、焦虑。

患者出现四肢远端皮肤麻木、刺痛症状后，根据末梢神经炎程度分级量化表对患者进行评分：指（趾）端麻木评分6分，指（趾）端疼痛评分8分，指（趾）端皮肤2分，无力6分。查询相关书籍及大量文献资料，并向院内中医专家请教，结合患者应用VD方案化疗后出现四肢远端皮肤感觉麻木、刺痛，双手不能抓握物品，行走时双足刺痛不能忍受等症状，分析病因在于正气亏虚，气虚不运，血行不畅而致血瘀，应对策略应先益气养阴，再行祛瘀生新、通络荣筋。患者入院后即给予参芪杀白汤加减，每日1剂；入院后第5日和第10日给予五虎穴刮痧，十宣、气端放血，二者结合，协同补益正气、行气祛瘀。综合以上措施及结合生活起居指导，收到较好的效果。

【西医诊断】①多发性骨髓瘤Ⅲ期；②周围神经病变；③病理性肋骨骨折（陈旧性）。

【中医诊断】骨髓瘤（气阴两虚证）。

二、四诊评估

1. 望诊　①神：意识清，精神可。②色：面色无华。③形：形体中等，四肢肌肉松弛。④态：倦怠乏力。⑤舌：舌淡红，苔薄白，舌体形态正常。

2. 闻诊 ①闻声音：呼吸平稳，无喘促，频率约 15 次 /min，语声连续。②闻气味：近身无异味。

3. 问诊 自发病以来乏力，双侧指尖及双足趾尖麻木，夜寐差。①寒热：无殊。②汗出：无殊。③头身：乏力。④二便：大便黄褐色软便，小便淡黄色。⑤饮食：纳食可，营养均衡。⑥胸腹：无殊。其他：患者无口渴，听力无殊。

4. 切诊 ①脉诊：脉沉细。②按诊：腹不痛，全身未触及瘿瘤、瘰疬、癥瘕包块。

三、辨证分析

患者长期劳累，导致正气不足；感受外邪后，邪毒入里，直中于骨髓，邪毒暗伏于骨髓，暗耗人之气血，久之导致气血亏虚，不能濡养四肢；患者年老体弱，正气虚弱不足以行血，则血行瘀滞引起血瘀，见舌淡红、苔薄白，脉沉细，均属气阴两虚证。本病西医诊断为多发性骨髓瘤、周围神经病变，中医诊断为骨髓瘤合并周围神经病变。辨证为气阴两虚，护治法则为益气养阴、温补正气、祛瘀生新。

四、辨证施护

1. 病情观察 注意观察患者四肢的颜色、感觉，四肢疼痛、麻木的性质和持续时间，以及患者上肢能否正常抓握，下肢能否正常行走。辨别疾病证候的虚实及轻重。注意观察患者的生命体征、意识、舌象、有无乏力症状等，如有异常及时报告医师处理。

2. 饮食护理 指导患者饮食有节，注意饮食卫生。宜进食易消化、营养丰富、益气养阴的食物，如山药、银耳、莲子、大枣、黑豆、芝麻等，忌食生冷或寒凉食物、辛辣、煎炒之品。同时，进食勿过多、过快，以免引起消化不良。保障饮食多样化，多吃新鲜水果和蔬菜，增加优质蛋白质的摄入量，比如牛奶、精瘦肉、鸡蛋等。

3. 起居护理 起居有常，适劳逸，防过劳。保持病室环境整洁，空气新鲜。做好四肢保暖，避免外邪入侵而加重疼痛、麻木的症状。保证充足的睡眠，当患者因手足麻木、刺痛难忍、影响睡眠时，可指导患者睡前温水泡手足，以助睡眠。根据自身状况进行双手互相揉搓、按摩双脚来缓解麻木症状，积极治疗原发病。

4. 情志护理 保持心情舒畅，调节情志，宜平淡静志，避免七情过激和外界不良刺激。多与患者沟通，列举同病种疗效较好的病例，以增加患者自信心，保持良好的心态。引导同病房患者多交流沟通，转移注意力，化郁为畅。

5. 用药护理

（1）静脉及口服西药：告知患者药物作用，如阿拓莫兰、奥美拉唑可护肝护胃；地塞米松为糖皮质激素，作用广泛，此为血液病恶性肿瘤的化疗联合用药；硼替佐米能够延迟包括多发性骨髓瘤在内的肿瘤生长，用于多发性骨髓瘤患者的治疗，同时向患者宣教药物的剂量、频次、用药时间、先后顺序，以及可能出现的不良反应。

（2）口服中药：参芪杀白汤加减（黄芪 30g，党参 15g，天冬 15g，沙参 15g，生地黄 12g，地骨皮 20g，甘草 6g，半枝莲 15g，白花蛇舌草 30g，黄药子 10g，当归 10g）。

黄芪、党参、当归补气养血；天冬、沙参、生地、地骨皮滋阴清热；半枝莲、白花蛇舌草、黄药子清热解毒抗癌；甘草调和诸药。中药汤剂以饭后温服为宜，药物应该按时按量、频频呷服；饮药时宜心神愉悦、全身放松，同时观察用药后情况。

6. 适宜技术

（1）五虎穴刮痧治疗

操作方法：患者取坐位或仰卧位，前臂放稳，掌心朝上，于手掌面拇指第一节中央外侧五分处进行刮痧，单向由近端向远端刮拭，每侧刮痧 5 ～ 20 分钟，以患者能耐受为度。

原理：五虎穴是治疗手足诸痛症的特效穴，临床应用极为广泛（五虎 1 善治足趾痛，五虎 3 善治脚掌、脚背痛，五虎 5 善治足跟痛，五虎 2 和五虎 4 起加强作用），具有通经活络、消肿止痛的作用。此五穴分布及主治有全息理论，属手足顺对法，五虎 4、五虎 5 治疗手足疼痛效果明显，浅刺皮下治疗双足麻木效果明显。

（2）双侧十宣、气端穴放血治疗

操作方法：患者取平卧位，全身放松，先进行局部按摩并向放血穴位中心挤压，使穴位周围血运充盈，75% 酒精棉签清洁皮肤，戴无菌手套，无菌采血针垂直准确点刺穴位，快速挤出数滴血液，无菌棉签擦拭，再挤，再擦，每穴位放血 20 ～ 30 滴。

原理：十宣，双手十指尖端，距指甲游离缘 0.1 寸，左右共 10 个穴位。气端，位于足十趾尖端，距趾甲游离缘 0.1 寸，左右两侧共 10 穴。气端或（和）十宣穴点刺放血，可行气活血，使气血运行畅通，具有祛瘀生新、通络荣筋之功效。

五、辨证施教

1. 正确对待自身疾病，积极治疗，养成良好的生活习惯和睡眠习惯，规律作息时间。起居有常，适劳逸，防过劳，防止外邪入侵，保持心情舒畅，忌烦躁郁怒，培养愉悦的心情。

2. 指导患者注意饮食调养，以清淡、易消化、富有营养的食物为主，勿暴饮暴食，勿食油腻、辛辣刺激食物，注意饮食卫生。

3. 向患者及家属介绍疾病相关知识，保持肢体功能位，避免受压；也可给予局部热敷，温水泡足，促进血液循环。

4. 根据患者四肢疼痛麻木情况适当活动，症状缓解期可选择八段锦、太极拳、五禽戏等健身运动，使脾气旺盛，促进血脉流畅。

六、病情转归

1. 效果评价　采用末梢神经炎程度分级量化表（附表 3）。

附表 3 末梢神经炎程度分级量化表

	指（趾）端麻木	指（趾）端疼痛	无力	指（趾）端皮肤
Ⅰ级	发作程度轻，活动后可缓解，不影响休息或睡眠（2分）	发作程度轻，活动后可缓解，不影响休息或睡眠（2分）	指（趾）端轻微，休息无力感（2分）	偶有发凉（1分）
Ⅱ级	较频繁，但不影响睡眠（4分）	较频繁，但不影响睡眠（4分）	无力感明显，但不影响活动（4分）	发凉、肤苍白（2分）
Ⅲ级	影响睡眠或活动或延伸整个手掌及足部（6分）	影响睡眠或活动（6分）	屈伸不利，活动不灵活（6分）	发绀（3分）
Ⅳ级	延伸至四肢甚至全身（8分）	疼痛不能忍受（8分）	瘫痪（8分）	皮肤变薄变嫩或手指粗糙，指（趾）甲失去正常光泽（4分）

2. 转归 患者于某年7月22日做末梢神经炎程度分级评分为7分，改善了68.18%，症状减轻出院。

七、讨论

中医学观点认为，人体为一个内外协调、阴阳平衡的统一整体，其中阴阳、气血、脏腑、经络等各方面的生理功能的失调往往相互影响。本案例患者因正气虚弱，加之药物作用后，使机体元气耗损，出现气虚、阴虚。气虚则推动、温煦血液的功能减弱，血必因之而凝滞，出现周身乏力、四肢麻木胀痛治在疗护理初期，根据中医辨证结果考虑患者为虚证，仅给予患者滋阴补气中药口服，并指导患者进行温水泡双足及双手，但效果不佳。随后从整体护理与辨证施护的观念出发，以滋阴补气为护理原则，运用中医操作技术，达到祛瘀生新、通络荣筋的目的。护士为患者实施了临床疗效已得到验证的创新技术——五虎穴刮痧治疗和十宣、气端穴放血治疗，患者四肢麻木疼痛症状明显改善。此案例表明，对于因药物影响导致周围神经病变患者，传统的治疗方法，效果不佳，应从辨病和辨证相结合的角度，注重阴阳平衡，气血协调，应用中医外治技术进行症状干预，以实现内外协同、标本兼治的目的。

（张燕南　庞红翠）

1例塞替派所致2级药物毒性反应的护理报告

一、病例介绍

患者男性，17岁，主诉“确诊急性淋巴细胞白血病8个月余，4程化疗后”于××年9月17日拟行异基因造血干细胞移植治疗入院。9月19日入住无菌移植病房，9月21～22日静脉滴注塞替派300mg，每日1次。9月29日，患者出现前胸、双肩、颈部、双腋下、会阴部皮肤潮红伴瘙痒，占体表面积的31%；10月5日，患者出现口腔黏膜炎。按照WHO药物毒性反应标准评定皮疹为2级；按照WHO口腔黏膜炎分级标准评定为Ⅲ级；NRS评分4分；焦虑（SAS）评分78分（重度焦虑）。经医护一体查房、皮肤科医师会诊，确定治疗及护理方案。予皮肤及口腔常规护理、四黄洗剂湿敷、复方炉甘石洗剂外涂、连苏薄荷饮漱口、吴茱萸粉穴位贴敷等方法对患者进行综合护理。10月13日，患者皮疹完全消退、口腔黏膜恢复，白细胞重建成功出院。

【西医诊断】①急性淋巴细胞白血病；②药物皮疹；③口腔黏膜炎。

【中医诊断】①血癌（气阴两虚证）；②药毒疹；③口疮。

二、四诊评估

1. 望诊　①神：精神疲倦。②色：面色少华、眼睑苍白。③形：形体消瘦。④皮肤：前胸、双肩、颈部、双腋下、会阴部皮肤潮红。⑤态：倦怠乏力。⑥舌：舌暗红，苔薄白。

2. 闻诊　①闻声音：语言流利。②闻气味：近身无异味。

3. 问诊　①寒热：夜间稍烦热。②汗出：夜间少许盗汗。③头身：前胸、双肩、颈部、双腋下、会阴部皮肤潮红伴瘙痒。④二便：二便调。⑤饮食、睡眠：胃食欲差、眠差，夜间连续睡眠仅1～2小时。⑥胸腹：无特殊。其他：患者口干口渴，听力无殊，既往有抗肿瘤药物使用史。

4. 切诊　①脉诊：脉沉细。②按诊：腹不痛。

三、辨证分析

患者先天不足，后天失养，外邪入侵，深入骨髓，形成血癌；又因瘤毒与药毒协力伤正，气血不畅，血滞成瘀，皮肤血络瘀滞，久病药毒灼伤阴津，阴液不足，邪毒热郁致阴虚火旺。护治法则为泻火解毒、滋阴凉血、益气养阴。

四、辨证施护

1. 病情观察　各班严格执行床边交接班制度，密切观察患者皮疹的颜色、形态、分布、消长，以及有无破溃、渗液等情况。每日做好口腔黏膜评估并记录。

2. 饮食护理　①指导患者饮食有节，少量多餐。宜进食易消化、营养丰富、益气养阴的食物，如红枣桂圆粥、黄芪党参瘦肉汤、杜仲炖猪腰等，忌食生冷、辛辣煎炒之品。②在口腔黏膜炎时，指导患者进食绵软、少渣易消化的食物，以流食或半流食为主。进餐时，食物温度以36～40℃为宜；宜缓慢进食，鼓励患者少食多餐，每日当班护士记录患者进食量。③遵医嘱予肠外营养，保证患者机体所需。

3. 起居护理　①保持病室安静，保证充足睡眠。②每日用酒精擦拭房间墙体表面，紫外线消毒30分钟。③患者定期修剪指甲，忌用手挤压、挠抓皮疹，以及撕扯快要脱落的皮屑，以防皮肤破溃，导致感染。④避免接触过冷或过热的物体，如刚从微波炉高火热过的饭碗等。⑤患者从 9 月 21 日应用塞替派开始，每日温水擦浴 2 次，9 月 25 日改为每日温水擦浴 1 次，不使用添加香料和酒精的洗浴用品。⑥每日更换无菌床单、被套，更换无菌病号服。⑦加强口腔护理及漱口水的规范使用，保持口腔清洁。

4. 情志护理 ①指导患者每日临睡前用温热水泡脚 15 ～ 30 分钟；然后静坐在床上，用左手掌心（劳宫穴）对准右脚心（涌泉穴）揉搓 10 ～ 15 分钟，再换另一只手掌心揉搓另一只脚心。劳宫穴属于心包经，而涌泉穴属于肾经，通过揉搓的手法，可起到宁心安神、水火互融的作用。②按摩太冲穴，通过对太冲穴的按摩，可以疏解患者的情绪。指导患者用拇指先后点按左右太冲穴（足背第一趾与第二趾之间凹陷处）各 1 分钟，之后再用双手同时点按两侧太冲穴 1 分钟。

5. 用药护理 告知患者药物作用，以及肠外营养剂可提供营养支持等；同时向患者宣教药物的剂量、频次、用药时间、先后顺序，以及可能出现的不良反应。

6. 适宜技术

（1）四黄洗剂湿敷法

操作方法：用四黄洗剂浸湿无菌纱布（4 层），稍拧干至不滴水后，紧贴于前胸、双肩、颈部、双腋下、会阴部等皮疹伴瘙痒处，以减轻不适症状，每日 2 次，每次 20 分钟，温度 38 ～ 40℃。湿敷时，患者遮盖局部保暖，避免着凉。

原理：四黄洗剂具有清热燥湿、抗菌、抗病毒、抗炎、抗过敏、解热等作用。

（2）复方炉甘石洗剂外涂法

操作方法：每晚睡前予复方炉甘石洗剂外涂前胸、双肩、颈部、双腋下、会阴部等皮疹处，待药液吸收干燥后再穿上灭菌衣物。

原理：复方炉甘石洗剂是常用的一种治疗过敏性皮炎的中药洗剂，能够起到消炎杀菌、防腐止痒的作用，能有效中和皮肤的酸碱度，防止患处皮肤溃烂。

（3）连苏薄荷饮漱口法

操作方法：将黄连 3g，苏叶 5g，薄荷 5g，用大于 90℃的饮用水 200mL 冲泡，静置 20 分钟晾凉。指导患者每日 5 次（晨起、三餐后、睡前），每次 30 ～ 50mL，含漱 3 ～ 5 分钟。漱口后，禁食禁饮 30 分钟。

原理：连苏薄荷饮具有辛通苦降、寒温并用、疏通气机、降逆和胃、芳香通窍、镇痛、抑菌等作用。

（4）吴茱萸粉贴敷涌泉穴

操作方法：每日温水浸泡双足 10 分钟后，将吴茱萸粉用醋调和后，做成直径 10mm，厚度约 3mm 的药饼敷于双侧涌泉穴，用纱布固定 2 小时，每日 2 次。

原理：吴茱萸具有散寒止痛、降逆止呕、助阳止泻的功效，主治寒凝疼痛、胃寒呕吐、虚寒泄泻、口疮溃疡等。

五、辨证施教

1. 养成良好的生活习惯，保证充分休息及睡眠时间。保持心情舒畅，忌烦躁郁怒，培养愉悦的心情。

2. 指导患者注意饮食调养，消毒饮食、少食多餐；宜益气养阴之品，忌辛辣、油炸、油腻食品。

3. 向患者及其家属行健康宣教，讲解疾病及药物相关知识，使患者能够更好地配合医护治疗。

4. 居住环境宜清洁，做好个人卫生及防护，防止外邪入侵。

5. 参加适当的体育锻炼，如散步、八段锦以增强个人体质。

六、病情转归（附表4）

附表4 干预前后的病情评估比较表

评估内容	干预前（9月29日）	干预后（10月13日）
皮疹	2级：皮疹范围31%，干性脱皮伴瘙痒	皮疹完全消退、无瘙痒
口腔黏膜炎	Ⅲ级：出现2个大于1cm的溃疡，可进流食	口腔黏膜无异常，正常进食
焦虑（SAS）	78分（重度焦虑）	49分（无焦虑）
疼痛（VRS）评分	4分（轻度风险）	0分

七、讨论

塞替派是一种烷化剂，用于多种淋巴造血系统疾病，包括异基因造血干细胞移植预处理、自体造血干细胞移植预处理、原发中枢神经系统淋巴瘤和多种淋巴造血系统疾病的化疗。该药物的不良反应，包括黏膜炎、巨细胞病毒感染、出血、腹泻、血尿和皮疹。中医学认为，肿瘤属“癌病”范畴，而肿瘤靶向药物及化疗药物等引起的皮损反应及口舌生疮，属“药毒”范畴。在本案例中患者因应用塞替派，由于正气不足，不能耐受药毒而致皮疹及口腔黏膜炎。虽然西医多以抗生素和激素联合使用为主，但单独西医治疗效果并不理想，相对而言，结合中医药治疗效果明显、经济实用，并且具有增效减毒的优势。本例针对患者出现2级药物皮疹及Ⅲ级口腔黏膜炎的临床症状，应用四黄洗剂湿敷、复方炉甘石洗剂外涂、连苏薄荷饮漱口、吴茱萸粉穴位贴敷等中医护理方法进行干预，促进患者疾病康复，提高生存质量，值得临床推广。本案例也存在不足之处，目前针对应用塞替派出现药物毒性反应的中西医护理方法尚显匮乏，无法为患者提供规范且全面的护理方案，今后将继续总结经验，以期为护理此类患者提供更有效的参考。

（陈二辉 卢 敏）

1例白血病移植后顽固性呃逆的护理报告

一、病例介绍

患者，男性，56岁，汉族，已婚，于某年7月1因“体检发现白细胞升高一周”入院后，确诊为慢性粒细胞性白血病（加速期）。同年8月31日，行同胞HLA全相合异基因造血干细胞移植。移植后复查骨髓，提示疾病完全缓解。患者某年2月16日晚餐后出现恶心、呕吐伴腹痛腹泻，持续数日，考虑移植物抗宿主反应（graft-versus-host disease，GVHD），予对症处理后好转。次年6月27日，患者表示10余日来无明显诱因下出现呃逆不止伴恶心，无呕吐，门诊拟“慢性粒细胞性白血病、膈肌痉挛”收治入院。

入院后评估患者呃逆评分为9分，恶心明显。遵医嘱予福沙匹坦双葡甲葡胺、盐酸格拉司琼注射液以抑制中枢性恶心呕吐，患者恶心缓解，但仍呃逆频作。医嘱加用隔姜竹罐灸联合鼻嗅技术，每日1次，每次20分钟。治疗后，患者呃逆症状即时缓解，呃逆评分3分，但次日患者呃逆复发，评分6分。我科邀请院内多学科会诊，中医专家结合该患者移植后倦怠乏力、胸闷纳呆、大便溏薄等表现，认为呃逆复发由正气亏虚、阳气不足、膈肌推动无力所致。其应对策略宜先补虚温阳，再行降逆止呕。护士选取患者中脘穴进行艾箱灸，从第2日起甲氧氯普胺足三里穴位注射，两者协同发挥健脾补虚、和胃降逆的功效。综合以上措施，结合饮食起居等方面的指导，收到较好的效果。

【西医诊断】①慢性粒细胞性白血病（加速期）；②造血干细胞移植状态；③膈肌痉挛。

【中医诊断】①白血病（气血两虚证）；②呃逆（脾胃阳虚证）。

二、四诊评估

1. 望诊 ①神：意识清，精神疲软。②色：面色少华。③形：形体消瘦，四肢肌肉松弛。④态：倦怠乏力。⑤舌：舌淡红，苔白腻，舌下脉络正常。

2. 闻诊 ①闻声音：呼吸平稳，呃声低长无力，不能自止，频率约每小时15次。②闻气味：近身无异味。

3. 问诊 患者10余日呃逆不止，气不得续，泛吐清水，脘腹不舒，喜温，食少乏力，伴有恶心。①寒热：无殊。②汗出：无殊。③头身：乏力。④二便：大便溏薄，小便清长。⑤饮食：内伤食滞，纳呆。⑥胸腹：胸闷。其他：患者无口渴，听力无殊，既往有肠道GVHD史。

4. 切诊 ①脉诊：脉细弱。②按诊：腹不痛，四肢不温。

三、辨证分析

患者白血病移植后气血亏虚，因化疗及肠道抗排异药物引起脾胃功能受损，气机升降功能失司，胃失和降，胃气上逆动膈，发为呃逆，饮冷加剧。胸闷纳呆，大便溏薄，小便清长，舌淡红，苔白腻，脉细弱，均属脾胃阳虚证。西医诊断为白血病移植后的膈肌痉挛，中医诊断为白血病合并顽固性呃逆。辨证为脾胃阳虚，护治法则为健脾补虚、温补脾胃、和中降逆。

四、辨证施护

1. 病情观察　注意观察患者呃逆的声音、频次、有无腹痛等伴随症状，辨别疾病证候虚实及轻重。注意观察患者的生命体征、意识、舌象、有无恶心、呕吐等，如有异常，及时报告医师处理。

2. 饮食护理　指导患者饮食有节，少量多餐。宜进食易消化、营养丰富、健脾补虚的食物如山药、薏苡仁、红豆、莲子、大枣、板栗、香菇等，忌食生冷或寒凉食物、辛辣煎炒之品，以免刺激膈肌，加重症状。同时，进食勿过多、过快，防止胃潴留或食管反流。呃逆严重时，适当禁食，逐步从流食过渡到正常饮食。

3. 起居护理　起居有常，劳逸结合。保持病室环境整洁，空气新鲜。保证充足的睡眠，做好腹部保暖，避免外邪入侵。注意休息，根据自身状况适当活动和锻炼，积极治疗原发病。

4. 情志护理　宣教患者保持情绪稳定，勿大喜大悲。出现顽固性呃逆时，多与患者沟通，转移注意力，鼓励患者说出不适感，耐心解答患者提出的各种问题，以缓解紧张、焦虑、激动、抑郁等负性情绪，保持肝气条达、心情舒畅。

5. 用药护理

（1）静脉及口服西药：告知患者药物作用，如多烯磷脂酰胆碱胶囊、泮托拉唑可护肝护胃；安素及肠外营养剂可提供营养支持等。同时，向患者宣教药物的剂量、频次、用药时间、先后顺序，以及可能出现的不良反应。

（2）口服中药六君子汤加减：党参 15g，白术 20g，茯苓 15g，柿蒂 10g，陈皮 5g，姜半夏 5g，炙甘草 5g。党参为君药，可补中健脾益气；白术、茯苓为臣药，降逆下气止呃；柿蒂、陈皮、姜半夏为佐药，行气降逆；炙甘草为使药，调和诸药，兼以健脾益气。指导患者中药汤剂以饭后温热服用为宜，药物应该按时按量、频频呷服；饮药时，宜心神愉悦、全身放松，同时观察用药后症状缓解情况。

6. 适宜技术

（1）隔姜竹罐灸联合鼻嗅

操作方法：患者取坐位，拇指按压水沟穴 1 ～ 2 分钟，以耐受为度，取艾炷（长 5.4cm、直径 1.8cm）点燃置于竹罐内，竹罐上方放置姜片（2.5cm×5cm×0.2cm）。患者手持竹罐，姜片对准水沟穴，均匀呼吸。每日 20 分钟，7 日为 1 个疗程。

原理：水沟穴是胃经、大肠经、督脉会穴，可调胃肠之气，抑制膈神经兴奋。生姜辛温，归肺、脾、胃经，可辛散温通、和中降逆。鼻腔富含迷走神经感受性末梢及交感神经纤维，刺激这些末梢可干扰呃逆反射活动。同时，鼻黏膜面积大，血管丰富，吸收迅速，生物利用度高。从鼻入肺，布散全身，标本兼顾。

（2）艾箱灸

操作方法：患者取平卧位，将点燃艾条的艾箱盒放于患者的中脘穴。每日每次15～30分钟，3日为1个疗程。

原理：中脘穴为任脉及手太阳与少阳、足阳明之会，胃之募穴，可理气和胃、宽胸降逆。艾灸可补阳补气，有升阳举陷、行气活血之效，可使阳气直达膈肌，进而温阳散寒、健脾和胃。

（3）足三里穴位注射

操作方法：患者取坐位定足三里穴，局部皮肤常规消毒后，将针刺入穴位皮下组织，然后慢慢推进并上下提插。患者有酸胀感觉时即为“得气”，回抽无回血后，将甲氧氯普胺注入。每日1次，7日为1个疗程。

原理：足三里属足阳明胃经之下合穴，有补虚运脾、调理气血、和胃降逆之功，甲氧氯普胺为中枢性镇吐药，可抑制呃逆反射弧的形成，减轻膈肌运动。两者作用结合在一起，发挥综合效能。

五、辨证施教

1. 正确对待自身疾病，积极治疗，养成良好的生活习惯。起居有常，劳逸结合，防止外邪入侵，保持心情舒畅，忌烦躁郁怒，培养愉悦的心情。

2. 指导患者注意饮食调养，按时进餐，以清淡、易消化、富有营养的食物为主，勿过饥过饱，勿食油腻、辛辣刺激食物，注意饮食卫生。

3. 向患者及其家属介绍呃逆相关保健知识，如深呼吸、屏气，按摩合谷、少商、中脘等穴位。

4. 加强锻炼，增强体质，可选择八段锦、太极拳、五禽戏等健身运动，使脾气旺盛，促进血脉流畅。

六、病情转归

1. 效果评价 呃逆症状积分，如附表5所示。

附表5 呃逆症状积分

评分	症状
0分	每日0次
3分	1小时少于5次，能耐受，不影响进食
6分	1小时6～10次；或1小时少于5次，但难以耐受，影响进食
9分	1小时多于10次；或1小时少于10次，但不能进食或者伴见食管反流

2. 转归 患者同年7月6日的呃逆症状评分为0分，顺利出院。

七、讨论

中医学认为，胃主受纳，以通降为顺。由于患者正气虚弱，加之化疗、造血干细胞移植后的胃气受损，胃失和降，胃气上逆发为呃逆。初期，患者遵循常规呃逆治疗与护理流程，但疗效并不理想。随后，从整体护理与辨证施护的观念出发，以理气和胃、降逆平呃为护理原则，配合中医操作技术进行治疗。依据“急则治其标”的护理准则，护士为患者采取了隔姜竹罐灸联合鼻嗅技术，呃逆症状明显改善，然而次日呃逆症状复发。经过多学科会诊，临床专家认为患者呃逆的根本原因在于正气亏虚，阳气不足。根据“缓则治其本”的护理准则，护士选取了艾箱灸的中医操作技术，同时辅以足三里穴位注射。经过治疗患者的呃逆症状明显改善直至消失。此案例中表明，顽固性呃逆采用单一的治疗方法效果不佳时，应注重本病体质的调节和应用中医外治技术进行症状干预，以达到内外协同、标本兼治的疗效。

（张耀虹　吴筱莲）

1例多发性骨髓瘤毛细血管渗漏所致水肿的护理报告

一、病例介绍

患者，男性，71岁，已婚。××年4月出现无明显诱因的双下肢肿胀，予利尿剂使用后稍有缓解。至次年1月期间，肿胀反复发作，下肢动静脉彩超未见明显异常，未发现存在血栓，后考虑淋巴结肿大给予抗炎治疗，肿胀未消。于1月21日因“双下肢反复肿胀8个月，肩关节疼痛1月余”再次入院治疗。入院后，完善患者血常规、肝肾功能、心电图等常规检查。患者红细胞计数、血红蛋白、白细胞、血小板均较低，B型钠尿肽906pg/mL，心电图提示异位心律、心房颤动伴快速心室率、部分伴心室内差异性传导等异常结果。患者乏力、时有喘促、双下肢肿胀。治疗上给予控制心率，利尿，改善末梢循环，修复血管内皮等药物的口服与输注。护理上予患者内科护理常规、一级护理，通过中医适宜技术积极改善患者水肿症状，取得了较好的疗效。

【西医诊断】①多发性骨髓瘤；②慢性肾脏病3期；③毛细血管渗漏综合征。

【中医诊断】①骨痹（脾肾阳虚证）；②水肿（瘀水互结证）。

二、四诊评估

1. 望诊　①神：意识清，神疲乏力。②色：面色无华。③形：双下肢肿胀，左下肢尤甚，肿胀延至大腿根部，双手背大量痛风石沉积。④态：倦怠乏力。⑤舌：舌红，苔黄腻，边有齿痕，舌下脉络正常。

2. 闻诊　①闻声音：时有喘促。②闻气味：近身无异味。

3. 问诊　患者近一周双下肢肿胀，行走不便，喜暖恶寒，纳呆。①寒热：无殊。②汗出：自汗、盗汗。③头身：乏力。④二便：二便调。⑤饮食：纳呆。⑥胸腹：无殊。⑦聋：双耳听力下降。⑧渴：无殊。⑨旧病：无明显诱因。既往有“肾功能不全”“高血压”“脑梗死”“神经根型颈椎病”“腰椎间盘突出症”“梅毒”等病史。⑩因：无明显诱因。其他：双手指关节僵硬，屈伸不利，握拳受限，夜寐欠佳。

4. 切诊 ①脉诊：脉细、沉、数、滑。②按诊：水肿部位按之凹陷。

三、辨证分析

水肿应先辨阴阳，该患者是因先天及后天因素导致的脏腑亏损引起。起病缓慢，肿由足踝开始，自下而上，继及全身，按之凹陷不易恢复，当属阴水。其年逾七旬，脾肾亏虚，气血两虚。血为气之母，气为血之帅，阴阳互根，气不行津，凝为痰液；血行不畅，形成瘀血。正虚则邪毒易侵，与痰瘀互结，侵及骨髓，蕴于脏腑经络，血不利则为水，水湿内蕴，泛溢肌肤，发为本病。四诊合参，病位在脾、肾。辨证属脾肾阳虚，瘀水互结。护治法则为温补肾阳，运脾祛湿。

四、辨证施护

1. 病情观察 注意观察患者有无胸闷、气促等症状。每日测量腹围、臀围、腿围、体重、尿量等客观数据，综合判定患者水肿的消退情况。做好水肿部位皮肤完整性及凹陷程度的观察。

2. 饮食护理 指导患者饮食应遵循营养丰富、清淡、易消化的原则，减少盐的摄入，增加优质蛋白质的摄入，避免食用腌制品、罐头食品等，可食山药、大枣、鸡肉等益气养血之品。由病区持证营养师及中医治疗师的食疗指导，给予患者及其家属山药枸杞鸡丝粥、冬瓜海带汤等适宜的食疗方。

3. 起居护理 保持病室环境安静整洁，定时开窗通风，限制人员探视和陪护。佩戴口罩，预防交叉感染，保持口腔及肛周清洁。加强宣教，尤其要预防跌倒的发生。每日更换宽松棉质的特大号病员服，保护水肿部位皮肤的完整性。保证充足的睡眠，注意休息，根据自身状况适当活动和锻炼，积极治疗原发病。

4. 情志护理 指导患者保持情绪稳定，保持良好的护患沟通，缓解患者焦虑、激动、抑郁等负性情绪，鼓励其树立战胜疾病的信心。

5. 用药护理 静脉及口服西药。遵医嘱予患者口服骨化三醇胶囊、钙尔奇 D 改善骨质破坏，美托洛尔控制心率，迈之灵改善末梢循环。每日静脉输注大分子羟乙基淀粉修复血管内皮，地塞米松磷酸钠注射液调节免疫，静脉注射呋塞米利尿减轻水肿。

6. 适宜技术

（1）金黄膏贴敷疗法

操作方法：局部皮肤常规清洁后，将金黄膏贴敷于水肿部位，贴敷面积为脚踝至膝上一拳，贴敷时间为每次 6 ～ 8 小时。每日 1 次，7 日为 1 个疗程。

原理：金黄膏为如意金黄散调和而成，主要由天花粉、大黄、姜黄、苍术、白芷、黄柏、陈皮、厚朴、甘草、生天南星 10 味药组成，具有清热除湿、散结化痰、消肿止痛的功效。

（2）雷火灸

操作方法：患者取侧卧位，将点燃的雷火灸逆时针大回旋灸肾俞、脾俞、命门，每次 15 分钟。然后改半坐卧位，顺时针小回旋灸足底双侧涌泉穴，每侧每次 10 分钟，每日 1 次，7 日为 1 个疗程。

原理：赵氏雷火灸采用艾绒、黄芪、乌梅及甘草等多味补益温和类中药制成，具有热力峻猛、渗透力强的特点，主要作用为通经活络、温经散寒。脾俞、肾俞穴均是足太阳膀胱经的腧穴，脾俞具有健脾统血、化湿祛痰之效，肾俞可以补益肾气，命门属督脉、有补肾固本之功效。通过艾灸可以达到温补肾阳、运脾祛湿之效。涌泉穴是足少阴肾经的井穴，艾灸此穴可以散热生气、温补肾阳、引火归原。

（3）手指点穴

操作方法：患者取半坐位，取穴阴陵泉、太溪、复溜、承山，每个穴位点按 2 分钟，频率以患者有酸胀的感觉为度。每日 1 次，7 日为 1 个疗程。

原理：阴陵泉属足太阴脾经，具有清热利湿、健脾理气、通经活络的作用；太溪、复溜穴是足少阴肾经原穴，有很好的补肾益气、利水消肿的作用；承山穴位于主人体一身阳气的足太阳经上，可固护随膀胱经经水下行的脾土，有助阳及运化水湿之效。按之，具有理气、舒筋的作用。此外，还具有通融全身气机、调畅一身气血、加快新陈代谢等作用。

五、辨证施教

1. 保持良好稳定的情绪，积极配合治疗，起居有常，劳逸结合，防止外邪入侵。

2. 指导患者注意饮食调护，少量多餐，以清淡、易消化、富有营养的食物为主，勿食肥甘厚腻、辛辣刺激之品，注意饮食卫生。

3. 向患者及其家属介绍疾病相关知识，指导家属给患者每日抬高下肢，预防血栓形成。

4. 加强锻炼，增强体质，可选择八邪操、踝泵运动等，促进血液循环。

六、病情转归

1. 效果评价 水肿症状积分表，如附表 6 所示。

附表 6 水肿症状积分表

评分	症状
0 分	无
2 分	晨起眼睑水肿
4 分	眼睑及双下肢水肿
6 分	全身水肿

2. 转归 患者 ×× 年 1 月 29 日水肿症状评分为 2 分，好转出院。

七、讨论

毛细血管渗漏综合征（capillary leak syndrome，CLS）是系统性炎性反应综合征的一种严重并发症，以体液和蛋白从血管渗漏到组织间隙为特征。临床表现为全身进行性水肿、胸腔和腹腔积液、少尿、低血压、低氧血症和低白蛋白血症，可累及全身多个脏器，尤其是肺和肾脏。中医学认为，阳气亏虚是脓毒症毛细血管渗漏综合征的病机之本，痰浊、水饮、瘀血是其病理产物。患者由于正气不足，后天失养，脏腑功能虚衰所致水肿，经西医治疗效果不佳。针对此类患者后从整体观念及辨证施护的理念出发，采用中西医结合的方式护理，以调理脏腑、温补脾肾、祛湿消肿为护理原则。除传统西医静脉及口服治疗外，还为患者提供贴敷疗法、穴位按摩、雷火灸等中医特色优势技术，并结合辨证施膳指导、五音疗法等，以发挥疗效。患者尿量逐日增加，体重下降明显，胸闷气喘较前明显好转，强迫半坐卧位转为平卧位休息。下肢因水肿所致的皮肤高度紧绷逐渐恢复松弛，皮肤散在红斑、红疹，出院当天完全消退。治疗期间，由于水肿症状改善后，不适症状减轻，从而食欲转佳，进食量增多。根据“急则治标，缓则治本”的治疗原则，在患者水肿症状缓解后，还应积极控制原发病的进展，同时注重调理体质，增加抵御外邪的正气，内外协同，方可标本兼顾。

（王峥犁　余　娟）

1例急性淋巴细胞白血病患者合并肛周感染的护理报告

一、病例介绍

患者，女性，53岁，已婚，因“反复头晕伴心悸3周”于××年7月14日收治入院。查血常规示白细胞（WBC）计数6.98×10^9/L、血红蛋白80g/L、血小板计数19×10^9/L，于7月15日转入血液病科进一步治疗。转入时，患者有头晕、活动后心悸，偶有咳嗽、四肢乏力、肩及膝关节间有疼痛、周身散在瘀点瘀斑、进食后少许腹胀等症状。7月19日，患者行骨髓穿刺检查，诊断为急性淋巴细胞白血病。明确诊断后，于7月26日开始行VDLCP方案化疗，化疗期间给予患者防感染、护胃止呕、补钙等支持治疗。8月3日，患者出现肛周隐痛，疼痛评分2分，护理措施上给予加强坐浴、外涂马应龙麝香痔疮膏、红外线照射等处理。8月6日，患者肛周疼痛明显加剧，并出现红肿、局部皮肤破溃等症状，疼痛评分6分。行肛周伤口分泌物培养，示粪肠球菌、肺炎克雷伯菌感染，立即请肛肠科医师会诊，明确诊断为肛管溃疡、肛周脓肿（属于Ⅲ度肛周感染）。由于患者血小板计数7×10^9/L、降钙素原6.120ng/mL、C反应蛋白81.75mg/L，不适宜手术治疗，护理上重点针对患者肛周溃疡、脓肿的问题进行辨证施护，主要采用中药冷敷技术、雷火灸技术、中药热熨敷技术等护理措施，得到较好的效果。

【西医诊断】①急性淋巴细胞白血病；②肺部感染；③肛周脓肿；④肛管溃疡；

⑤低蛋白血症；⑥电解质紊乱。

【中医诊断】①血癌（气阴两虚，湿瘀内蕴）；2. 肛痈（热毒炽盛）。

二、四诊评估

1. 望诊　①神：神清，精神差。②色：面色苍白。③形：发育正常，形体肥胖。④态：体格检查合作，肢体形态正常。⑤肤：中度贫血貌，周身散在瘀点瘀斑，肛周溃疡、脓肿。⑥舌：舌淡红，舌尖有红点，苔薄黄。

2. 闻诊　①气味：未闻及特殊气味。②声音：语音清晰，呼吸平稳。

3. 问诊　①寒热：偶有恶寒、发热。②汗出：盗汗。③头身：头晕、乏力。④二便：大便烂，小便调。⑤饮食：食欲差。⑥胸腹：偶有咳嗽，进食后腹胀。⑦其他：患者无耳聋耳鸣，无口干、口苦，已绝经。

4. 切诊　①脉诊：脉弦细。②按诊：上腹部腹肌稍紧张，压痛、反跳痛。

三、辨证分析

患者中老年女性，形体肥胖，年老肾气不足，饮食失衡，热、毒瘀滞脏腑经脉，久则伤肾，热毒、瘀入骨髓，化为血癌；血癌后患者久卧少动，又兼化疗之品，致局部气血瘀滞不畅，气血不荣局部，不通则痛，不荣则痛，致肛周疼痛、溃疡。患者心悸、乏力、散在瘀点瘀斑、舌淡红、苔薄黄、脉弦细，均属于热证的表现。本病辨证为热毒炽盛，护治法则为益气养阴、清热解毒。

四、辨证施护

1. 病情观察　注意询问患者有无痔疮史，每日排便是否通畅，有无便秘、腹痛、肛周疼痛等情况。在患者的理解和配合下，每日检查患者的肛周情况，及早发现肛周感染的征兆，及时采取措施。注意观察患者的生命体征，如体温、血压，如有异常及时报告医师处理。

2. 饮食护理　指导患者饮食宜清淡，忌辛辣、油腻之品。每日饮水大于3000mL，同时多食用蔬菜、水果、粗纤维类食物，有助于大便排出，避免便秘；也可以采取食疗，进食滋阴益气、清热凉血的食物，比如沙参玉竹排骨汤、川芎瘦肉汤、山药薏苡仁粥等。

3. 起居护理　起居有常，劳逸结合。保持病室环境整洁，空气新鲜，入住层流床，每日定时消毒病房。保证充足的睡眠，做好保暖，避免外邪入侵。注意休息，根据自身状况适当活动和锻炼，积极配合治疗。

4. 情志护理　因肛周疼痛，患者活动受限，容易产生情绪低落、焦虑、烦躁等负面情绪。护理上要多关心患者，耐心听取患者的主诉，并向其讲述成功的案例，多鼓励患者；或指导患者通过听音乐、聊天等方式分散注意力，缓解疼痛。

5. 用药护理

（1）静脉及口服西药：告知患者药物作用，同时宣教药物的剂量、频次、用药时间、先后顺序，以及可能出现的不良反应。

（2）口服中药：中药以益气养阴，清热凉血为法（党参 20g，白术 15g，茯苓 15g，黄芩 15g，当归尾 10g，桃仁 10g，金银花 15g，仙鹤草 30g,，侧柏叶 15g，槐角 15g，炙甘草 5g）。指导患者中药汤剂以饭后温热服用为宜，药物应该按时、按量、频频呷服，饮药时宜心神愉悦、全身放松，同时观察用药后症状缓解情况。

6. 适宜技术

（1）中药冷敷技术

操作方法：患者取侧卧位，先取适量的生理盐水清洗肛周，再予聚维酮碘溶液消毒、待干，用适量复方黄柏液湿润纱块，湿敷在患者肛周皮肤破溃处，每日 2 次，每次敷 15 ～ 20 分钟。

原理：复方黄柏液为中成药制剂。其中以连翘和黄柏作为君药，起到解毒、泻火、祛疮、清热、疏风、燥湿的功效。金银花为臣药，起到清热解毒、疏风散热的作用。蒲公英为方中佐药，具有消肿、清热、解毒的效果；还可以散痈结，除疔疮。方中以蜈蚣为使药，可通达内外，疏通局部经络，起到镇痛、息风、散结、祛毒的效果。全方配伍，起到清热解毒、活血消肿、生肌祛痈的功效。

（2）雷火灸技术

操作方法：患者取平卧位，将点燃的雷火灸置于患者腹部、双膝、双小腿等部位，每日 1 次，每次灸 15 ～ 20 分钟。

原理：中医特色灸法就是通过对人体的经络进行刺激，调节机体气血，疏通经络。通过运用雷火灸的调节和催化功能作用于经脉，从而刺激机体经脉通畅，协调人体内各脏器间的功能，改善机体的新陈代谢水平；雷火灸通过对天枢、中脘、关元、气海和双侧足三里穴所属胃肠经的刺激而达到行气活血、通络、通便的效果。

（3）中药热熨敷技术

操作方法：患者取平卧位，将 50 ～ 60℃的中药热罨包置于患者的腹部，每日 2 次，每次维持 15 ～ 20 分钟，直至热罨包凉透后操作结束。

原理：中药热罨包的药方由 200g 粗盐，250g 吴茱萸混匀组成。其中吴茱萸含有桂皮醛、吴茱萸碱，具有散寒止痛、温经通络的作用；粗盐加热后可升高患者局部皮肤温度，扩张毛细血管，加快机体血液循环，从而起到清热、凉血的作用。通过对天枢、中脘、关元、气海等穴位的热敷，起到疏通经络、温中散寒、调理脾胃作用，使大便通畅的效果。

五、辨证施教

1. 正确对待自身疾病，积极治疗，养成良好的生活习惯。起居有常，劳逸结合，防止外邪入侵，保持心情舒畅，忌烦躁郁怒，培养愉悦的心情。

2. 指导患者注意饮食调养，按时进餐，以清淡、易消化、富有营养的食物为主，勿过饥过饱，勿食油腻、辛辣刺激之品，注意饮食卫生。

3. 向患者及家属介绍肛周感染后相关保健知识，如勤坐浴、注意清洗肛周、注意保持肛周清洁及按摩中脘、关元、气海等穴位，促进排便。

4. 加强锻炼，增强体质，可选择八段锦、太极、五禽戏等健身运动，促进血脉流畅。

六、病情转归

1. 效果评价 疼痛评分，如附表 7 所示。

附表 7 疼痛评分

日期	疼痛评分	疼痛程度
8 月 6 日	6	中度
8 月 8 日	5	中度
8 月 10 日	4	中度
8 月 12 日	0	无痛

2. 转归 8 月 17 日，患者病情稳定，肛周感染明显好转，顺利出院。

七、讨论

中医学认为，肛周脓肿属于肛痈，主要病理机制在于燥火、热毒及湿邪等瘀阻于肌肤，营气失从而逆行肉里，痈疮而生。患者血癌后久卧少动，又兼化疗之品，导致毒邪侵入肌体，大热不止，热盛致肉腐，肉腐而化脓。在本次护理过程中，我们先采取常规预防肛周感染的护理方法，效果不佳；随后，我们运用中医四诊合参、辨证施护的思维，以清热解毒、利湿消肿、祛腐生肌为治疗原则，联合应用中药冷敷技术、雷火灸技术、中药热熨敷技术。这种综合方法，不但能清热解毒、祛疮燥湿、消肿祛腐以促进肛周创面的愈合，还能散寒止痛、温通经络以减轻患者腹胀、保持大便通畅，从而有效解决肛周感染并发症的并发肛周感染的护理问题。患者恢复状况良好，护理效果显著。

（钟佩玲 郑绮眉）

1 例 B- 细胞淋巴瘤中枢神经系统累及便秘的护理报告

一、病例介绍

患者，女性，70 岁，汉族，患者以“反复腹胀 2 个月，加重 20 余日”为主诉，于 ×× 年 2 月 27 日 15 时 32 分由门诊拟“非霍奇金淋巴瘤”收入院。骨髓常规报告示：涂片异常淋巴细胞明显增多。根据细胞形态及 POX 染色，考虑淋巴瘤或淋巴瘤细胞性白血病。流式免疫分型：成熟 B 细胞淋巴瘤（Ⅳ期，IPI 评分 5 分，高危伴中枢神经系统累及）。20 余日前出现排便困难，大便呈块状、质硬，需药物辅助通便；腹部胀痛，呈阵发性；全身乏力，精神萎靡，食欲缺乏，口干、口苦，四肢末梢麻木，双侧大腿僵硬，全身皮肤瘙痒。

入院后，通过便秘 wexner 评分量表测评便秘轻重程度。患者便秘症状评分为 10 分，肠鸣音 10 次 / 分，便秘、腹胀、腹痛明显，遵医嘱予清洁灌肠（生理盐水 50mL+开塞露 40mL+ 乳果糖 60mL），患者便秘症状未缓解。加用腹部中药热熨敷技术，便秘症状也未改善。结合中医护理会诊，考虑该患者便秘的主要原因在于正气亏虚、阳气不足，应对策略宜先补气温阳健脾，护士选择在患者神阙穴进行隔物灸，运用大黄隔物灸法技术，取神阙穴，每日 1 次，每次 20 分钟；运用灸法，取双侧涌泉、足三里穴，每日 1 次，每次 20 分钟。治疗后，患者症状有所改善，肠鸣音 5 次 / 分，结合协同健脾补虚。综合以上措施及饮食起居等指导，收到较好效果。

【西医诊断】①成熟 B- 细胞淋巴瘤（Ⅳ期，IPI 评分 5 分，高危伴中枢神经系统累及）；②心脏射频消融术后；③高血压病 3 级（高危）；④乙型肝炎“大三阳”；⑤阑尾切除术后。

【中医诊断】①恶核（气阴两虚证）；②便秘（脾阳虚证）。

二、四诊评估

1. 望诊 ①神：意识清，精神萎靡。②色：贫血面容。③形：形体消瘦，四肢肌肉松弛，无力。④态：倦怠乏力。⑤舌：舌暗红，少苔，脉细数。

2. 闻诊 ①闻声音：呼吸平稳。②闻气味：近身无异味。

3. 问诊 患者反复腹胀 2 个月，气不得续，咽痛，脘腹不舒喜温，食少乏力。①寒热：无殊。②汗出：无殊。③头身：乏力。④二便：小便正常，排便困难，需肛管辅助通便。⑤饮食：内伤食滞，口干、口渴、纳呆。⑥胸腹：胸闷，听力无殊。

4. 切诊 ①脉诊：脉细数。②按诊：腹痛，四肢不温。

三、辨证分析

患者年迈，病程长，身体消瘦，舌暗红、少苔，口干，脉细数，面色苍白、神疲乏力，喜温、腹胀、纳少，大便困难，欲便不得，综合所得，均属脾气虚证。辨证为气阴两虚证，护治法则为健脾补虚、温补脾胃。

四、辨证施护

1. 病情观察 注意观察患者的肠鸣音、粪便性质及频次、有无腹痛等伴随症状，辨别疾病证候虚实及轻重。注意观察患者的生命体征、意识、舌象、有无恶心、呕吐等，如有异常及时报告医师处理。

2. 饮食护理 指导患者饮食有节，少量多餐，保证营养需求。以半流食为主，如山药薏苡仁粥、栗子核桃粥、陈皮神曲粥、小米粥、红枣粥等。

3. 起居护理 起居有常，劳逸结合。保持病室环境整洁，空气新鲜。保证充足的睡眠，做好腹部保暖，避免外邪入侵。注意休息，根据自身状况适当活动和锻炼，积极治疗原发病。

4. 情志护理 给患者宣教，保持自身情绪稳定，勿大喜大悲。出现便秘时，多与患者沟通，转移注意力，鼓励患者说出不适感，耐心解答患者提出的各种问题，以缓解紧张、焦虑、激动、抑郁等负性情绪，保持肝气条达、心情舒畅。

5. 用药护理

（1）静脉及口服西药：告知患者药物作用，安素及肠外营养剂可提供营养支持等，同时向患者宣教药物的剂量、频次、用药时间、先后顺序及可能出现的不良反应。指导患者饮食有节，少量多餐。宜进食易消化、营养丰富、健脾补虚的食物如山药、薏苡仁、红豆、莲子、大枣、板栗、香菇等，忌食生冷或寒凉、辛辣煎炒之品。同时进食勿过多、过快，防止胃潴留或食管反流。

（2）口服参芪四物汤加减方：黄芪 15g，党参片 10g，当归 10g，生地黄 9g，白芍 10g，败酱草 30g，枳实 10g，厚朴 10g，木香 9g，炒莱菔子 10g。黄芪性微温，味甘，归脾、肺经，为补益肺脾之气要药，功善升阳举陷为君药。党参性平，味甘，归肺、脾经，功善健脾益气；当归性辛、温，味甘，归肺、心、脾经，功善补气活血、润肠通便，共为臣药。生地黄性寒，味甘，入心、肝、肾经，功善滋阴养血、清热生津；白芍疏肝理气；枳实性微寒，味苦、辛、酸，归脾、胃经，具有破气消积导滞之功；厚朴行气消积；木香行气止痛、调中导滞、健脾消食；炒莱菔子消食除胀、降气化痰；败酱草清热解毒，均为佐药。诸药同用，共奏补脾益气、润肠通便、理气止痛之功。指导患者中药汤剂以饭后温热服用为宜，药物应该按时按量、频频呷服，饮药时宜心神愉悦、全身放松，同时观察用药后症状缓解情况。

6. 适宜技术

（1）隔物灸技术

操作方法：患者平躺，双手重叠用劳宫穴对准脐，按揉腹部。根据周易八卦气机理论，在肾、脾、胃相应部位做手指点穴按摩。将脐灸药放入脐内，点燃艾塔，一共燃三个艾塔。

原理：神阙穴在腹部脐中央，位于任脉之上，具有温阳救逆、回阳固脱、温补脾阳、理肠和胃等功效。大黄味苦，性寒，归脾、胃、大肠、肝、心经。生大黄苦寒沉降，气味重浊，走而不失，直达下焦，泻下作用峻烈，具有攻积导滞、泻火解毒之功。艾灸神阙穴时，借助艾叶燃烧时所产生的火力，能够更加深入渗透至穴位内部，温补人体的阳气，起到温经散寒、疏通经络、调理一身阴阳的作用。

（2）艾箱灸技术

操作方法：患者取平卧位，将点燃艾条的艾箱盒放于患者的涌泉、足三里穴。每日每次 15 ～ 30 分钟，5 日为 1 个疗程。

原理：涌泉穴又名地冲，为足少阴肾经的井穴，灸之可滋阴潜阳、宁心安神，有引火归原之妙。足三里属足阳明胃经之“下合穴”，有补虚运脾、调理气血、和胃降逆之功，艾灸可补阳补气，有升阳举陷、行气活血之效，可使阳气直达膈肌，进而温阳散寒、健脾和胃。

五、辨证施教

1. 正确对待自身疾病，积极治疗。保持心情舒畅，忌烦躁郁怒，培养愉悦的心情。

2. 协助患者制订科学合理的膳食方案，教会患者及家属进食需循序渐进，可由流质过渡到半流食再到普食。关注老年人的饮食习惯，确保患者营养需求的情况下，给予中医食疗指导，推荐补虚正气粥为其主食。

3. 向患者及其家属介绍便秘相关保健知识，嘱家属坚持给患者做腹部按摩，顺序：右下腹—右上腹—左上腹—左下腹。力量适度，动作流畅。每次 3 ～ 5 分钟。

4. 结合老年患者日常生活习惯，适当多饮水，每日早晨空腹时最好能饮一杯温开水或蜂蜜水，平时也应多饮水。对患者起居、饮食、睡眠等进行相应干预，养成固定时间排便的好习惯。

六、病情转归

1. 效果评价 通过便秘 wexner 评分量表测评便秘轻重程度。此表评分系统是由美国 Agachan 等学者在 1996 年创立，主要由大便频次、排便困难感、大便完整性、排便疼痛、在厕时间、排便辅助、排便失败次数以及便秘病史时间等 8 项内容组成。每个症状采用 Liker 5 级评分法，将“无症状”“轻微”“中等程度”“严重”“非常严重”，每项分别赋予 0 ～ 4 分，最低分 0 分，最高分 30 分，得分越高，说明便秘发生程度越严重。患者便秘症状评分，如附表 8 所示。

附表 8　患者便秘症状评分

日期	2 月 27 日	3 月 5 日	3 月 11 日	3 月 17 日	3 月 23 日	3 月 29 日	4 月 4 日	4 月 10 日
便秘症状评分（分）	10	10	8	6	4	3	2	0
肠鸣音	10	10	7	8	7	6	5	5

2. 转归 患者于 4 月 10 日便秘症状评分为 0 分，顺利出院。

七、讨论

中医学认为，胃主受纳，以通降为顺。脾主运化，以转运和输送为主；脾主升清，以上升和输布为主。患者因正气虚弱，加之疾病“成熟 B 细胞淋巴瘤（IV 期，IPI 评分 5 分，高危伴中枢神经系统累及）”疾病因素，导致受纳和腐熟功能失司，胃失和降，脾气不足，运化失健，发为便秘。在此次护理过程中，患者刚开始按照初始按照常规便秘的处理流程进行护理，但效果欠佳。随后，从整体护理与辨证施护的观念出发，以健脾益气、润肠通便为护理原则，为患者辅以中医操作技术。患者便秘的根本原因在于正气亏虚、阳气不足，护士为患者选取了隔物灸、艾箱灸的中医操作技术，同时辅以足三里、涌泉穴艾灸，使患者的便秘症状明显改善。灸可发挥药物、穴位、经络三位一体的作用，可温经散寒，行气活血。神阙为经络之总枢，与大肠相邻，能温肾助阳、健运脾胃。艾灸神阙能温阳健脾、理气消滞、通调腑气的作用，从而恢复大肠传导功能的效果。从该案例中可以看出，顽固性便秘采用单一的治疗方法效果有限，应注重本病体质的调节和应用中医外用技术进行症状干预，以实现到内外协同，达到标本兼治的疗效。

（刘丽敏）